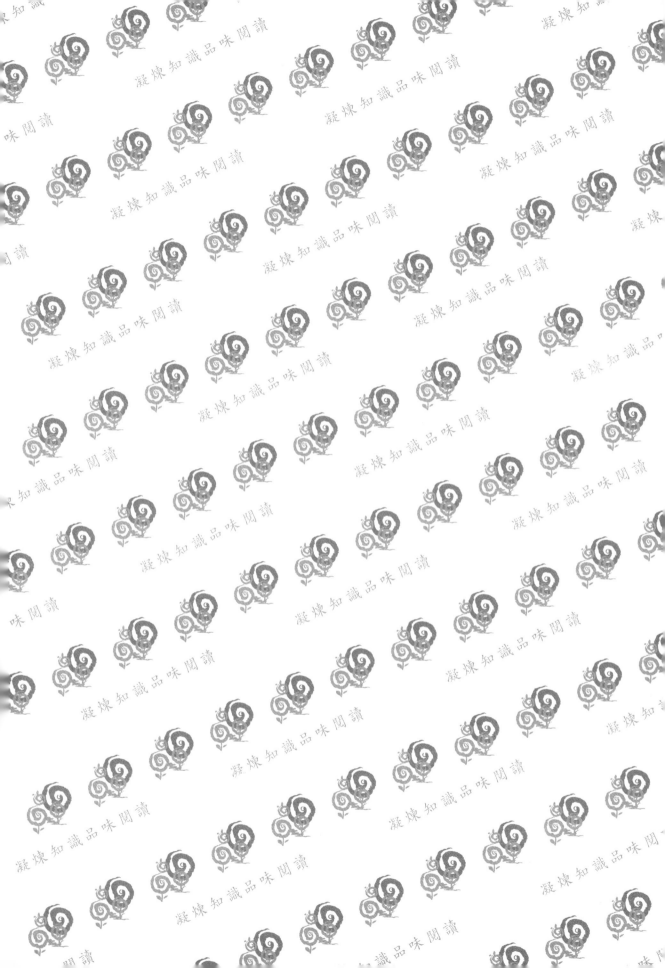

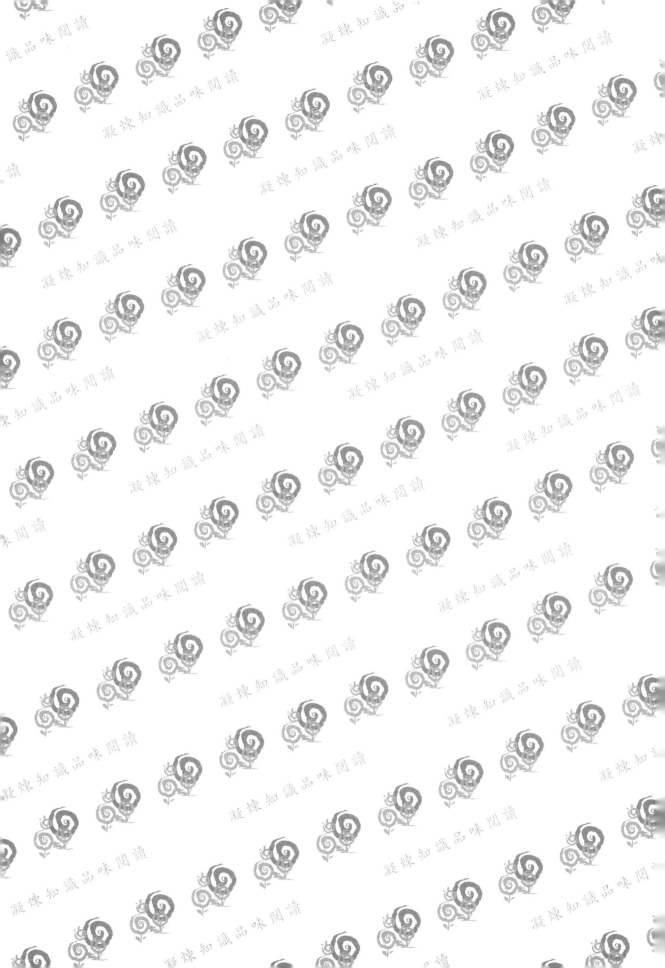

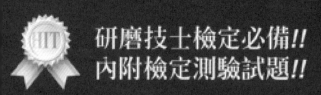

光學鏡片的製作
Optical Lens Manufacture

張榮森 編著

五南圖書出版公司 印行

代　序

　　光學製造在傳統上被視為是高度依靠經驗、技巧的專門技術，但是近年來在這方面的發展有逐漸系統化的傾向。例如：以桌上型電腦與微處理機來幫助解決鏡面研磨和研磨中修正研磨方式的困難。光學製造正以先進的科技在科學層面上研究發展，而不再是在直覺層面上經驗性的光學製造。

　　這種製造技術的改變，其主要原因是產品需要量與產品種類多樣性的需要皆大為增加。在過去，靠技術熟練的技師來設計並監督光學製造過程的每一步驟是很合乎實際的。此方法雖然成本高，但可以生產極好且高品質的光學鏡面。如今，為減少對人工的依賴並加強產品的品質，光學製造正走向自動化之路。

　　在一個光學面的製造過程中包括了許多步驟。材料的準備包括：選材、切割、滾圓、成形、搗邊、貼附。材料先以機器磨成接近最後光學鏡面要求的形狀，其後再拋光成平滑且合乎要求的鏡面。最後，將完成的鏡面卸下、鍍膜，即完成一光學鏡面製造的過程。

　　由於鏡面製造的主要過程─也是影響品質的最重要部分─研磨與拋光。光學鏡面製造自動化與系統化的研究也就針對著這兩個主要的製造必經過程。

　　一般研磨的基本型形式分為 LAG（loose abrasive grinding）和 HTG（high speed tool tubular generation）[1]。HTG 能發展成自動化的原因是其過程簡單；就 HTG 的機械結構而言主要是幾何的問題。但此法研磨所造成的鏡面微觀結構，對拋光而言卻不是最好的[2]。而 LAG 所造成的鏡面微觀結構雖較佳，若是想要發展成自動化系統，則須徹底了解其中的物理機制（physical mechanism）。

　　在研究 LAG 的範疇中，通常分為自微觀著眼與自鉅觀著眼。自微觀著眼的研究主要在分析光學原件表面各個點的性質，以及此性質在和研磨工具接觸後對該點或該點附近各點的研磨效應[1]。自鉅觀著眼的研究則是在光學元件表面，對鉅觀而言很小而對微觀來說相當大的各塊區域，由於各種鉅觀的研磨物理機制影響所產生在該塊區域的研磨效果[3]，微觀模擬方式的缺點是太耗計算機時間，對工業生產時所講求的時間效率較不合適，故本書基本上是從鉅觀著眼。

　　另外在一般研究 LAG 所用的機具中，又可分為「旋轉式」與「擺動式」。旋轉式的

機具其研磨方式較易似數學方式表達，而擺動式的則較複雜。且旋轉式的機具似電腦控制研磨時，比較容易以直覺的思考來判斷不同機具參數變化時所產生的研磨效應。然而工業界為大量生產的需要，一般均用擺動式機具，因此本書之研究主要在針對擺動式機具作大量生產時鉅額上研磨效應的研究，而以電腦模擬行之。

　　本書之完成感謝我的學生做實驗及協助編寫，其中陳德清副教授與蔣東儒先生尤其供獻良多，特此感謝。

目　錄

part 2　曲面研磨

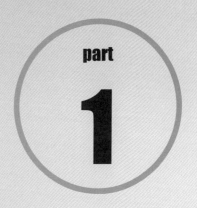

研磨理論
與平面研磨

第一章　緒　論

　　產業技術為當前國家經濟發展的原動力，也是企業生存與成長的命脈。光學製造也已成為國家重要產業之一，而目前國內光學製造技術正面臨升級之要求，為因應日新月異的非傳統光學元件製作技術之發展，勢必需要突破傳統的製作技術，以期能迎頭趕上，而不被淘汰。

　　目前所發展出來的新技術皆是在降低成本、提高品質（精度）、擴充功能、及能量等誘因下產生的結果，非傳統性製作技術是件革命性的創舉，1970 年代中，美國柯達公司（Eastman Kodak）開始發展鏡片模造成形的技術，以期一氣呵成地生產和研磨製作一般精度光學元件。高精度模造透鏡的原理，簡單而言即先製造出具有正確形狀精度與光學面粗糙度的模具，然後將其形狀與表面粗糙度轉印到玻璃面上。

　　雖然模造玻璃透鏡技術使成本下降不少。但是由於可以模造的玻璃種類很少，同時口徑不能大，所以市場問題仍未解決。此外精密塑膠射出成形技術的進步與成熟，使最近推出的相機攝影透鏡和取景透鏡，都廣泛的採用非球面塑膠透鏡和稜鏡，雷射唱盤（CD）用的光學讀寫頭（PICK UP）透鏡和高解析度電視的投影透鏡手機鏡頭也採用非球面塑膠透鏡，因為它的性能高、成本低。

　　總之，模造玻璃透鏡技術，是屬於資本技術密集工業。但還不具經濟效益及商業價值，而塑膠射出成形技術已相當普及，但因面臨可使用塑膠材料太少及熱膨脹係數太大等限制，僅能使用於中、低價位的光學器材。自第二次世界大戰時所發展出來的傳統球面鏡量產方法――成形、研磨、拋光、定心、鍍膜以來，迄今尚無製程上的大改變，以致生產效率低、成本高，世界訂單日漸萎縮，工廠難以維持。但是光學系統產品規格卻不斷提高，設計上都莫不考量採用非球面鏡，造成傳統的製程更如雪上加霜難以生存。

　　在傳統上光學製造一直被視為是高度依靠經驗技巧的專業技術，因由技術熟練的技師來設計並監督光學製造的每一步驟，可以生產極好且高品質的光學鏡面。但近年來產品的需要量與產品多樣化的需求大為增加，為配合實際要求，並降低成本，減少對人工的依賴及加強產品品質，所以光學製造逐漸走向自動化的路線。例如以桌上型電腦、微處理機來幫助解決研磨及修正研磨方式上的問題。

　　本書仍提出自動化光學製造新技巧之研究，以克服傳統光學製造之限制，建

議製程方法說明如下：玻璃熔解、熔塊、加熱成形、自動或半自動研磨拋光、連續式蒸鍍及檢測等步驟，前三步驟屬於上游，本書著重在自動或半自動研磨拋光及回授檢測，並闡述元件及系統的光學檢測。

　　第二章、提出一粒子理論作為在微觀研究的基礎。主要是分析光學表面各個質點的性質，以及在與研磨工具接觸後，此性質對質點本身及鄰接各質點的研磨效應。

　　第三章、由粒子理論建立微觀光學表面研磨模式，討論在不同材料性質（如：結晶形狀、鍵結能、硬度）下有何不同研磨效應。同時考察摩擦力對研磨的影響，並推導出研磨方程式：普林斯敦方程式（Preston Eq.）之比例常數 k 值。

　　第四章，探討研磨液水紋法做監視超硬、且薄的精密光學平板的研製通程中磨盤的平整度理論研究。

　　第五章、實驗，首先根據擺動研磨機的光學表面研磨模式去研磨玻璃光學平板，另外用研磨液水紋法及行星式運轉雙面研磨機來製造超硬且薄的藍寶石平板透鏡。

第二章 粒子模式的設計

2-1　粒子模式的基本原理（參閱參考資料 1-3）

在微觀的研磨理論，我們考慮磨去的玻璃材料顆粒大小是相同的（在實際上斷裂的粒子大小分佈如圖 2-1），這些小粒子在材料內是以彈性介質鍵結在一起，當有外力加在材料上，則粒子間就會有相互作用力（即所謂的內力），依虎克定律（$F = -kX$），粒子間就會有相對位移。隨外力的改變，粒子內力的大小超過彈性介質所能承受的彈性限度，粒子的鍵結就斷裂，鬆弛的粒子就脫落。磨去材料的多寡就由脫落的粒子個數決定。（參閱參考資料 1-3）為決定粒子間內力的大小，首先利用靜力平衡求外力和內力之關係式；為引用虎克定律把 x, y 方向的內力 F_x、F_y 轉換成徑向、切向的內力 F_n、F_t；和變形量（相對位移）Δn，ΔS 以座標旋轉轉換成 $\Delta x, \Delta y$（在 x, y 方向的相對位移），然後決定 Δx 與 Δy 和絕對位移 U_x, U_y 的關係。由這些轉換可推出外力與各個粒子絕對位移的矩陣關係式。若外力已知則絕對位移 U_x, U_y 可算出，而復內力即可知。

為符合研磨的機械運動，再加入動力的運動方程，以決定任一時刻隨外力的改變各個粒子的位移及內力的變化。由粒子內力和鍵結力的大小判斷粒子是否脫落，進而可得動態研磨量。

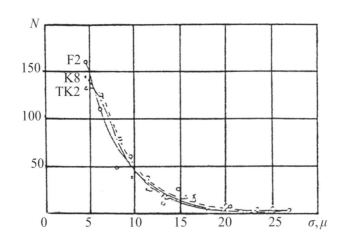

圖 2-1　在研磨時，斷裂的玻璃顆粒大小（研磨劑顆粒的直徑 $d_a = 24\mu m$）

2-2 粒子模式設計

2-2-1 靜力平衡

依虎克定律在彈性限度內，外力作用於一粒子則粒子間的彈性介質會有一回復力，我們把這回復力視為粒子間的內力，滿足牛頓第三定律作用力與反作用力的關係。若考慮粒子的靜力平衡，則力的關係式為

$$f_x + \sum_{NC} F_x = 0 \tag{2.1}$$

$$f_y + \sum_{NC} F_y = 0 \tag{2.2}$$

其中 f_x, f_y 為外力在 x, y 方向的分量，

F_x, F_y 為鄰接粒子在 x, y 方向的內力分量，NC＝鄰接粒子的個數。

又根據力矩的向量式定義，力矩 $r = r \times F$，如力臂向量 $r = x_i + y_i$，力向量 $F = F_1\hat{i} + F_2\hat{j}$，將其寫成行列式如下：

$$r = \begin{bmatrix} \hat{i} & \hat{j} & \hat{k} \\ x & y & 0 \\ F_1 & F_2 & 0 \end{bmatrix} = 0 \tag{2.3}$$

依力矩平衡，合力矩為 0，故

$$M + \sum_{NC} (F_y C_x - F_x C_y) = 0 \tag{2.4}$$

其中

M：粒子所受的外力矩

C_x, C_y 為力臂在 x, y 方向的截矩

由以上的推導，可得一粒子所受的外力與內力的矩陣關係式為

$$
\begin{bmatrix} f_x \\ f_y \\ M \end{bmatrix} = \begin{bmatrix} -1 & 0 & -1 & 0 & \cdots\cdots \\ 0 & -1 & 0 & -1 & \cdots\cdots \\ C_{1y} & -C_{1x} & C_{2y} & -C_{2x} & \cdots\cdots \end{bmatrix} \begin{bmatrix} F_{1x} \\ F_{1y} \\ F_{2x} \\ F_{2y} \\ \cdot \\ F_{nc\cdot x} \\ F_{nc\cdot y} \end{bmatrix} \tag{2.5}
$$

$$
\begin{bmatrix} f_x \\ f_y \\ M \end{bmatrix} = \begin{bmatrix} \phi \end{bmatrix} \begin{bmatrix} F_{1x} \\ F_{1y} \\ F_{2x} \\ F_{2y} \\ \cdot \\ F_{nc\cdot x} \\ F_{nc\cdot y} \end{bmatrix} \tag{2.6}
$$

2-2-2　F_x、F_y 及 F_N、F_T 的轉換

知粒子所受的內力，可依虎克定律計算相對位移量。因我們考慮彈性係數是對徑向、切向而言，所以得先把 F_x、F_y 轉換成 F_N、F_T。根據座標旋轉的矩陣關係

$$
\begin{bmatrix} F_x \\ F_y \end{bmatrix} = \begin{bmatrix} \cos\theta & -\sin\theta \\ \sin\theta & \cos\theta \end{bmatrix} \begin{bmatrix} F_N \\ F_T \end{bmatrix} \tag{2.7}
$$

其中

θ：為旋轉角度，如右圖所示

F_N、F_T：內力在徑向、切向的分量，

因此，粒子受的內力轉換關係式為

令

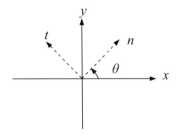

圖 2-2　F_x, F_y 與 F_n, F_t 座標轉換圖

$$[T_1] = \begin{bmatrix} \cos\theta_1 & -\sin\theta_1 & 0 & 0 & \cdots \\ \sin\theta_1 & \cos\theta_1 & 0 & 0 & \cdots \\ 0 & 0 & \cos\theta_2 & -\sin\theta_2 & \cdots \\ 0 & 0 & \sin\theta_2 & \cos\theta_2 & \cdots \\ \cdot & \cdot & \cdot & \cdot & \cos\theta_{NC} -\sin\theta_{NC} \\ \cdot & \cdot & \cdot & \cdot & \sin\theta_{NC}\ \cos\theta_{NC} \end{bmatrix} \qquad (2.8)$$

$$\begin{bmatrix} F_{1x} \\ F_{1y} \\ F_{2x} \\ F_{2y} \\ \cdot \\ \cdot \\ F_{NC\cdot x} \\ F_{NC\cdot y} \end{bmatrix} = [T_1] \begin{bmatrix} F_{1N} \\ F_{1T} \\ F_{2N} \\ F_{2T} \\ \cdot \\ F_{NC\cdot N} \\ F_{NC\cdot T} \end{bmatrix} \qquad (2.9)$$

2-2-3　彈力和位移量的計算

依虎克定律 $F = -kX$，彈力和位移量的方向相反，k 為彈力常數。矩陣的形式為

$$\begin{bmatrix} F_N \\ F_T \end{bmatrix} = \begin{bmatrix} -k_N & 0 \\ 0 & -k_T \end{bmatrix} \begin{bmatrix} \Delta n \\ \Delta S \end{bmatrix} \qquad (2.10)$$

其中，

k_N、k_T：為徑向、切向的彈力常數

Δn、ΔS：徑向、切向的位移量

因此粒子與鄰接粒子的內力與相對位移之矩陣關係式為

令

$$KM = \begin{bmatrix} K_{1N} & 0 & 0 & 0 & \cdots \\ 0 & K_{1T} & 0 & 0 & \cdots \\ 0 & 0 & K_{2N} & 0 & \cdots \\ 0 & 0 & 0 & K_{2T} & \cdots \\ \cdot & \cdot & \cdot & \cdot & K_{NC \cdot N} \; 0 \\ \cdot & \cdot & \cdot & \cdot & 0 \; K_{NG \cdot T} \end{bmatrix} \qquad (2.11)$$

$$\begin{bmatrix} F_{1N} \\ F_{1T} \\ F_{2N} \\ F_{2T} \\ \cdot \\ \cdot \\ F_{NC \cdot N} \\ F_{NC \cdot T} \end{bmatrix} = [KM] \begin{bmatrix} \Delta n_1 \\ \Delta S_1 \\ \Delta n_2 \\ \Delta S_2 \\ \cdot \\ \cdot \\ \Delta n_{NC} \\ \Delta S_{NC} \end{bmatrix} \qquad (2.12)$$

2-2-4　Δn、ΔS 與 Δx、Δy 的轉換

為利於計算相對位移與絕封位移的關係，先以座標旋轉把 Δn、ΔS 轉換成 Δx、Δy，其矩陣關係式為

$$\begin{bmatrix} \Delta n \\ \Delta S \end{bmatrix} = \begin{bmatrix} \cos\theta & \sin\theta_0 \\ -\sin\theta & \cos\theta \end{bmatrix} \begin{bmatrix} \Delta x \\ \Delta y \end{bmatrix} \qquad (2.13)$$

其中，

θ 為旋轉角度，如右圖

Δx、Δy 為 x, y 方向的相對位移量。

令

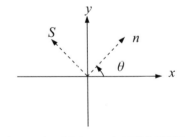

圖 2-3　ΔN、ΔS 與 ΔX、ΔY 座標轉換圖

$$[T_2] = \begin{bmatrix} \cos\theta_1 & \sin\theta_1 & 0 & 0 & \cdots\cdots \\ -\sin\theta_1 & \cos\theta_1 & 0 & 0 & \cdots\cdots \\ 0 & 0 & \cos\theta_1 & \sin\theta_1 & \cdots\cdots \\ 0 & 0 & -\sin\theta_1 & \cos\theta_1 & \cdots\cdots \\ \cdot & \cdot & \cdot & \cdot & \cos\theta_{NC} \ \sin\theta_{NC} \\ \cdot & \cdot & \cdot & \cdot & -\sin\theta_{NC} \ \cos\theta_{NC} \end{bmatrix} \qquad (2.14)$$

因此一粒子與鄰接粒子的位移量轉換為

$$\begin{bmatrix} \Delta n_1 \\ \Delta S_1 \\ \Delta n_2 \\ \Delta S_2 \\ \cdot \\ \cdot \\ \Delta n_{NC} \\ \Delta S_{NC} \end{bmatrix} = [T_2] \begin{bmatrix} \Delta x_1 \\ \Delta y_1 \\ \Delta x_2 \\ \Delta y_2 \\ \cdot \\ \cdot \\ \Delta x_{NC} \\ \Delta y_{NC} \end{bmatrix} \qquad (2.15)$$

由（2-6）、（2-7）、（2-12）、（2-15）的關係式
令

$$[Z] = [\phi][T_1][KM][T_2] \qquad (2.16)$$

則可得粒子所受外力與相對位移的關係為

$$\begin{bmatrix} f_x \\ f_y \\ M \end{bmatrix} = [Z] \begin{bmatrix} \Delta x_1 \\ \Delta y_1 \\ \Delta x_2 \\ \Delta y_2 \\ \cdot \\ \cdot \\ \Delta x_{NC} \\ \Delta y_{NC} \end{bmatrix} \qquad (2.17)$$

2-2-5　相對位移量與絕對位移量的關係

　　根據微小的角位移遵守向量代數法則，一點在圓弧上移動一極短的弧長，其所張的角為一極小的角位移。$d\vec{S}$ 因甚短，可視為一線段，故將其向量化之關係式如下：

$$d\vec{S} = d\vec{\theta} \times \vec{r} \qquad\qquad (2.18)$$

如 $d\vec{\theta} = \theta\hat{k}$，$\vec{r} = x\hat{i} + y\hat{j}$，則因轉動所產生的位移量，$d\vec{S} = u\hat{i} + v\hat{j} + w\hat{k}$ 為

$$u\hat{i} + v\hat{j} + w\hat{k} = \begin{bmatrix} \hat{i} & \hat{j} & \hat{k} \\ 0 & 0 & \theta \\ x & y & 0 \end{bmatrix} = --y\theta\hat{i} + x\theta\hat{j} \qquad (2.19)$$

即，$u = -y\theta$，$v = x\theta$，$w = 0$

因此兩粒子的鄰接點因粒子的移動、轉動所產生的相對位移與絕對位移的矩陣關係式為

$$\begin{bmatrix} \Delta x \\ \Delta y \end{bmatrix} = \begin{bmatrix} 1 & 0 & -(y - y_0)_1 \\ 0 & 1 & (x - x_0)_1 \end{bmatrix} \begin{bmatrix} u_x \\ u_y \\ \theta \end{bmatrix}_i$$

$$\text{其} \begin{bmatrix} 1 & 0 & -(y - y_0)_1 \\ 0 & 1 & (x - x_0)_1 \end{bmatrix} \begin{bmatrix} u_x \\ u_y \\ \theta \end{bmatrix}_j \qquad\qquad (2.20)$$

其中 (x_0, y_0) 為兩相鄰接粒子和圓心座標。(x, y) 為鄰接點的座標

因此由（2.17），（2.20）式把矩陣內的元素乘開可得

$$f_{x1} = [Z_{11}, Z_{12}] \begin{bmatrix} \Delta x_1 \\ \Delta y_1 \end{bmatrix} + [Z_{13}, Z_{14}] \begin{bmatrix} \Delta x_2 \\ \Delta y_2 \end{bmatrix} + \cdots\cdots [z_{1 \times 2NC - 1}, z_{12NC}] \begin{bmatrix} \Delta x_{NC} \\ \Delta y_{NC} \end{bmatrix} \quad (2.21)$$

（2.21）上式的第一項

$$[Z_{11}, Z_{22}]\begin{bmatrix} \Delta x_1 \\ \Delta y_1 \end{bmatrix} = [Z_{11}, Z_{12}]\begin{bmatrix} 1 & 0 & -(y-y_0)_i \\ 0 & 1 & (x-x_0)_i \end{bmatrix}\begin{bmatrix} u_x \\ u_y \\ \theta \end{bmatrix}_i$$

$$其 [Z_{11}, Z_{12}]\begin{bmatrix} 1 & 0 & -(y-y_0)_1 \\ 0 & 1 & (x-x_0)_1 \end{bmatrix}\begin{bmatrix} u_x \\ u_y \\ \theta \end{bmatrix}_j \tag{2.22}$$

之中 z_{11}，z_{12}，z_{13}，$z_{14}\cdots z_{1,2NC}$ 為 $[z]$ 矩陣內的元素，利用（2.22），（2.21）乘開，可求得 f_{xi} 和各相鄰粒子的位移關係。同理亦可求出 f_{yi} 及 M_i 與各相鄰粒子的位移關係式。

根據以上的理論，把它推廣至所有粒子，則就可計算出所有粒子它們的 f_z，f_y，M 與其他粒子之 u_x，u_y，θ 的關係式，將其寫成矩陣關係式為

$$\begin{bmatrix} \Delta f_{1x} \\ \Delta f_{1y} \\ \Delta M_1 \\ \Delta f_{2x} \\ \Delta f_{2y} \\ \Delta M_2 \\ \cdot \\ \cdot \\ \cdot \\ \Delta f_{Nx} \\ \Delta f_{Ny} \\ \Delta M_N \end{bmatrix}_{3N \times 1} = [G]_{3N \times 3N} \begin{bmatrix} u_{1x} \\ u_{1y} \\ \theta_1 \\ u_{2x} \\ u_{2y} \\ \theta_2 \\ \cdot \\ \cdot \\ \cdot \\ u_{Nx} \\ u_{Ny} \\ u_N \end{bmatrix}_{3N \times 1} \tag{2.23}$$

其中 $[G]$ 矩陣內的元素是由（2.16），（2.17）的矩陣關係式求得。$N=$ 粒子的總數。至此我們所討論的只是在靜力的作用下，各個粒子的位移量與外力的關係。在（2.23）式中，如外力（靜力）為已知，則粒子位移量就能算出。為配合實際

研磨過程，須再考慮動力的作用。

2-2-6 粒子的運動方程式

根據牛頓第二定律，（移動）$F=ma$，（轉動）$\tau=I\alpha$，其中 $I=$ 轉動慣量，$\alpha=$ 轉動加速度

$$
\begin{bmatrix} f_{1x} \\ f_{1y} \\ M_1 \\ f_{2x} \\ f_{2y} \\ M_2 \\ \cdot \\ \cdot \\ \cdot \\ f_{Nx} \\ f_{Ny} \\ M_N \end{bmatrix} = \begin{bmatrix} m_1 & 0 & 0 & \cdots\cdots & \cdots\cdots \\ 0 & m_1 & 0 & \cdots\cdots & \cdots\cdots \\ 0 & 0 & I_1 & \cdots\cdots & \cdots\cdots \\ \cdot & \cdot & \cdot & m_2\,0\,0 & \cdots\cdots \\ \cdot & \cdot & \cdot & 0\,m_2\,0 & \cdots\cdots \\ \cdot & \cdot & \cdot & 0\,0\,I_3 & \cdots\cdots \\ \cdot & \cdot & \cdot & \cdot & \cdot \\ \cdot & \cdot & \cdot & \cdot & \cdot \\ \cdot & \cdot & \cdot & \cdot & \cdot \\ \cdot & \cdot & \cdot & \cdot & m_N\,0\,0 \\ \cdot & \cdot & \cdot & \cdot & 0\,m_N\,0 \\ \cdot & \cdot & \cdot & \cdot & 0\,0\,I_N \end{bmatrix} \begin{bmatrix} \dot{u}_{1x} \\ \dot{u}_{1y} \\ \dot{\theta}_1 \\ \dot{u}_{2x} \\ \dot{u}_{2y} \\ \dot{\theta}_2 \\ \cdot \\ \cdot \\ \cdot \\ \dot{u}_{Nx} \\ \dot{u}_{Ny} \\ \dot{\theta}_N \end{bmatrix}_{3N \times 1}
$$

將 $[G]$
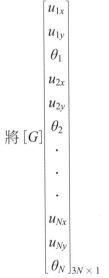
$\begin{bmatrix} u_{1x} \\ u_{1y} \\ \theta_1 \\ u_{2x} \\ u_{2y} \\ \theta_2 \\ \cdot \\ \cdot \\ \cdot \\ u_{Nx} \\ u_{Ny} \\ \theta_N \end{bmatrix}_{3N \times 1}$

（2.24）將（2-25）表示成

$$[f]=[m][u]+[G][u] \qquad\qquad (2.25)$$

由上式，我們即可計算動力下粒子的位移量，把結果代入（2.26）則能決定相對位移量，同時 F_N，F_T，F_y 之值亦能得知。判斷粒子間 F_N 和鍵結力的大小，即能決定鍵是否斷裂，進而決定脫落的粒子個數，即研磨量之大小。

第三章　粒子模式的模擬結果

3-1 粒子模式的電動模擬

　　根據所建立的粒子模式對研磨過程做初步的模擬分析。在工作物與磨盤未有相互運動時，工作物因受壓力即會有裂痕出現，依物理觀念壓力如果愈大則裂痕更大。我們以 33 個粒子來做模擬，其排列結構如圖（3-1）所示。在材料表面加壓力，即對粒子 1, 2, 3, 4, 5 施外力，以下為模擬的結果。

　　粒子的徑向彈力常數 $K_N = 1000$（Kg/cm），切向 $K_T = 10$（Kg/cm）。

(1)粒子的鍵結力 BOND＝10（kg/m）分別加壓力 $P = -20$，-40，-60（kg/cm）

　　(a)$P = -20$（kg/cm）由圖（3-2），至 0.7 秒即不再繼續斷裂。

　　(b)$P = -40$（Kg/m）在 0.2 秒後就不再繼續斷裂變化。圖（3-2）

　　(c)$P = -60$（Kg/m）在 0.1 秒，不再有斷裂變化。圖（3-2）由以上的結果可知壓力愈大，斷裂程度愈大，與經驗吻合。

(2) BOND＝20（Kg/cm），$P = -40$，-60，-80（kg/cm）其結果如圖（3-3）。

(3) BOND＝30（Kg/cm），$P = -60$，-80，-100（kg/cm）其結果如圖（3-4），與(1)，(2)有類似的結果。

(4) $P = -60$（kg/cm），BOND＝10，20，30（Kg/cm）由以上的資料顯示，同一材料受的壓力愈大其斷裂的情況大，相同壓力對 BOND 愈大的材料其斷裂的程度愈低。

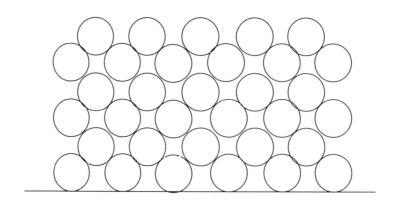

圖 3-1　電腦模擬 33 顆粒子情況

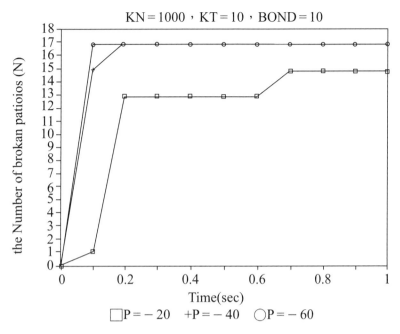

圖 3-2　BOND＝10、在不同壓力的斷裂變化

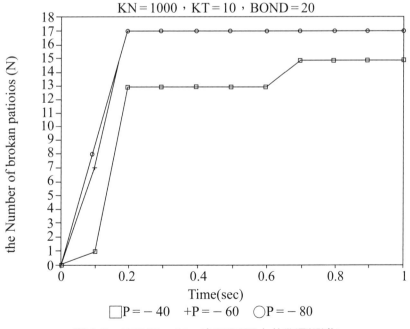

圖 3-3　BOND＝20、在不同壓力的斷裂變化

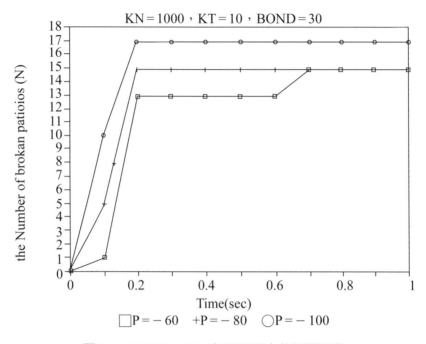

圖 3-4　BOND＝30、在不同壓力的斷裂變化

3-2　以粒子法推算 Preston Eq.的 K 值

　　欲應用至實際的研磨過程，尚須考慮表面的相對運動速度，摩擦力等性質對粒子的影響。依遲滯原理，粒子所受的摩擦力與其正向壓力成正比，但隨相對速度的增加卻減少；對於粒子的壓力則隨速度的增加而變大。依前述的物理性質，在粒子研磨模式中，我們設定在有相對速度時，粒子所受的壓力 P

$$P = P_0 \times (1 + C_v V^2)^{1/2} \tag{3.1}$$

其中
P_0：靜止的負載壓力，
V：相對速度，
C_v：速度係數

又由研磨的經驗得知摩擦力和材抖的負載 p 成線性關係,摩擦係數 f 約為 0.17,因此設定水平摩擦力 $F=fP_0$ 在電腦的模擬,粒子的排列結構同前,以 44 個粒子為例。

設定粒子的質量 $m=1$(μg),半徑 $R=\sqrt{2}$(μm),$C_v=0.02$,$K_N=1000$(kg/cm),$K_T=10$(kg/m),$f=0.17$。在不同的鍵結力下,壓力 P(kg/cm)及速度 V(cm/sec)的研磨化變化情形為:在鍵結力(BOND)$=20$(kg/cm)研磨掉的粒子總數 N。

由以上結果知 $PV=-600$(kg/cm·sec),對 BOND$=20$(kg/cm)而言,其研磨量大約相同,即代表其研磨量與 PV 的乘積成比例關係。

與 Preston Eqa 比較可得 K 值為 0.142(cm/kg)。

在 BOND$=30$,不同 P、V 時研磨掉的粒子總數 NK 值為 0.12(cm/kg)

在 BOND$=25$ 之研磨掉的粒子線數 N

對 $PV=-600$(kg/cm·sec),K 位為 0.138(cm/kg)

對 $PV=-400$(kg/cm·sec),K 位為 0.15(cm/kg)

因此對 BOND$=25$(kg/cm)的材料而言,平均 K 值為 0.144(kg/cm)。

由以上的結果可知壓力對粒子的影響較大,因壓力太小不足以把材料壓碎,無法達到研磨的效應。本粒子模式不但考慮到摩擦力,材料特性且亦有不同的研磨層的效應。

第四章　研磨液水紋法

經由粒子模式及光學研磨模式而建立自動化光學表面研磨計算,將可獲得加工鏡片的曲率。通常研磨量大小必須在加工進行中給予精確控制,避免就加工後成品來作分析,既不經濟、適用性亦低。本書為了在研磨期間精確控制研磨量,仍提出研磨液水紋法來監視磨盤平整度,提供即時性測試,縮短加工時間,以便建立自動化光學製造研磨過程中的回授系統。

4-1 一般平整度監控方法

磨盤平整度監視法很多,例如:用紅丹均勻塗佈於標準盤上,將磨盤置於其上,用手平穩推過,視磨盤表面沾上紅丹的分佈情形,以判斷其平整度;或以斜口刀置於待測平板上;將兩者正對燈光處,以眼睛目視斜口刀,與待測平板交接處,由透光量大小來估計其平整度,如圖(4-1),表面的平整度由細加工時,工件與磨盤的吸著程度可知大概;或表面著水,觀察窗框等反射像的變形;亦可用千分表(Dial Gauge)直接讀出,如圖(4-2)。經製程中嚴格檢查可提高產品品質及生產率,降低生產成本。

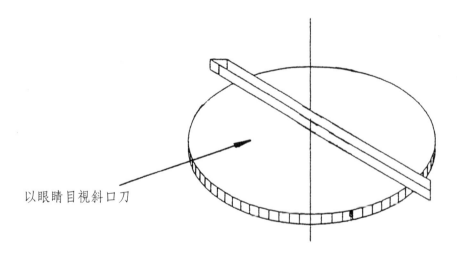

以眼睛目視斜口刀

圖 4-1 由斜口刀與平磨盤之間透光量多寡來估計平磨盤平整度

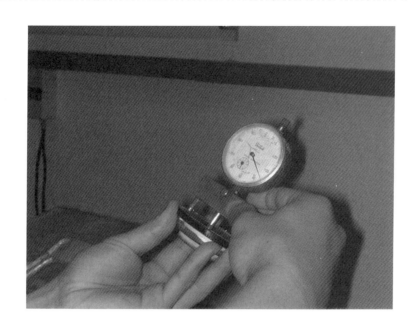

圖 4-2　量測透鏡矢高的球徑計

4-2　研磨液水紋法敘述（參閱附錄 9）

經由多年在研磨工廠實務啟示，製程中量測（品管）是必須的。現代超精密加工機械也都有電腦數值控制技術及量測技術結合，作製程中量測回授系統用，以確保機械加工法製作符合設計要求與實際加工一致，因此自動化光學製作製程中量測，更是必備。在此我們描述自動化光學製造重要的關鍵技術—研磨液水紋法的動作方法，例如檢查平面磨盤的平整度。我們必須事先調製適當比例的研磨料、水與潤滑劑組合而成的研磨液。此研磨液要求為不能太稠，圖（4-3）將其置一堆於磨盤上必須不能很快散開，同時又不能與磨盤的附著力太強，本身必須有適當表面張力，調製好之後將此研磨液均勻塗佈於待測磨盤上，我們此時很技巧將表面具有格子狀且斷面為凹形構糟的標準鑄鐵平板，如圖（4-4）所示，均勻從待測磨盤上滑過，此時待測磨盤上便呈現出很多平行長方形凸起直線水紋，圖（4-5）由此長方形凸起水紋的輪廓可判斷出磨盤表面凹凸狀況。

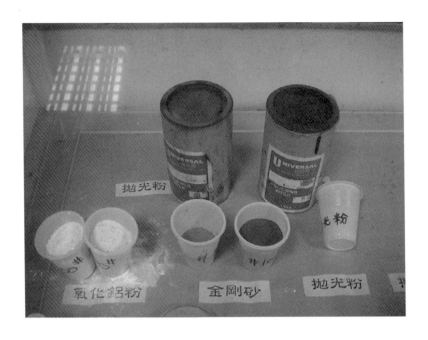

圖 4-3　研磨液水紋法所用之研磨液

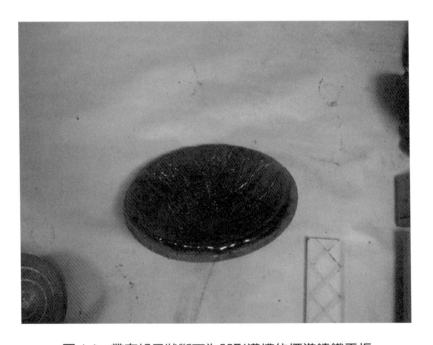

圖 4-4　帶有格子狀斷面為凹形溝槽的標準鑄鐵平板

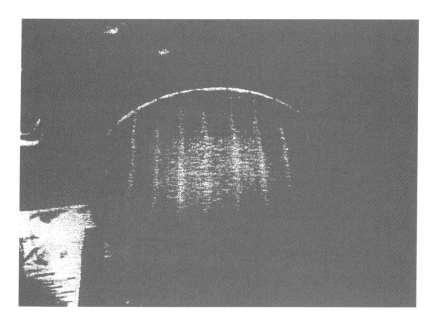

圖 4-5 標準鑄鐵平板均勻從待測平面磨盤上滑過後產生的研磨液水紋

4-3 研磨液水紋法理論

在光學工場中，欲知鏡片的曲率，只要量取該曲面的矢高，通常球鏡計的直徑比磨盤為小，只要代以磨盤直徑，即可得鏡片之矢高及曲率值。經多次實驗啟示，我們將此理論，推用在研磨液水紋法上，敘述如下：

當調製的研磨液其表面張力及附著力都在最適當狀況下，磨盤上的平行方形凸起直線水紋寬分佈應與磨盤本身輪廓的矢高有一定比例關係。

在實際研磨當中的研磨液水紋狀態變化是很多。通常在研磨一光學平面時，一開始會往長曲率狀態發生，且在研磨當中我們會隨時用一標準平盤去測試它的平整度。設帶有長曲率 r' 的磨盤與一標準平盤相比較，得矢高為 $(x^2/2) \times r'$ 分佈，x 為標準平盤中心往外計算的徑向距離，所以在塗佈有研磨液的長曲率磨盤上，被帶格子狀且斷面為長方形凹槽的標準平盤平穩帶過之後，其面上的研磨液水紋分佈應會比例 $k' \times \dfrac{(D^2/4 - x^2)}{2} \times r'$ 平穩帶過時的相對速度與研磨液的性質有關；D

為磨盤的直徑。當我們檢查原本已很平的平磨盤時，發現研磨液的水紋寬度，在整個磨盤上，幾乎每一條寬度幾近相同。

　　在光學研磨當中較常碰到是要判斷凹或凸的磨盤。用水紋法判斷方式如下：

　　其與標準平板相比較，若為凸面，則水紋的寬度從磨盤中央往外緣漸漸有變寬現象，相反若為凹面，水紋的寬度，從磨盤外緣往磨盤中央會漸漸變寬。通常一位熟練的光學師父能不花很多時間，從機械粗成形、研磨且研製一片外徑30公分的光學平板，表面平整度誤差在 0.01mm 內。從以上的分析，我們建立一套數學模式，以描述研磨當中磨盤的研磨液水紋分佈，首先我們做了三個假設：磨盤或標準平板上的溝槽不能有大氣泡組織，研磨液須被調製在最佳狀況（如：顆粒大小，研磨料與潤滑劑的調製量比例，及適當的黏度，及懸浮性好，及在檢查當中的推拉速度必須相當平穩），經由實驗觀察，我們定義幾個主要影響研磨液水紋的因子如下：

1. 標準鑄鐵盤槽溝對深的比值。（$0<y_1<1$）
2. 水紋分佈寬度因子。（$0<y_2<100$）
3. 水紋的外形近似三角函數或高斯函數。（$y_3=1$ 為三角，$y_3=0$ 為高斯）
4. 磨盤徑向方向矢高變化量值（$0<k'<1$）
5. 代表磨盤及標準平盤槽溝粗糙度及研磨液的特性值因素（$y_5 \ll 1$）研磨液水紋週期分佈函數：

$$y=y_1 \cdot \left(\frac{y_3}{2}\right) \cdot tri\left(\frac{x-n \cdot x_0}{y_2 b}\right)+(1-y_3) \cdot exp\left[-\pi \cdot \frac{x-n \cdot x_0}{y_2 b^2}\right]+g(k')+g(y_5)$$

(4.1)

式中第一、二項主要為標準平板的格子狀凹形槽溝所建立研磨液水紋外形，也受重力和黏滯力的影響。第三項為磨盤表面曲率變化時，矢高變化項：如果磨盤為凸的時，為 $K'^* (x^2/2)^*r'$；凹則為 $k'^*((D^2/4-x^2)/2)^*r'$。第四項則代表被其它因素影響的微擾變化函數，包括標準平盤及磨盤所刻的格子狀凹形槽溝的表面粗糙度。

第五章　實驗

5-1 用擺動式研磨機製作玻璃光學平板

5-1-1 實驗準備

(1)準備鏡片兩面平行度最大誤差不超過一個毫米，

(2)修整平磨盤，應並用刀口尺查之。

(3)將準備好的七片玻璃平板貼附在已修正平磨盤上並紀錄周圍六鏡片鏡心距離模具中心的距離 r。

5-1-2 實驗步驟

(1)設定研磨機的機械運動參數 R，ΔL，及 ΔV。

(2)開動機器進行研磨，同時分別測磨具轉速 FP，擺動頻率 f_v，鏡片轉速 f_s。研磨時使用 $7\mu m$ 的磨砂 Bartou's Garmet，並加上 5 公斤的配重。

(3)當達到預定的研磨時間後，關機並取下模具，清洗之，並以空壓機吹乾，在將平模連同玻璃置於電爐上加熱，待蠟溶化後，在再玻璃研磨面上塗一層蜜蠟，之後把玻璃底面的貼附蠟擦去，置於險涼處冷卻之。

(4)待玻璃冷卻後，以刀片將玻璃研磨面上的蠟括除，此時剩除的蠟剛好填補玻璃表面粗糙不平的凹處，使得表面對光的反射率大增。如此即可以干涉儀分別測各個玻璃表面的變化。

5-1-3 實驗控制

為提高實驗的可信度與準確，實驗需作下列的控制：

(1)各組鏡片貼附平模盤與磨盤的大小，厚度必須相等，在實驗前分別加以測量。

(2)鏡片在研磨後，須在鏡片上作記號，標明鏡片在模具上的位置與徑向方向，如此方能避免混淆。

(3)先作一組看看鏡面形狀變化是否夠大到能測得出來，若鏡面變化不明顯，則須加長實驗研磨的時間。

(4)實驗各種參數變化的順序則採亂數法（random number）及後面章節之田化法，以期消除系統誤差。

5-1-4 實驗結果與討論

　　圖 5-1 為兩種不同機械運動參數研磨後鏡片的干涉圖形照片，圖（5-1(a)）為研磨時擺動未偏心的結果，整個鏡面幾乎完全是平的。誤差不超過 $1/2\lambda$（$\lambda=0.6328\mu m$），圖（5-1(b)）則是偏心研磨後的干涉圖形。整個鏡面磨凹了，兩種研磨情況經分析其鏡面形狀的變化如圖（5-2），明顯的，當研磨時，擺動偏心，工作物中心部分研磨較多，因整個曲線較為平整，接近平面，圖中曲線略呈波浪狀是因為測量照片時的不準確。

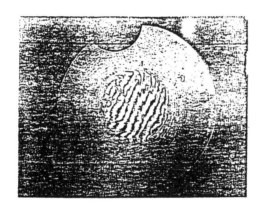

圖 5-1(a)　研磨時擺動，未偏心的結果，其平整度為 $\lambda/2.80$

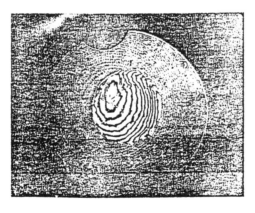

圖 5-1(b)　研磨時，偏心擺動，整個鏡面磨凹了

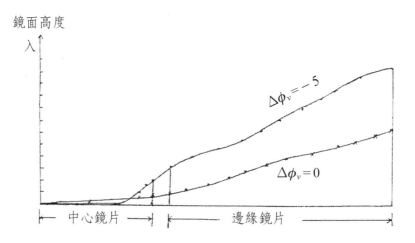

鏡面高度

中心鏡片　　　　　邊緣鏡片

圖 5-2　各別為圖(a)、(b)鏡面高度與鏡片半徑的關係圖

5-2　超硬且薄的平板鏡研製

　　光電系統常要求高品質的半導體的 wafer 或藍寶石光學平板，比平板須具備極高平整度與平行度及不能有刮線，這對傳統擺動式研磨機加工方式是很難達到的。我們採用行星式運轉雙面研磨機圖（5-3）及研磨液水紋法來研製超硬且薄的藍寶石光學平板。首先將藍寶石棒切割、滾圓，再經精密平面磨床先研磨（粗磨）；其中精密平面磨床預研磨規格如表一。達到此規格之後，才能進行雙面研磨及拋光加工步驟，加工方法條件如表二。進行雙面研磨及拋光時，因為藍寶石材料硬度僅次於鑽石，磨盤或拋光盤極易生變形，所以我們必須在研磨當中便進行磨盤的檢驗及修正。磨盤檢驗時，使用研磨液水紋法，當磨盤輕微變形時，檢驗工作前，先要調製適當研磨液，並將其均勻塗佈於待測磨盤上，再用一標準鑄鐵平板（帶有格子狀，斷面有凹形溝槽），置於已塗佈研磨液的磨盤上，然後以手緩緩推動來修正磨盤即可。當磨盤變形很大，小使用研磨液水紋法檢驗，但就必須使用單面精磨機來修正了。磨盤變形量多寡，使用研磨液水紋法檢驗，再經由第五章分析方法略加以估計。而真正要實用上，先用研磨液水紋法去檢驗磨盤，然後再用干涉儀檢驗被半拋亮的藍寶石光學平板，得知磨盤可能變形的狀

況，便可得知研磨液水紋法的量測準確度。最後研製成的成品，其測試結果如圖（5-4）所示。

表一：精密平面磨床預研磨規格表

精密平面磨床預研磨規格表：	
每一模平板毛胚（35 片）厚度公差	0.005mm
每一單片平板毛胚平行度公差	0.005mm
其中平板毛胚直徑 15mm 厚度 1.6mm	

表二：研磨條件表

藍寶石平板研磨材料表：	
粗磨砂	B_4C400 約 30μm
中磨砂	B_4C600 約 20μm
細磨砂	B_4C1200 約 12μm
潤滑劑	洗潔劑（PH＝7）
磨盤（粗、中）	鑄鐵
磨盤（細）	鋁
全部研磨時間（正常研磨速率及壓力）	8 小時
*1	7 片／模
藍寶石精磨材料表：	
材料	藍寶石
化學成分	Al_2O_3
粗精磨砂	5μm
細精磨砂	3μm
潤滑劑	甘油
精磨盤	銅平板
最後拋光盤材料	絨布貼在不鏽鋼盤上
拋光液	矽膠液（PH＝9～10）
拋光速度	速度 4-6 約 30 分鐘
*2	45 片／模

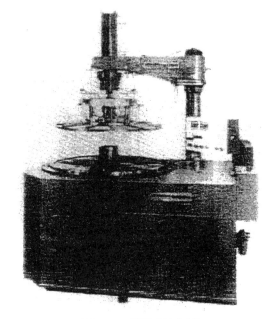

圖 5-3　雙面研磨機

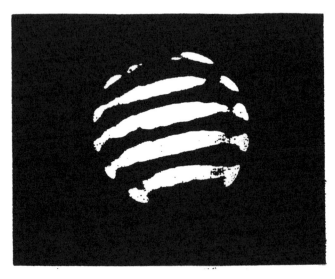

圖 5-4　拋光完成的藍寶石薄平板之干涉圖形

第六章　結　論

以上第一部共提出二項最新光學製造理論：

光學表面研磨模式，並經水紋法實驗驗證完畢可應用在精密光學平面，如半導體用之 wafer 及精密之平面光學元件。以目前國內科技水準，皆已能克服。

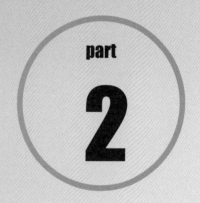

part

2

研磨機模擬及
光學曲面研磨

第一章　簡介光學鏡片的製造

光學鏡片製造的歷史可遠溯自西元前 1200 年[4]，但光學鏡片的製造技術則是近兩三個世紀逐漸發展而成的。雖然近一、二十年來有許多新的加工技術發展出來，一般工業上作大量生產光學鏡片的方式，大致上仍沿用兩百年來的傳統技術。

一般光學鏡片的製造可分為下列三類：

1. 稜鏡

2. 透鏡

3.反射鏡

稜鏡製造的重點在於對其各相鄰界面角度和其規格尺寸大小的控制；透鏡的製造則重視曲率和厚度的控制；而反射鏡因其鏡面會使入射光產生兩倍於其曲率角度的變化，所以在製作上的精度要求要比透鏡來得高。

光學鏡片製造的步驟，精度控制與檢驗方式因各種不同類型的鏡面而異，但製造的過程大致類似，以下分別就此三部分淺述光學鏡片的製造。

1-1 光學鏡片製造的步驟

一般光學鏡片製造的步驟大致可分為取材、切割、滾圓、成形、貼附、研磨、拋光、定心，鍍膜等，現分項簡述如下：

1-1-1 取材

選取鏡片材料是光學製造中重要的步驟之一，光學鏡片製造完成後的許多特性均與取材的優劣有關。通常我們希望光學材料具有下述的優良特性[5]：

——對溫度變化的高度穩定性；

——極易被拋光

——好的機械特性：例如：較高的楊氏係數（young's modulus）使得完成後的鏡面較不易變形。

——高的化學穩定性

另外在選取材料時，要儘量避免選胚體中有缺陷的玻璃，以免影響鏡面的性質，甚或導致鏡面完全不能使用而報廢；通常可能產生的胚體缺陷如下[6]：

——結石：因原料中的未熔物或原料中混入難熔物而產生。

——節疤；熔融玻璃中的原料，有些直到成形為止都在進行玻璃化，但與一

般正常的玻璃化在組成上多少有些不同。

——起筋：熔融玻璃中原料未充分均勻混合所造成細的紋脈分佈。

——氣泡：因回火不當或化學作用所產生。

1-1-2　切割

鏡面材料通常是整塊的胚體，先以油性筆畫出所需的形狀，但得保留一定的裕量，為加工過程中可能的磨損稍留餘地。然後，以切割機沿畫好的線條將粗胚鋸下。

1-1-3　滾圓

滾圓這一步驟主要在加工圓形對稱（spherical symmetry）鏡面時才用得到，主要是以車床的砂輪將胚體的稜角削去，直至胚體的周圍呈一圓形為止（見圖 1-1）。在作稜鏡或非圓形對稱鏡面加工時，此步驟可略去而代以角度粗磨[4]。

1-1-4　成形

成形是將胚體的表面以鑽石車刀切削成近似所要求的鏡面形狀，切削後的鏡面厚度仍需留有足夠的餘裕供以後研磨和拋光的磨損之用，其切削方式請參考圖 1-2。

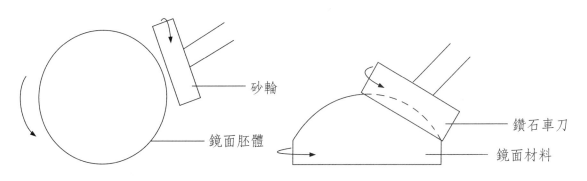

砂輪

鏡面胚體

鑽石車刀

鏡面材料

圖 1-1　滾圓機的動作方式示意圖　　　圖 1-2　以鑽石車刀成形的切削示意圖

1-1-5 貼附

貼附的材料常用的有石膏、瀝青及蠟及真空吸附，在這裡只介紹最常用的瀝青貼附步驟。

貼附也是光學鏡面製造中極重要的一環，若鏡面貼附不良，會導致以後研磨和拋光完全無法將鏡面修正成所要求的形狀與精度。

一個典型的貼附程序如下：

(a)將貼附瀝青加熱至熔融狀態，此時，若是生產量少時，可將之直接澆在預熱的玻璃片上，玻璃則事先以耐熱膠帶於其上圈出一容納瀝青的空間。若是大量生產時，則應以機械為之。

(b)待瀝青凝固後（撕去膠帶），將附著瀝青的玻璃排列在模具上，此模具的形狀為接近鏡面所要求的形狀（如圖 1-3）。排列的方式力求對稱且玻璃間的距離應約略相等。

(c)此時以加高熱之貼附模具壓下（圖 1-3）模具接觸之瀝青會馬上熔解，待模具與玻璃間距離達預定厚度時，立刻以水將整個系統冷卻，如此便完成了貼附的手續。

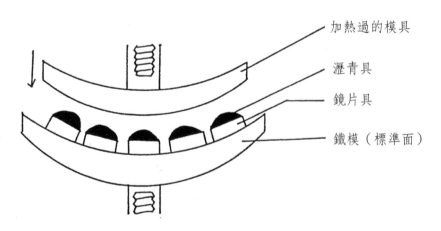

加熱過的模具

瀝青具

鏡片具

鐵模（標準面）

圖 1-3 貼附鏡片的方式（取自[5]）

1-1-6　研磨

研磨的方式如前面緒言所提過的，有HTG（High speed trol tubular generation）與 LAG（Loose abrasive grinding）兩類常用的；HTG 可分為三類：

(a)Milling mode

(b)Generating mode

(c)Single Point Contact

其機械運動方式如圖 1-4，主要是靠鑽石砂輪的旋轉來切割光學材料的表面。LAG的方式則是靠鐵磨加上研磨劑來研磨光學材料的表面，其機械運動方式如圖 1-5。

1-1-7　拋光

拋光的方式種類繁多，現列舉如下[8]：

(a)機械拋光：（mechanical polishing）即傳統方式，以磨劑來拋光，其運動方式如圖 1-6。

(b)化學拋光：（chemical polishing）將光學材料浸入化學溶劑（通常是酸液）中，使材料表面光滑。

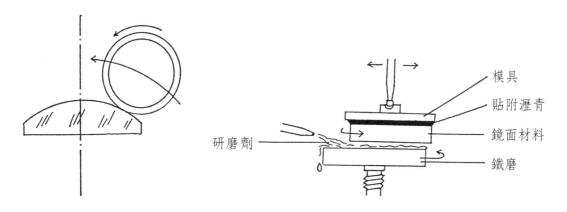

圖 1-4　HTG 的研磨運動示意圖（取自[2]）

圖 1-5　LAG 研磨運動裝置圖

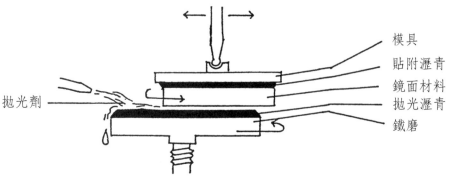

圖 1-6　傳統機械拋光之裝置圖

(c)電解拋光：（electrolytic polishing）將光學材料浸在電解液中，使材料表面光滑。

(d)化學－機械拋光：（chemical/mecbanical polishing）傳統的機械拋光，但在拋光劑中加上化學溶劑來帶助拋光。

(e)沉浸拋光：（submerged polishing）傳統的機械拋光方式，但磨具與貼附模均沉浸在拋光溶劑中。

(f)離子拋光：（Ion polishing）將材料置於一真空室之陰極，而以重的陽離子（如氬離子）予以撞擊。

(g)單點鑽石切割：（Single Point Dimond Turning）最近發展的拋光技術，直接以高度精密的機械來切割光學材料的表面。

除上述外，近日更有人研究以雷射來作拋光[9]。總之，拋光的目的不外乎是降低研磨成形的材料表面上的粗糙程度（relief layer）與裂隙（cracked layer）[2]。

1-1-8　定心

通常球面鏡在完成以上各步驟後，所形成的光學面的光軸並不與鏡本身孔徑的軸重合，故需將鏡面之側面加以切削，使兩軸重合，定心的方式亦有各種不同的方法，但一般均採用機械定心或以光學方法予以輔助，典型的機械定心如圖 1-7，當兩邊頂針施加壓力時，鏡面會滑動，直至鏡面光軸與機械

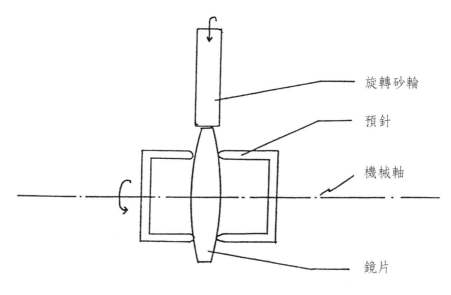

旋轉砂輪

預針

機械軸

鏡片

圖 1-7　鏡片定心方式

軸重合，此時即以砂輪將鏡片四周加以切削，如此鏡面本身孔徑的軸將與光軸重合。

1-1-9　鍍膜

為了保護鏡面且為了光學系統設計上要求（如抗反射，增加反射率等）鏡面須按不同的需要鍍上一層或多層的薄膜，由於這已屬另一專業範疇，在此不再贅言。

1-2　光學鏡面製造過程的精度控制

由於光學鏡面製造方法繁多，因此製造過程對鏡面的精度控制亦各不相同，現專就傳統機械對平面鏡研磨，拋光的光學鏡面製造過程的精度控制作一簡述，而球面鏡的精度控制亦略同。

1-2-1　切削與成形的精度控制

由於現在切削與成形所用的機械均足夠精密，且切削與成形時所要求的精度不高，所以只要機械操作得法，一般均無太大問題。

1-2-2　貼附平整的控制

對平面鏡的貼附平整通常要求較高,而此種平整精度的控制牽涉到貼附瀝青與模具標準面(見圖 1-3)。

貼附瀝青本身有相當程度的流體性質,當溫度有高低變化時瀝青亦隨之有軟硬的變化。若貼附瀝青太軟,研磨及拋光時貼附的鏡片可能會發生歪斜或偏移的現象,而影響鏡片表面的精度,若瀝青太硬,則研磨與拋光時鏡片表面容易產生較深的切削痕跡。且若瀝青品質不均勻時,甚至會產生無法拋光的現象,此種瀝青軟硬程度的測定,通常以針入度為指標[4]。

模具標準面通常以刀口尺來測定其平整度,若不平整時,可將模具置於修模機上高速旋轉,而以磨石加以修平。

1-2-3　機械運動方式之控制

研磨與拋光時機械運動的適當控制可將鏡面誤差減至十分之一波長以下,所以此種控制非常重要。傳統研磨與拋光所用的機器形式很多,現專就擺動式研磨機的運動來討論研磨精度的控制。

圖 1-7 為 R. H. Strasbaugh 公司所生產的擺動式研磨拋光機的機械結構圖,其運動方式如圖 1-8 所示:B 點繞 O 點作等速圓周運動,而 B 點與 A 點是以固定長度的連桿連接,但 A 點與 P 的距離固定,所以 B 點的運動帶動 A 點以 P 點為圓心,作圓弧來回擺動。由於 ∠APF 為一固定角度,故 F 點亦作圓弧擺動,此時因以 O'點焦圓心的磨具旋轉,由摩擦力帶動以 F 點為圓心的磨具旋轉而達成研磨的效果。

一般研磨精度的機械運動控制,主要是調整 F 點之擺幅(r),擺動中心線的偏心角度(即圖 1-8 中,F 點擺動中心線與 $\overline{PO'}$ 所成之角度)與拉桿長度($Lo + \Delta L$)。此外尚可調整擺動頻率 f_V 和磨具轉速 f_P 來達成研磨與拋光所要求的效果。

當磨具在上方而工作置於下方時,若擺動幅度過大時(圖 1-10(a))通常鏡面將形成凸面。主要是因為磨具擺偏時,兩界面的接觸面積減少,而相對的,鏡面外緣接觸部分的壓力增加所致,若擺動幅度過小時(圖 1-9(b))鏡面則將形成凹面,這是因為大部分時間兩接觸面的面積較大,而磨具的來回

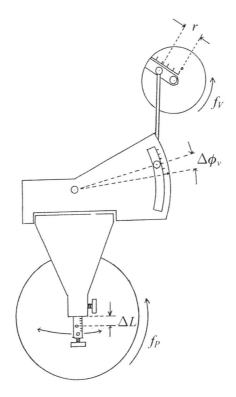

圖 1-8　一種擺動式研磨機的機械結構

擺動使得鏡面中心部分獲得較大的研磨機會。同樣的道理，當擺動中心點拉出時（圖 1-11(a)）會形成凸的鏡面，而擺動中心點偏離鏡面中心時（圖 1-11(b)）亦會形成凸的鏡面。

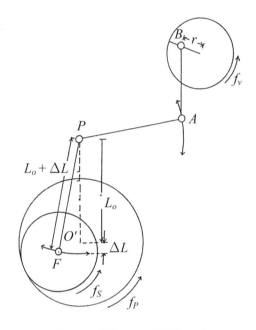

圖 1-9　圖 1-8 之運動方式

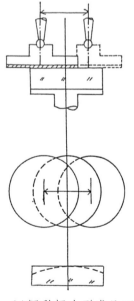

(a)擺動幅大形成凸面

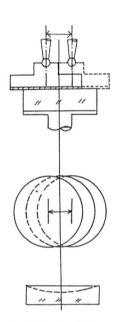

(b)擺動幅小形成凹面

圖 1-10　擺幅大小對鏡面研磨的影響（取自[7]）

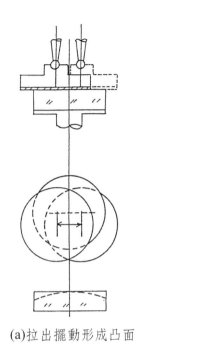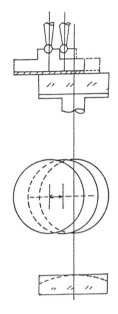

(a)拉出擺動形成凸面   (b)偏心擺動形成凸面

圖 1-11 拉出擺動與偏心擺動對鏡面研磨的影響（取自[7]）

1-2-4 磨具大小對研磨的影響

當磨具在上方而工作物置於下方時，若磨具太大，則較易形成凸面（圖 1-12(a)），這是因為即使磨具擺離鏡面中心時，鏡面外緣仍能獲得相當的研磨機會。若磨具太小，則形成凹面（圖 11.(b)），此種原因與前面所述擺幅過小的理由類似。同樣的道理，當磨具在下方而工作物置於下方時，磨具大小對研磨效果的影響亦略同（圖 1-12(c)、(d)）。

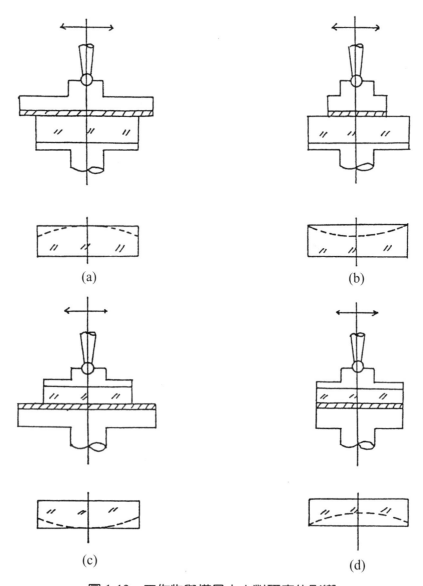

圖 1-12　工作物與模具大小對研磨的影響

(a)磨具太大形成凸面

(b)磨具太小形成凹面

(c)磨具太大形成凸面

(d)磨具太小形成凹面

（取自[7]）

1-2-5 力矩效應

這是因為研磨或拋光時，置於上方的鏡片或磨具擺動時所受力的點並不在該物體的質量中心，使得研磨或拋光時，兩接觸面的各點壓力不相同，通常工作在上方時，常導致鏡面外緣所受壓力較大，而形成凸面，此點在下一章將會詳細說明。

1-2-6 工具表面形狀的影響

通常磨具微凸時，研磨後的鏡面，易形成凹面，反之，則易形成凸面，此理極易明白，但磨具所需凹凸的程度則視工作物與研磨情況而定。

1-3 光學鏡面的測試

通常在工廠中作大量生產時，鏡面通常在完成拋光過程後才作測試，但在生產少量高度精密的鏡面時，為避免因研磨的不當而造成鏡面無法彌補的缺陷，在研磨進行中亦須加以測試。

1-3-1 研磨效果的測試

由於研磨後的表面有相當的粗糙程度（roughness），反射率極差，故無法直接以干涉儀來測試。一種方法是用探針或超音波探測儀在鏡面上慢慢滑過，而以電子或光學的方法來偵測探針上下的移動，如此便可記錄探針所走過路徑上的高低變化。此法之優點是可得鏡面的粗糙度與鏡面輪廓（profile）的資料。缺點是一次只能得到一維的空間變化資料。

另一種方法是在鏡面上塗上一層蠟來增加鏡面的反射率，如此便可以干涉儀來得到鏡面的資料。其優點是一次能得到整個鏡面的輪廓變化資料，缺點是塗蠟的手續極耗時，且塗蠟的技術也是一門學問。

最後，也是最快的方法就是用球徑儀，但球徑儀的測度只能算是一大概的平均曲率，對於鏡面上小區域的變化無法測出。

1-3-2 拋光效果的測試

拋光後的鏡面反射率通常很高，故一般均可直接以干涉儀來測試。但由於使用干涉儀時定心（alignment）略微費時，一般工廠中只要是不太大的鏡面均用原器（標準片）來測試，其原理即是所熟知的牛頓環。此外，拋光後

通常尚需以人工肉眼來檢查鏡面上的瑕疵，如刮痕之類似及前面選材時所提過的鏡面材料本身的缺陷。我們以疊紋法測試，則具有快速量測之優點。

第二章　光學研磨模式之設計

在一般工業生產中，低精密度品質鏡面時，通常不太在意研磨時的嚴密控制精度，因為即使在細磨後仍在鏡面上留下一些區域性（local）的誤差，此種誤差的大小亦不會超過半個波長[10]，而在拋光的前一個小時裡，此誤差將被修正。但若要大量生產高精密度品質的鏡面時，此種時間的耗量則極為不值，若能在細磨時使鏡面趨近最後所要求的形狀，則拋光時只需使鏡面光滑而不需再花時間修正誤差。因此對光學鏡面生產的自動化而言，首先需要一鏡面研磨的模式，而此模式的建立基礎乃在於對研磨物理機制的了解。

2-1　研磨的物理機制

影響研磨的變數很多，且這些變數又並非是獨立，而是相互影響的，這使得對研磨物理機制的分析變得非常複雜。

傳統的研磨過程影響研磨的因素有工作物的表面形狀，磨具的表面形狀，機器製作的精密度，各種機械運動參數，貼附瀝青的受熱效應，鏡面材料的物理性質，鏡面壓力分佈，磨具的硬度，磨具表面形狀的精確程度，磨砂的性質，磨砂的濃度等等，為簡明起見，這些因數相互影響的關係以圖 2-1 來表示，現就各因數的對研磨影響略述如下：

2-1-1　工作物表面形狀與磨具表面形狀

工作物與磨具的表面只隔著一層磨砂與水的混合物，由於此混合物的厚度相當薄，所以工作物表面與磨具表面形狀的變化，造成壓力分佈的變化是相當直接的，有經驗的磨鏡工作者都知道如何整修磨具的表面形狀來達到較好的研磨效果。

2-1-2　機器製作的精密度

一運轉穩定且運動姿態正確的研磨機將會減少研磨時意外造成鏡面缺陷的機會。但通常運轉時多少會受到不同磨具、配重、工作物質量和兩研磨界面間黏滯力的影響。

2-1-3　各種機械運動參數

不同的研磨機有不同的研磨參數，以圖 1-7 的擺動式研磨機來說，可分別調整擺臂長（ΔL）、擺幅（r）、擺動偏心度（$\Delta \phi_v$）、擺動頻率（f_v）與

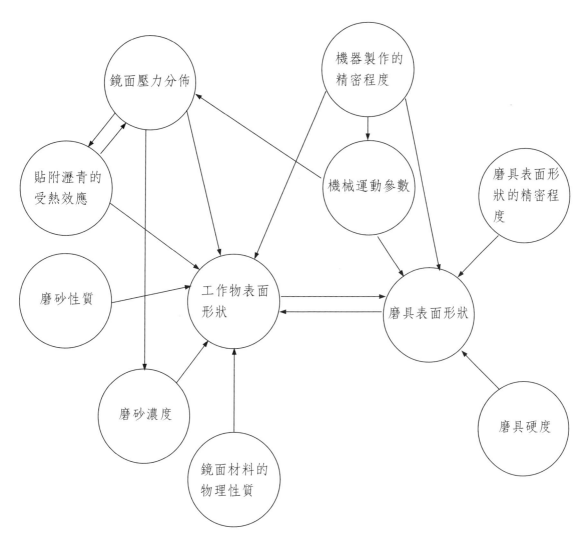

圖 2-1　各種研磨變數相互影響的關係

底下旋轉軸之轉速（f_p）。各種研磨參數調整對研磨的影響已在前章說明。

2-1-4　貼附瀝青的受熱效應

　　由於瀝青具有相當的流體性質，研磨時難免有磨擦熱產生，會使瀝青的性質起相當的變化，若此種變化太大就會造成鏡面壓力分佈不均而影響鏡面研磨後的形狀，而鏡面壓力分佈不均亦會造成瀝青的變形。

2-1-5　鏡面材料的物理性質

　　鏡面材料的硬度與其組織結構都會影響研磨的速率與磨除的材料顆粒大小。通常磨除的鏡面材料顆粒均遠小於磨砂的顆粒，因此磨除的材料對研磨效應的影響不太大，主要還是鏡面材料的硬度影響較大。

2-1-6　鏡面壓力分佈

　　鏡面壓力的分佈主要是受到貼附瀝青、機械運動的影響，瀝青的品質是否均勻，研磨時是否變形都會影響到工作物表面壓力的分佈，而機械運動一方面隨時在改變磨具與工作物的接觸面積，一方面隨時因擺動所產生的加速度而使兩接觸面上各點所受壓力不同。

2-1-7　磨具的硬度

　　磨具材料愈硬，則經較多次（或較長時間）研磨後表面仍不變形，如此工作物表面形狀較不會因磨具表面形狀變化而受到影響；但同時磨具表面形狀的修整也較為不易。

2-1-8　磨具表面形狀的精確度

　　前面提過，將磨具修成適當的形狀，可以更快且更精確的使工作物表面達到所期望的形狀，例如：把磨具修的較凸會使鏡面更快的磨凹。但此種磨具的整修若是不當，則會使得工作物表面出現一些缺陷。

2-1-9　磨砂的性質

　　磨砂的硬度對切削工作物表面速率的影響極大，同時，此種切削速率亦受到磨砂顆粒大小與形狀的影響。通當磨砂硬度愈大，顆粒愈大，顆粒形狀愈不規則，切削鏡面的能力愈大，反之則愈小。

2-1-10　磨砂的濃度

　　磨砂的濃度對研磨速率的影響業經證實[10]，只要磨砂濃度高於 1%時，對研磨的速率幾乎沒有影響。

2-2　狀況與假設

　　設計此研磨模式的目的，是希望能借此模式的研究，走向光學元件製造自動化，以期將來大量高精度的鏡片生產能以電腦作控制與調整。為較符合工業上實

際生產的情況，研究時採擺動式研磨機（圖 1-8），且以一次研磨七片鏡片作為電腦模擬的對象，其中鏡片將貼附在上方的鐵模，鏡片貼附形態如圖 2-2。為描述上的方便，將圖 1-8 的機械結構予以簡化（圖 1-9）。在每一次研磨時 $\angle APF$ 可經由人工調整而與歸零時的角度有 $\Delta\phi_v$ 的差，此 $\Delta\phi_v$ 的差則控制了 F 點擺幅中心點與 $\overline{PO'}$ 的夾角，即偏心率。r 的大小變化則控制 F 點作弧擺的擺幅。L 的長度變化 ΔL 則調整擺弧的偏心率同時改變擺臂的長度。另外擺動頻率 f_v，車軸轉頻 f_p 均為可調，而在上方鏡片貼附的模具，則由黏滯力帶動旋轉，假設其轉速為均勻的（f_s）。

因此在作電腦模擬時，機械運動上有幾個變數，分別為 r，$\Delta\phi_v$，ΔL，f_s，f_p，f_v。

其次，因壓力由於鏡面材料，鐵模、玻璃貼附材料及配重的重量所產生，而這些東西的重量均可加以調整而控制其總重，故我們需加上重量變數 W。

最後，因擺桿在鐵模上的施力點通常不在鐵模加上鏡面材料的質量中心，以致於在擺動時的加速度會使鐵模朝加速方向傾側而使鏡面材料所受壓力不均勻，此種效應稱之為力矩效應（Torque effect）（圖 2-3）。因力矩效應會使玻璃上各點平均壓力 P 作一因子的修正，此修正量以符號 P_f 表示。

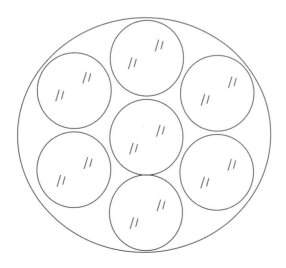

圖 2-2　鏡片在模具上貼附的位置

此外，每一瞬間的研磨效果都受到前面研磨結果的影響，由於鐵磨的硬度通常比鏡面材料高很多，因此假設鐵磨在研磨過程表面形狀均不改變，而鏡面材料則因過去研磨時所產生表面形狀的改變而使得此一瞬間的研磨受到影響。此種影響則稱之為歷史效應（historical effect）。

2-3　模式的設計

自從 1927 年 Preston 發表他對光學鏡面研磨的理論——即有名的 Preston 方程——以來，絕大多數的人均以此理論作為研究鏡面研磨與拋光的基礎理論，本模式亦以其為出發點。Preston 方程之形式如下。

$$Wear = K \int_S \int_T PV ds\, dt \quad\cdots\cdots\cdots\cdots\cdots\cdots\cdots\cdots\cdots\cdots\cdots\cdots\cdots (2.1)$$

意即鏡面被磨去的體積正比於鏡面與工具接觸界面上的壓力與相對速度的乘積。其中 $Wear$ 為鏡面材料被磨去的體積，P 為鏡面上某點所受的壓力，V 為該點與工具的相對速度，K 則為比例常數，需由實驗來決定，此方程式中的兩個積分分別表示為對全部鏡面面積和全部研磨時間的積分。

由於作電腦模擬時，每一瞬間只考慮鏡面上某一小塊區域的研磨效應，故上式可改寫為

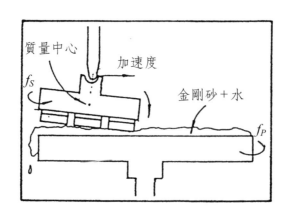

圖 2-3　力矩效應

$$H \equiv \frac{Wear}{\Delta S} = K \int_{t_1}^{t_2} PV \, dt \quad\cdots\cdots\cdots\cdots\cdots\cdots\cdots\cdots\cdots\cdots\cdots\cdots\cdots \text{（2.2）}$$

H 即為鏡面某小塊區域（面積 ΔS）材料磨去的平均深度，$t_2 - t_1$ 為某一短瞬時段，在此時段內假設 P 與 V 隨時間的變化極緩（相當一常數）。

本模式即簡單的計算玻璃上某瞬間各點的 P，V 再以（2.2）式計算出瞬時段的 H，而以電腦每隔一小時段即予模擬計算出隨時間改變的 P，V、H，最後再算出玻璃上各點的 H 總和即可得出玻璃表面被研磨的效果。

2-3-1　相對速度之計算

以 P 為極座標原點，由圖 2-4 可看出鏡片上之 G 點位置為：

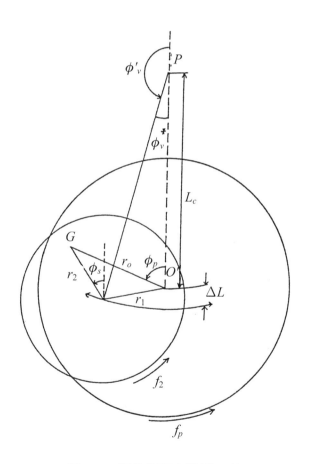

圖 2-4　部分的研磨機械運動

$$r_2\,e^{i\phi_S} - (L_o + \Delta L)\,e^{i\phi'_V}$$

而下邊鐵磨上 G 點位置為：

$$r_o\,e^{i\phi_P} - L_o\,e^{i\pi}$$

故鏡片上 G 點與鐵磨接觸點之相對速度為

$$V = \frac{d}{dt}\{r_2\,e^{i\phi_S} - (L_o + \Delta L)\,e^{i\phi_{V'}}\} - \frac{d}{dt}\{r_o\,e^{i\phi_P} - L_o\,e^{i\pi}\} \cdots\cdots\cdots\cdots\cdots (2.3)$$

其中

$$\phi_S = 2\pi f_S\,t$$
$$\phi_P = 2\pi f_P\,t$$
$$r_1 = [L_o{}^2 + (L_o + \Delta L)^2 - 2L_o\,(L_o + \Delta L)\,\mathrm{Cos}\,\phi_v{}^*]^{\frac{1}{2}}$$
$$r_2 = [(r_2\mathrm{Cos}\,\phi_S - r_1\mathrm{Cos}\,\phi_P)^2 + (r_2\mathrm{Sin}\,\phi_S - r_1\mathrm{Sin}\,\phi_P)^2]^{1/2}$$

r_2 為鏡面上觀測點 G 距離 F 的長度。

現在(3)式中唯一的未知為 $\phi_V{}^*$（或 $\phi_{V'}$），因如 $\phi_V{}^*$ 的大小直接受 ϕ_V（圖 2-5）的影響，故需求出 ϕ_V。由圖 2-4 可以看出（以 O 為原點）：

A 點位置：$Le^{i\phi_V} - \overline{OP}e^{i\phi_r}$

B 點位置：$re^{i\phi}$

但

$$\overline{AB} = L_2 = |L_1e^{i\phi_V} - \overline{OP}e^{i\phi_r} - re^{i\phi}|$$

可算出

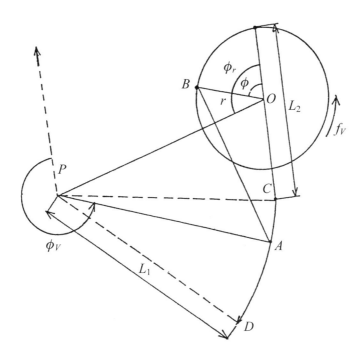

圖 2-5　部分的研磨機械運動

$$\phi_V = \text{Cos}^{-1}\left\{\frac{-ZU \pm \overline{Y}\left[-U^2 + (Z^2 + \overline{Y}^2)\right]^{\frac{1}{2}}}{(Z^2 + \overline{Y}^2)}\right\} \quad\cdots\cdots\cdots\cdots\cdots\cdots（2.4）$$

其中

$$\phi = 2\pi f_V t$$

$$\phi_r = \text{Cos}^{-1}\left[\frac{(L_2 - r)^2 + L_1{}^2 - \overline{OP}^2}{2L_1(L_2 - r)}\right] + \text{Cos}^{-1}\left[\frac{\overline{OP}^2 + L_1{}^2 - (L_2 - r)^2}{2L_1\overline{OP}}\right]$$

$$\overline{Z} = \overline{OP}\,\text{Cos}\,\phi_r + r\,\text{Cos}\,\phi$$

$$\overline{Y} = \overline{OP}\,\text{Sin}\,\phi_r + r\,\text{Sin}\,\phi$$

$$U = \frac{(L_2{}^2 - L_1{}^2) - (Z^2 + \overline{Y}^2)}{2L_1}$$

而 f_V，$\overline{OP}$，L_1，L_2，r 均可實際量得到。

前面(3)式中的計算勢必要用到 $\dfrac{d\phi_{V}'}{dt}$，而 ϕ_{V}' 可由 ϕ_V 經一常數換算得到，

故尚需計算 $\dfrac{d\phi_V}{dt}$。

先令

$$Z = \cos\phi_V$$

則：$\phi_V = \cos^{-1}Z$

$$\frac{d\cos^{-1}Z}{dZ} = \frac{\mp 1}{(1-Z^2)^{\frac{1}{2}}}$$

可得

$$\frac{d\phi_V}{dt} = \frac{\mp 1}{(1-z^2)^{\frac{1}{2}}}\frac{dz}{dt}$$

而 $\dfrac{dz}{dt}$ 可算得為：

$$\frac{dz}{dt} = \left\{ -\frac{dz}{dt}U \pm \frac{d\overline{Y}}{dt}[-U^2+(X^2+\overline{Y}^2)]^{1/2} - X\frac{dU}{dt} \pm \overline{Y}\frac{d}{dt}[-U^2+(X^2+\overline{Y}^2)]^{1/2} \right\}$$
$$/(X^2+\overline{Y}^2) + \left\{ \frac{-XU \pm \overline{Y}[-U^2+(X^2+\overline{Y}^2)]^{1/2}}{(X^2+\overline{Y}^2)} \right\}\frac{d}{dt}(X^2+\overline{Y}^2)\cdots\cdots\cdots(2.5)$$

其中

$$\frac{dX}{dt} = -2\pi r f_V \sin\phi$$
$$\frac{d\overline{Y}}{dt} = 2\pi r f_V \cos\phi$$
$$\frac{d}{dt}(X^2+\overline{Y}^2) = 4\pi r f_V(\overline{Y}\cos\phi - X\sin\phi)$$
$$\frac{dU}{dt} = \frac{-4\pi r f_V}{2L_1}(Y\cos\phi - X\sin\phi)$$

至此,由(3)(4)(5)式可得出 G 點上鏡面對鐵磨的相對速度。

2-3-2　壓力的計算

首先計算鏡片與鐵磨接觸的面積。考慮每一個鏡片中心 G' 點在鐵磨上的位置(見圖 2-6),可算出

$$\overline{O'G'} \equiv a = [(r_C \cos\phi_S - r_1 \cos\phi_P)^2 + (r_C \sin\phi_S - r_1 \cos\phi_P)^2]^{\frac{1}{2}}$$

其中 r_C 為鏡片中心至 P 點距離,由於正常情況七片鏡子並不互相接觸,故 $r_C > r_g$;r_g 為鏡片半徑。當 $r_1 + r_g + r_c \leq R$ 時,表示七片鏡子皆與鐵磨完全接觸,故只需將七片鏡子面積相加即可得出兩者相互接觸的面積。

任意一片鏡子的中心點與 O' 點的距離 a 知道後,就可分兩種情況來分別算出這鏡片與鐵磨接觸的面積 A(見圖 2-7)

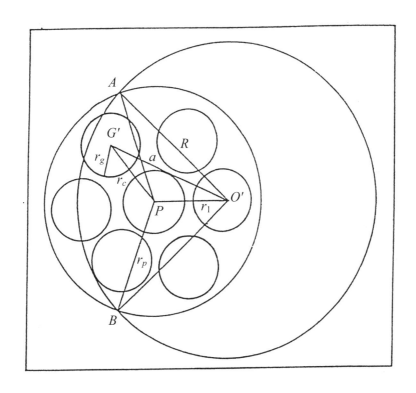

圖 2-6　鏡片在鐵磨上的位置

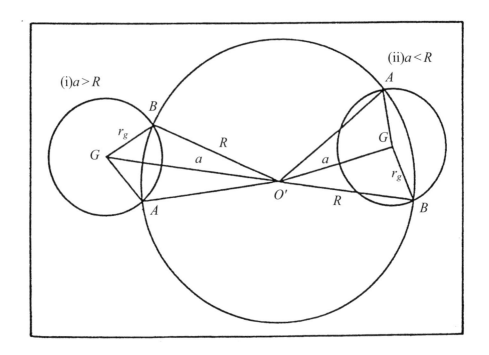

圖 2-7　鏡片與鐵磨的接觸面積

(i)$a > R$ 時

$$A = \frac{1}{2}R^2(\angle BO'A) + \frac{1}{2}r_g{}^2(\angle BGA) - R(\angle BGO')$$

(ii)$a < R$ 時

$$A = \pi r_g{}^2 - \frac{1}{2}(\angle BO'A)R^2 + \frac{1}{2}r_g{}^2(\angle BGA) + RaSin(\angle BO'G)$$

接觸面積知道後，另一個影響壓力的因素是重量 W：

$$W = 磨具重 + 鏡片重 + 貼附材料 + 配重$$

則平均壓力 P_o 可算出為：

$$P_o = \frac{W}{A} \cdots\cdots\cdots\cdots\cdots\cdots\cdots\cdots\cdots\cdots\cdots\cdots\cdots\cdots\cdots\cdots\cdots\cdots\cdots\cdots\cdots\cdots\cdots\cdots\cdots\cdots\cdots (2.6)$$

另外要注意的是，當計算壓力時，若鐵磨上有溝紋，則需將溝紋的面積扣除。但是因溝紋與鏡片交疊的方式極不易計算，故可先算出鐵磨減去溝紋面積後的實際面積再除以減去溝紋面積前的面積，作為一修正參數 C_p。以圓形溝紋為例（見圖 2-8）：

$$C_p = 1 - \frac{\sum\limits_{i}[\pi(b_i{}^2 - a_i{}^2)]}{\pi R^2}$$

如此，經此參數修正後的平均壓功為

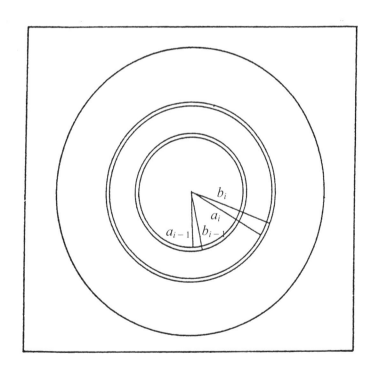

圖 2-8　鐵磨上的圓形溝紋

$$P_o = \frac{W}{C_P A} \cdots\cdots\cdots\cdots\cdots\cdots\cdots\cdots\cdots\cdots\cdots\cdots\cdots\cdots\cdots\cdots\cdots\cdots\cdots\cdots\cdots \text{（2.7）}$$

2-3-3　力矩效應之計算

　　由於力矩效應的大小正比於擺桿對模具施加的加速度，故首先須求出此加速度的大小。設 V_f 為 F 點的速度（圖 2-9），則

$$V_f = \frac{d}{dt}\{(L_o + \Delta L)e^{i\phi'V}\}$$

$$\text{加速度} = \frac{d}{dt}V_f = -(L_o + \Delta L)\frac{\mp Z}{(1-Z)^{\frac{3}{2}}}\left(\frac{dZ}{dt}\right)^2 e^{i\phi V'} \cdots\cdots\cdots\cdots\cdots \text{（2.8）}$$

由圖 2-9 可以看出壓力變化的斜率正比於加速度，當某一瞬間加速度已決定時，假設壓力在磨具順加速度方向的兩端需各加減 P_f 的修正量。

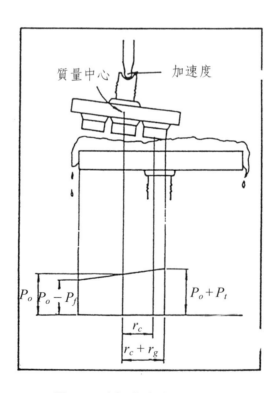

圖 2-9　力矩效應之壓力分佈

令

$$P_C = P_o + P_f$$
$$P_e = P_o + P_f$$

其中P_f α（加速度），故可算出在 G' 點的壓力 P 為

$$P = \frac{1}{2}\frac{P_c - P_e}{r_c + r_g}(r_c + r_g - r_2{}^*) + P_e \cdots\cdots\cdots\cdots\cdots\cdots\cdots\cdots\cdots\text{（2.9）}$$

其中 $r_2{}^* = r_2 \cos\left(\phi'_V + \frac{\pi}{2} - \pi - \phi_S\right)$；見圖 2-10，如此便可算出受力矩效應影響後的壓力。

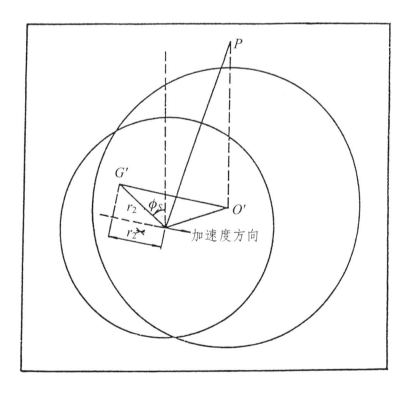

圖 2-10　$r_2{}^*$ 的計算

2-3-4　歷史效應

　　假設在鏡面與鐵磨之間的研磨劑是一層均勻的彈性物質，其彈性係數隨鏡面形狀之改變，且假設鐵磨表面形狀不隨時間而變。

　　考慮模具徑向上某一點 i 的研磨速率為

$$\gamma_i = \gamma_i(t) = H(t)/\Delta t$$

r_i 由該點的壓力與相對速度來決定（即前面三項所計算的 P，V）。當鏡面隨研磨時間而改變時，該點的高度對工作物表面最高點 C 而言，有 $\delta_i(t)$ 的變化，而 i 點的研磨速率即會因 $\delta_i(t)$ 的變化而改變，因此可假設 r_i 的形式為

$$\gamma_i(t) = A_i(t) + B_i(t)\,\delta_i(t) \cdots\cdots\cdots（2.10）$$

其中 A_i 與 B_i 由下列邊界條件決定之：

$$\begin{cases} \gamma_i = \gamma_{in}(t) & 當\ \delta_i(t) = 0 \\ \gamma_i = 0 & 當\ \delta_i(t) = \delta_{\max}(t) \end{cases}$$

其中 r_{in} 是 i 點不受鏡面形狀改變影響時的研磨速率，$\delta_{\max}(t)$ 則是該點相對 C 點變化為各點中最大時的相對高度變化量（圖 2-11）。

　　將上述的邊界條件代入（2.10）式，可以得到

$$\gamma_i(t) = \gamma_{in}(t)\left[1 - \frac{\delta_i(t)}{\delta_{\max}(t)}\right]\cdots\cdots\cdots（2.11）$$

　　在模擬程式中的作法則是：先算出在某瞬間的各點研磨速率 r_{in}，再找出先前研磨時鏡面的最高點與最低點，如此便可求出各點相對最高點的高度變化 $\delta_i(t)$，而 $\delta_{\max}(t)$ 則可由最高點與最低點相減而得。如此便可求出各點受鏡面形狀變化影響的研磨速率 $r_i(t)$，再將之換算成這一瞬間各點的研磨深度後，加回過去各點的研磨深度。整個程式的流程圖請參考圖 2-12。

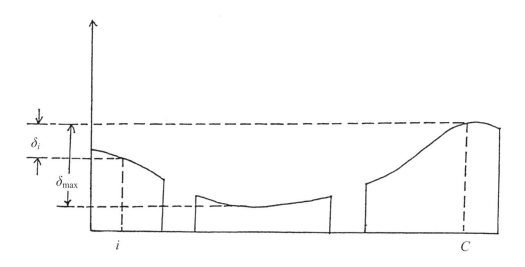

圖 2-11　鏡面上各點相對於最高點變化量

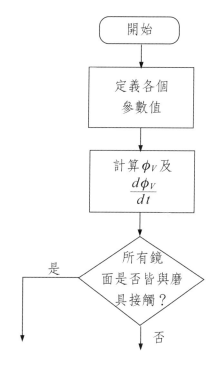

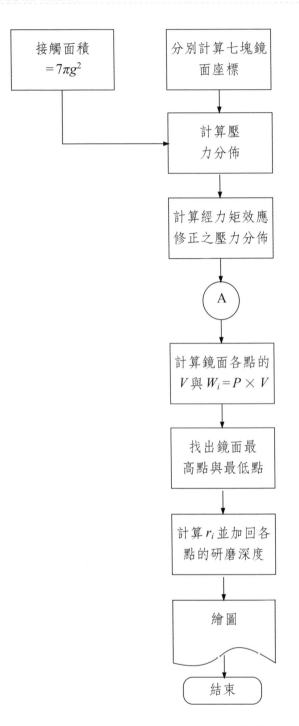

圖 2-12　流程圖

2-4　電腦模擬的結果與分析

對於上節所提出的研磨模式，電腦模擬時均只變化一種參數，而將其它的參數加以固定，方便對各個參數影響研磨效應的觀察和討論。以下分別就 $\Delta\phi_V$，ΔL，r，f_S，f_P，f_V 等機械運動參數的變化與力矩效應（P_f），歷史效應的模擬結果分析並討論之。

2-4-1　$\Delta\phi_V$ 的變化

圖 2-13 顯示當 $\Delta\phi_V$（偏心）增加時，工作物中心部分研磨的深度有明顯增加，而工作物邊緣部分，則增加較少，這是因為 $\Delta\phi_V$ 增加時，工作物邊緣部分與磨具接觸的機會減少（圖 2-14），且工作物中心部分與磨具邊緣接觸機會增加，造成工作物中心與磨具接觸點的相對速度增加之故（圖2-15，圖2-16）

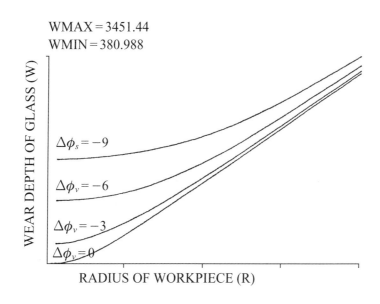

圖 2-13　$\Delta\phi_v$ 變化對研磨的影響

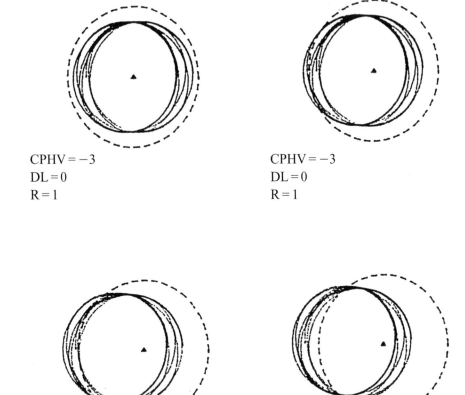

CPHV = −3
DL = 0
R = 1

CPHV = −3
DL = 0
R = 1

CPHV = −6
DL = 0
R = 1

CPHV = −6
DL = 0
R = 1

圖 2-14　$\Delta\phi_v$改變時工作物運動軌跡的變化

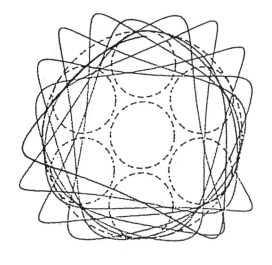

CPHV = −3
DL = 0
R = 1

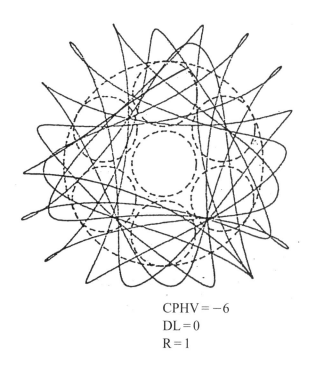

CPHV = −6
DL = 0
R = 1

圖 2-15　$\Delta\phi_v$ 改變時磨具上一點對工作物的運動軌跡

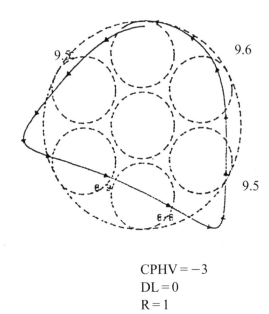

CPHV = −3
DL = 0
R = 1

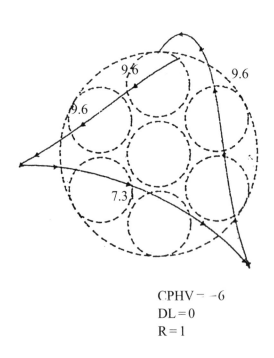

CPHV = −6
DL = 0
R = 1

圖 2-16　$\Delta\phi_v$ 改變時不同的 P、V 分佈，軌跡亦為磨具上一點對工作物的運動軌跡圖中數字表示分成 10 等級的 P、V 值，且兩箭號之間的時間間隔相等。

2-4-2 ΔL 的變化

　　圖 2-17 顯示 ΔL 的變化與 $\Delta\phi_v$ 的變化傾向幾乎一樣，原因是 ΔL 改變時其機械運動的變化（圖 2-18）與 $\Delta\phi_v$ 的變化（圖 2-14）類似。當 ΔL 增加時；工作物中心部分與磨具邊緣接觸機會增加（圖 2-19，圖 2-20），而工作物中心接近磨具邊緣時，兩者接觸面積減少，相對的使壓力增加，益加使工作物中心部分增加研磨深度。

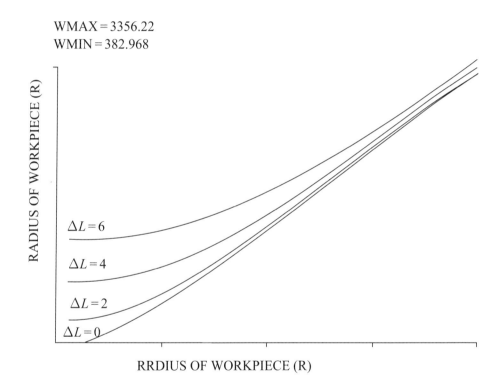

WMAX = 3356.22
WMIN = 382.968

（縱軸）RADIUS OF WORKPIECE (R)

$\Delta L = 6$

$\Delta L = 4$

$\Delta L = 2$

$\Delta L = 0$

（橫軸）RRDIUS OF WORKPIECE (R)

T = 20　INTER = 0.01　PFACT = 0.001

FS = 39　FP = 60　FV = 23
CPHV = 0　R = 1
DL = 0, 2, 4, 6

圖 2-17　ΔL 變化對研磨的影響

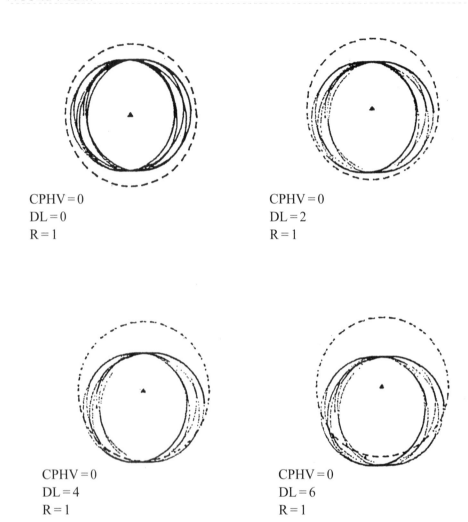

CPHV＝0
DL＝0
R＝1

CPHV＝0
DL＝2
R＝1

CPHV＝0
DL＝4
R＝1

CPHV＝0
DL＝6
R＝1

圖 2-18　ΔL 改變時工作物運動軌跡的變化

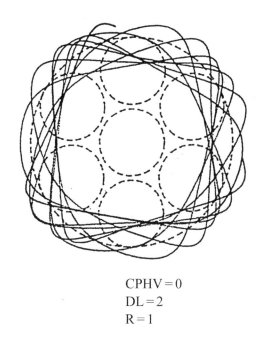

CPHV = 0
DL = 2
R = 1

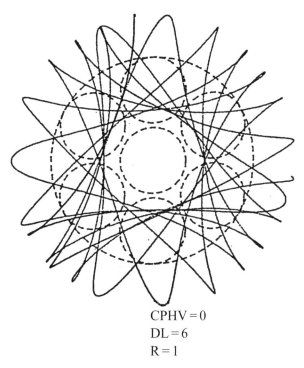

CPHV = 0
DL = 6
R = 1

圖 2-19　ΔL 改變時磨具上一點對工作物的運動軌跡

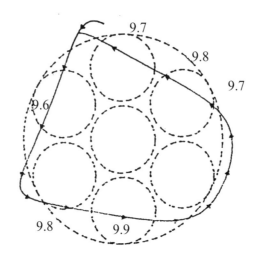

CPHV＝0
DL＝2
R＝1

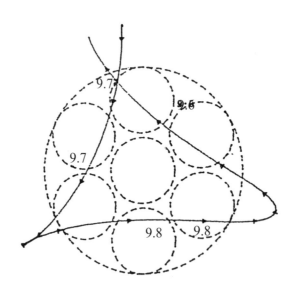

CPHV＝0
DL＝6
R＝1

圖 2-20　ΔL改變時不同的 P、V分佈

2-4-3 r 的變化

　　圖 2-21 顯示當擺幅增加時，工作物中心略微增加而邊緣幾乎未有變化，由圖 2-22，圖 2-23 可看出，r 愈大，則工作物中心部分靠近磨具邊緣的機會只略為增加，這解釋了圖 2-22 中顯示的現象，圖 2-24 亦可看出兩者的壓力與相對速度無甚改變。

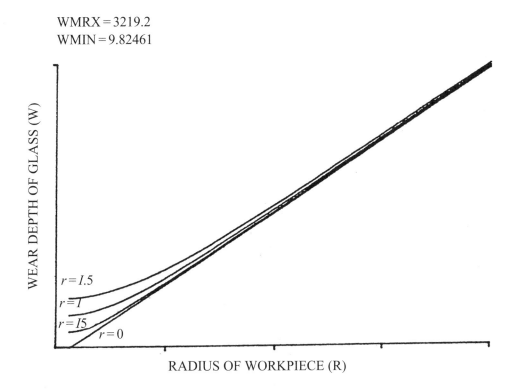

WMRX = 3219.2
WMIN = 9.82461

$r = 1.5$
$r = 1$
$r = 15$
$r = 0$

WEAR DEPTH OF GLASS (W)

RADIUS OF WORKPIECE (R)

T = 20　INTER = 0.01　PFACT = 0.001
FS = 39　FP = 60　FV = 23
DL = 0　CPHV = 0
R = 0，0.5，1，1.5

圖 2-21　r 變化對研磨的影響

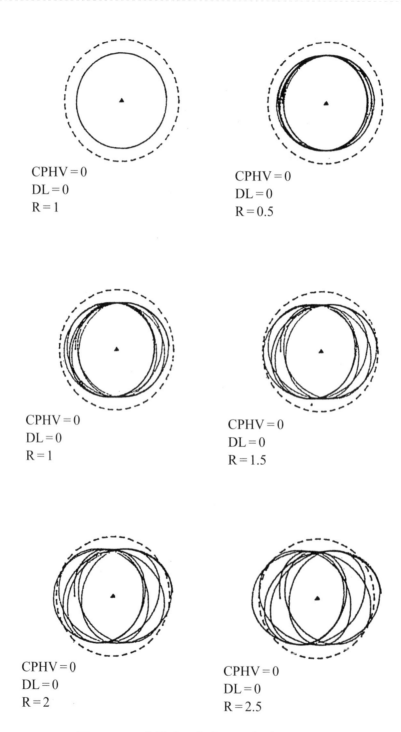

圖 2-22　*r* 改變時工作物運動軌跡的變化

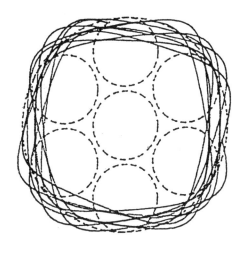

CPHV = 0
DL = 0
R = 1

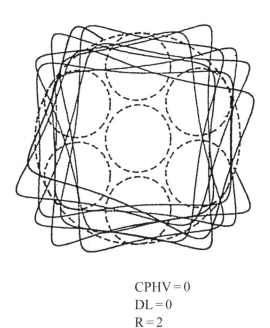

CPHV = 0
DL = 0
R = 2

圖 2-23　r 改變時磨具上一點對工作物的軌跡

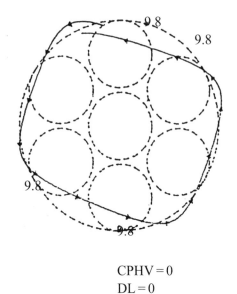

CPHV = 0
DL = 0
R = 1

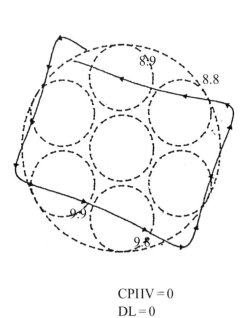

CPIIV = 0
DL = 0
R = 2

圖 2-24　*r* 改變時不同的 *P.V* 分佈

2-4-4　f_p 的變化

　　圖 2-25 顯示，當磨具轉速增加時，工作物愈靠近邊緣部分研磨深度增加愈多，中間部分的研磨亦增加，這是因為模擬時仍設定工作物有一定的擺幅，故工作物中心有接近磨具邊緣的機會之故。圖 2-26，圖 2-27 可明顯的看出磨具轉速增加時，對工作物邊緣的研磨會增加。

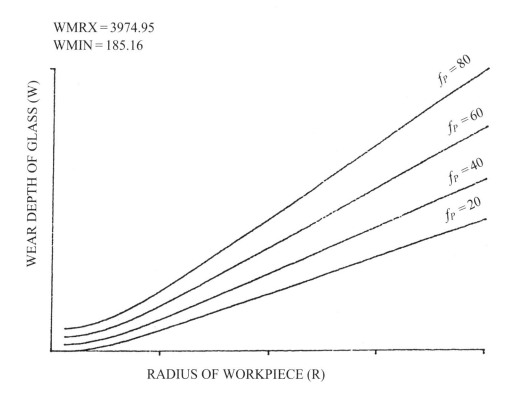

WMRX = 3974.95
WMIN = 185.16

T = 20　INTER = 0.01　PFACT = 0.001
FS = 39　FV = 23
DL = 0　R = 1　CPHV = 0
FP = 20，40，60，80

圖 2-25　f_P 變化對研磨的影響

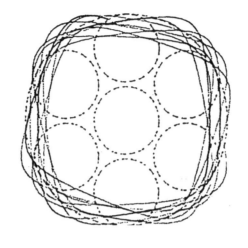

CPHV = 0
DL = 0
R = 1
FP = 60

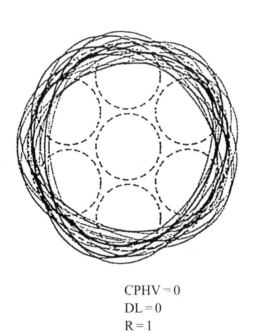

CPHV = 0
DL = 0
R = 1
FP = 80

圖 2-26　f_P 改變時磨具上一點對工作物的運動軌跡

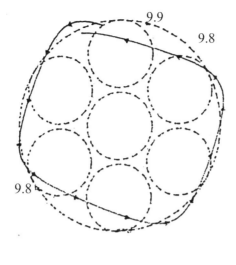

CPHV = 0
DL = 0
R = 1
FP = 60

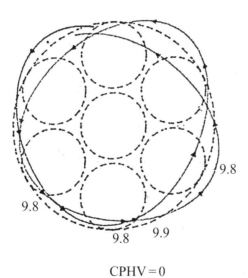

CPHV = 0
DL = 0
R = 1
FP = 80

圖 2-27 f_P 改變時不同的 $P.V$ 分佈

2-4-5　f_S 的變化

圖 2-28 中可看出，當工作物轉速增加時，愈靠近工作物邊緣的研磨深度愈大。若按圖 2-29 所顯示，這似乎是因工作物轉速增加應有的結果，但若工作物沒有擺動時，工作物與磨具接觸點的相對速度會隨 f_S 的增加而減少，（注意；f_S 在實際研磨時永不可能大於 f_P，因工作物是由磨具帶動而旋轉的）。在這裡因模擬時設定工作物有擺動，故當工作物擺離中心時，f_S 的增加會導致工作物與磨具對速度的增加（圖 2-30，圖 2-31），故有圖 2-28 的結果。

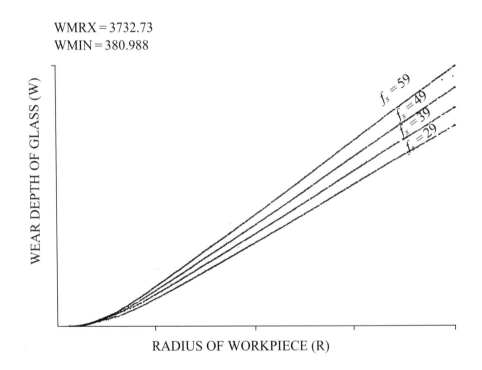

WMRX = 3732.73
WMIN = 380.988

T = 20　INTER = 0.01　PFACT = 0.001
FV = 23　FP = 60
DL = 0　R = 1　CPHV = 0
FS = 29，39，49，59

圖 2-28　f_S 變化時對研磨的影響

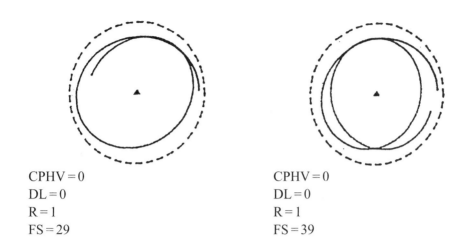

CPHV = 0
DL = 0
R = 1
FS = 29

CPHV = 0
DL = 0
R = 1
FS = 39

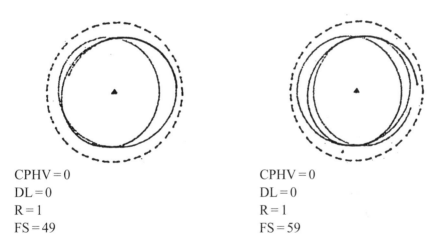

CPHV = 0
DL = 0
R = 1
FS = 49

CPHV = 0
DL = 0
R = 1
FS = 59

圖 2-29　f_s 改變時工作物運動軌跡的變化

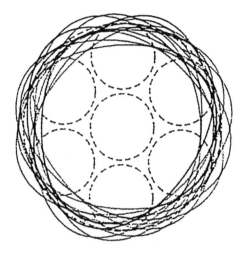

CPHV = 0
DL = 0
R = 1
FS = 29

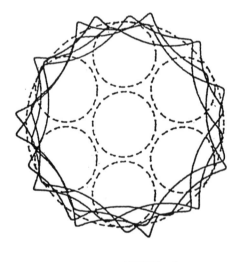

CPHV = 0
DL = 0
R = 1
FS = 49

圖 2-30　f_s 改變時磨具上一點對工作物的運動軌跡

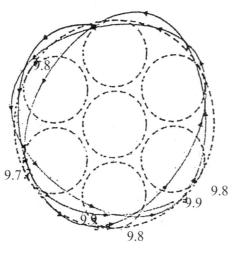

CPHV = 0
DL = 0
R = 1
FS = 29

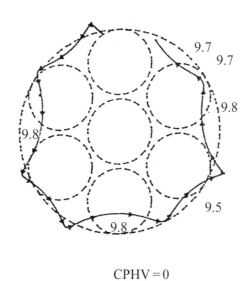

CPHV = 0
DL = 0
R = 1
FS = 49

圖 2-31　f_s 改變時不同的 P、V 分佈

2-4-6 f_V 的變化

圖 2-32 顯示，當工作物擺動頻率增加時，工作物上各點幾乎沒什麼變化，僅中心部分的研磨深度略微增加。雖然在 f_V 增加時，工作物上各點較易均勻的接觸整個磨具表面（圖 2-33），但由圖 2-34，圖 2-35 來看，磨具上任一點對工作物的研磨效率並沒有大的差別。

至此，以上各參數的模擬結果變化，均與實際經驗上的變化傾向相同。

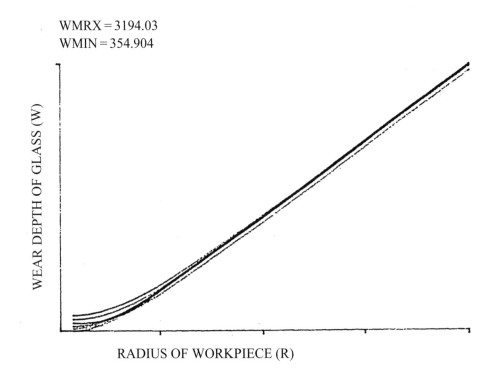

WMRX = 3194.03
WMIN = 354.904

WEAR DEPTH OF GLASS (W)

RADIUS OF WORKPIECE (R)

T = 20   INTER = 0.01   PFACT = 0.001
FS = 39   FP = 60
DL = 0   R = 1   CPHV = 0
FV = 13，23，33，43，53，63

圖 2-32 f_V 變化對研磨的影響

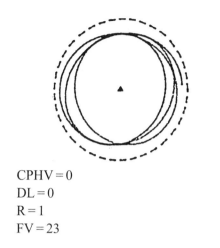

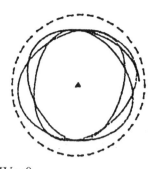

CPHV = 0
DL = 0
R = 1
FV = 23

CPHV = 0
DL = 0
R = 1
FV = 83

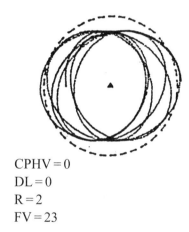

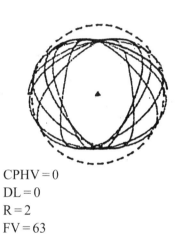

CPHV = 0
DL = 0
R = 2
FV = 23

CPHV = 0
DL = 0
R = 2
FV = 63

圖 2-33　f_V 改變時工作物運動軌跡的變化

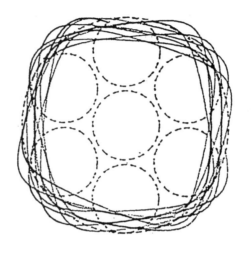

CPHV = 0
DL = 0
R = 1
FV = 23

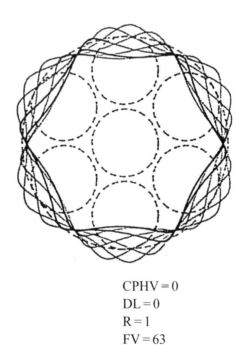

CPHV = 0
DL = 0
R = 1
FV = 63

圖 2-34 f_V 改變時磨具上一點對工作物的運動軌跡

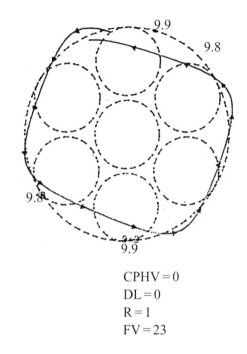

CPHV = 0
DL = 0
R = 1
FV = 23

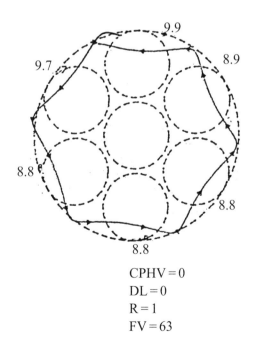

CPHV = 0
DL = 0
R = 1
FV = 63

圖 2-35　f_V 改變時不同的 P、V 分佈

2-4-7 力矩效應

圖 2-36 顯示出模式中力矩效應對研磨的影響，當力矩效應愈大時，工作物邊緣磨得愈少，但此種變化恰好與經驗相反，通常在鏡面研磨時，若施力點與模具中心愈遠時，工作物的邊緣將磨得較多。這是因為當初此模式對力矩效應的考慮，只包含了擺動加速產生的力矩，而忽略了工作物與磨具間的黏滯力之故，而工作物擺動時的加速度均朝向磨具的中心，故產生此不合理的結果。

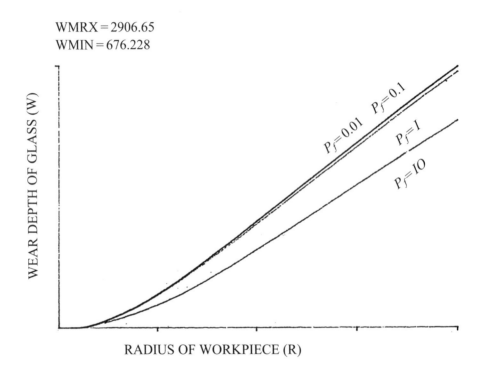

WMRX = 2906.65
WMIN = 676.228

T = 20   INTER = 0.01
FS = 39   FP = 60   FV = 23
CPHV = 0   R = 1   DL = 0   HF = 0.1
PFACT = 10，1，0.1，0.01

圖 2-36　力矩效應對研磨的影響

2-4-8 歷史效應

由前面各個參數變化所產生的研磨效應中，均未加入歷史效應的影響，所以各圖顯示的研磨曲線均較為陡直，尤其在工作物邊緣的變化過於陡峭殊不合理。當直接以第二章中（2.11）式加入模擬程式中，出來的結果是整個工作物被磨平，此亦為不合理的極端現象。這是因為當初的考慮為工作物與磨具間為均勻的彈性介質，而其彈性係數，隨時間而變，使得工作物凸的部分磨得多而凹的部分磨得少，但實際上工作物與磨具間為磨砂與水的混合物，其彈性有限，故在（2.11）式中相當於彈性係數的部分 $\delta_i(t)/\delta_{max}(t)$ 乘上一修正因子 h_f，因子最大值為 1，最小為 0。當 h_f 為零時，即相當於不考慮鏡面形狀隨時間的變化。修改後的研磨速率如下：

$$\gamma_i(t) = \gamma_{in}(t)\left[1 - h_f\frac{\delta_i(t)}{\delta_{max}(t)}\right] \quad\cdots\cdots\cdots\cdots\cdots\cdots\cdots\cdots\cdots\cdots\cdots（2.12）$$

圖 2-37 顯示不同 h_f 值對研磨的影響，可看出選擇適當的 h_f 值，將可使鏡面的變化接近事實。

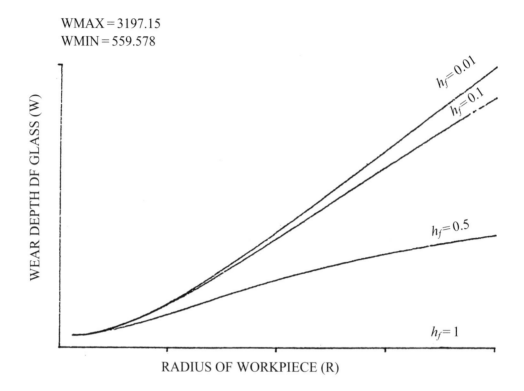

WMAX = 3197.15
WMIN = 559.578

T = 20   INTER = 0.01
FS = 39   FP = 60   FV = 23
CPHV = 0   R = 1   DL = 0   PFACT = 0.01
HF = 1, 0.5, 0.1, 0.01

圖 2-37   歷史效應對研磨的影響

第三章　快速研磨參數決定之方法

3-1 前言

　　光電科技為整合光學與電子學的科技，其產品功能具快速、高容量、高密度、高精確，輕、薄、短、小之便利及附加價值高……等特性，因此美、日等國皆競相投入發展，目前也被我國政府列為國家發展的重點科技及策略性工業之一。由於光電科技產業所涵蓋的領域甚廣，以光電產業的光電產品來分類，可分為光電元件（如雷射、光學透鏡元件……等）及光電機器及設備（如光量測設備、光輸出入設備、雷射加工設備……等）兩大類。

　　針對光電產品的普遍需求元件加以分析，可發現光電產品中對光學鏡片的需求量極大，舉凡生活上常用的照相機、影印機、投影機、望遠鏡、光碟機的雷射鏡頭，以至於人們普遍配戴的近視眼鏡……等，只要是與光學有關的產品，或多或少都需要用到光學鏡片，因此本章擇定以光學鏡面的精磨製程，探討如何使研磨設備的操控參數獲得改善，以提高光學鏡面製作的品質，作為本章的實務應用案例。

　　製程設備最佳操控參數的取得，經常必須要透過實驗，但卻因學科分野之不同，及實驗操作人員較少有接受實驗設計訓練的結果，故極少能善用「實驗設計法」來規劃實驗，以致一般皆用「試誤法」、「經驗法」等散彈打鳥式的作法，抑或是一次變換一個因子的「一次一因子法」等無效率實驗方式；對於上述的碰運氣或無效率方法的運用者，作者除感到十分可惜外，本章將採用高效率的誤差調合式直交實驗配置，而此種應用模式也可提供相關產業在探討全區域最佳解時的參考。

　　光學鏡面研磨一般所要求的鏡面品質，主要有曲率半徑值、表面粗糙度及中心厚度等三項特性，產業一般對多特性目標設備操控參數的設定調整，多為依經驗的判斷，並探取「小輸大贏」的妥協方案[14]，而以此種經驗方式來調配各個參數的設定值，明顯不夠客觀。

　　故本章除採用「誤差調合式直交實驗配置」來大量節省實驗次數與穩健製程外，且也將合併運用電腦軟體所架構的「類神經網路模式」，來求解多特性目標

操控參數的最適妥協解。

3-2　理論

目前在求取最佳設備操控參數組合的運用方法中，大致可分為經驗法、試誤法等「未規劃實驗法」及「有規劃實驗法」的傳統統計學實驗設計法、田口方法等兩類[3]。

前者所得之所謂最佳條件的結論，只能做定性的描述而無法量化，故是否為真正的最佳解，實令人質疑；而後者的有規劃實驗，係根據統計學等學理所發展，結論之推導過程有其嚴謹性，是可以建立數學應用模型並逆向反推的。以下僅針對產業界常用的有規劃實驗設計法相關理念之應用，做一簡要的探討、比較。

3-2-1　傳統統計學與田口式實驗設計

實驗設計法（Design of Experiments）的內涵即是統計學（Statistics）的應用，而統計理論講的即是有關資料或數據的取得（Collection）、整理（Summary）、分析（Analysis）及下結論（Decision Marking）的一門學問[2]；日本工業界曾經在 1970 年代流行一句話：「不懂實驗設計的工程師只是半個工程師」〔戴久永，1997〕，可見實驗設計法的應用是日本的產品品質優異的原因所在，任何製造產業皆可善用實驗設計法來提升產品的品質。

傳統統計學實驗設計[4, 9, 16, 17]係於 1920 年代，由英國的 R. A. Fisher 爵士研究所創，其建立了統計學實驗設計的基本原理，及有關數據分析的變異數分析（Analysis of Variance, ANOVA）技術，以 Fisher 氏為鼻祖的實驗設計是以統計方法為主，講求使用轉換（Transformation）來滿足統計學的一些假設，而對於變異問題則採集區（Blacking）及隨機化（Randomization）處理來攪亂因子所引起的變異[8, 16]。傳統統計學實驗設計的運用步驟，是在收集全部實驗樣本數據後，接著可進行如圖 3-1 統計學實驗設計的分析流程[4]。

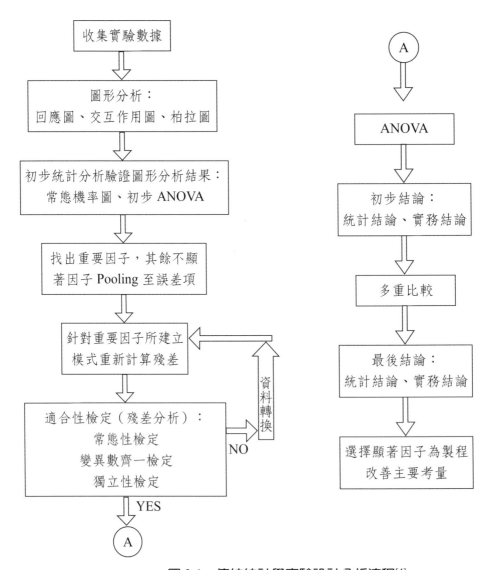

圖 3-1　傳統統計學實驗設計分析流程[4]

　　基本上，統計學實驗設計與後述之田口方法所謂的穩健設計，都是實驗計畫方法的一種，而兩者之間在應用上的主要差異原因[2]，在於兩者所關心的問題不同，早期的 R. A. Fisher 爵士，其關心的是農業時代「量」的問題，而田口博士因所處的是工業時代，關心的則是「質」的問題，如何使產品表現一致的好，而不是時好時壞才是問題。

　　兩種方法各有所長，一般在實務上，對較重要的製程做探討或時間容許下，可兩者並用，而得到互為印證的效果。

　　田口方法的全名為「田口式品質工程方法」[5-8]，此法為 1960 年代由日本人田口玄一博士（Dr. Genichi Taquchi）所提出，與傳統法在應用上的最大不同，是其都是以技術觀點來討論而不用統計的理念，此方法包括生產線外品管（Off-Line Quality Control）及生產線上品管（On-Line Quality Control），在實務使用上，則特別強調直交表、點線圖及 S/N 比之應用[1, 12]，其主要功能在於可簡化實驗步驟並得到最佳實驗組合，至於大量簡化實驗之特點，可在與一般全因子實驗設計的效益比較上，得到明顯證實[5, 30]。

　　田口方法包含三個階段，分別為系統設計（System Design），參數設計（Parameter Design）、允差設計（Tolerance Design），而第二個階段的「參數設計」，有時亦稱為穩健設計（Robustness Design），為田口方法中之重要步驟，也是其精華所在，參數設計的實驗步驟[14, 15]，係將繁複的統計學理，簡化為幾個簡易步驟，雖然此種做法，現今仍受到部分統計學家及傳統實驗設計法愛好者之批評，其中有學者認為[16]，田口式參數設計的主要弱點，在於「對可控製程因子間的潛在交互作用，缺乏適當的因應」；但是在產業界，由於田口方法步驟的簡易，使「實驗工程人員」不需具備太多的實驗統計理論基礎，即可身兼「實驗設計者」角色，消除了溝通不易的問題，故也因此使得實驗出來的結果，亦能在實際製程獲得某些程度的改善[1, 3]，這也正是田口參數設計能在產業的製程改善工作上，受到廣為採用的重要原因。

　　田口參數設計之原理，在找出一組可控因子的處理組合，使得這一組因子所對應之設計、製程或產品，對於外界的環境的敏感度為最低，也就是說此製程或產品的穩定性最高、變異最小、損失最小[5, 11]

　　直交排列表是傳統統計學實驗計畫法中的一種實施法，而田口方法的直交表則為傳統直交排列表應用的加強版，其最主要的一個特性，便是實驗結果的高可靠度及高再現性，利用直交表進行實驗有高效益，不管製造條件如何變化，在不同條件下，獲得好的再現性之效果是相同的。表 3-1 所示為進行田口參數設計時常用的 L_{18} 直交表[13]。

表 3-1　L_{18} 直交配置表

　　在進行田口參數設計時，控制因子和雜音因子（誤差因素）都可以視因子與水準變化的數目，選用不同規模的直交配置表來規劃，擺放控制因子之直交表稱為內側直交表（Inner Array），而擺放雜音因子的直交表稱為外側直交表（Outer Array），在內、外直交表之交點上進行實驗。而每一種雜音因子之組合，將可為內側直交表中之實驗決定一組雜音條件，若外側直交表有M種組合，則每一內側直交表之實驗將具有 M 個量測值[10]。

　　接著可將實驗所得量測值，依探討問題的目標特徵，由以下三種同時考量品質特性平均值與變異數的取 log 函數公式，擇一合適代入，以導引出訊號／雜音比（Signal-to-Noise Ratio，簡稱 S/N 比）的值[18]。

1. .Nominal-The-Best, NTB

$$S/N_{NTB} = 10 \log\left(\frac{\bar{y}^2}{s^2}\right)$$

2. Smaller-The-Best, STB

$$S/N_{STB} = -10 \log\left(\frac{1}{n}\sum_{i=1}^{n} y_i^2\right)$$

3. Larger-The-Best, LTB

$$S/N_{LTB} = -10 \log\left(\frac{1}{n}\sum_{i=1}^{n}\frac{1}{y_i^2}\right)$$

在將上述每個實驗組合所得量測數據都轉換成的 S/N 值後，即可進行資料分析。首先要計算出各因子水準的平均 S/N 值，以建立平均 S/N 值回應表，並繪製出因子效果圖（回應圖）；在 S/N 值回應圖中，除可由線段的斜率大小主觀判斷區別各因子的顯著性外，也可選擇各因子在不同水準變化下的 S/N 值，其 S/N 值在各因子中為大者的水準組合，即為最佳的參數水準組合（在此參數水準下產製之產品，其變異應最小）[15]。

另外也可較客觀的再透過變異數分析法來判定各因子的顯著性，並選擇顯著性的因子來預測最適條件下的最大 S/N 值。

最後，再運用上述所得的最佳參數水準組合，進行關鍵性的確認實驗（Confirmation Experiment），經由確認實驗所得之 S/N 值，可再與預測最適條件下的最大 S/N 值相互比較，以判斷此次確認實驗是否有達到「再現性」的目標，若是兩者非常接近，則可確認最佳參數水準組合的結論為正確。

3-2-2 類神經網路實驗設計

早在 1957 年 Rosenblatt 即曾提出感知機（Perceptron）模型，但受限於當時類

神經網路無法以軟、硬體實現而停滯不前。一直到 1982 年由 Hopfield 再提出 Hopfield 類神經網路模型，1986 年 Rumelhart 等人緊接著提出逆傳遞網路（Back-Propagation Network, BPN）學習法[22, 23]；也由於從此時開始，電腦運算能力以非常快的速度進步，故直到目前為止，應用類神經網路的軟體程式研究十分受到重視。

　　類神經網路（Artificial Neural Network）是一種模仿生物神經網路的計算運作方式，圖 3-2 為生物神經元的圖例[20]。一般類神經網路模式的實際構成，除可藉由軟體程式的設計，也可運用硬體電路的方式來達成，而不管是由軟體或硬體所構成的網路，皆可用來達到人工智慧及自動學習之目的。

　　組成類神經網路的基本單位為類神經細胞（或稱人工神經元），人工神經元的作用一般可用計和（Summation）、激發（Active）及轉換（Transfer）等三種函數來說明[21, 22]，圖 3-3 所示為神經元的基本架構與運作模型。在類神經網路的實際應用上，其網路模型的運作是由許多人工神經元（Neuron）與其連結（Connection）所組成，不同神經元的連結方式，也可組成各種網路模式。圖 3-3 中的類神經細胞模型也可視為其有多輸入與單輸出的處理單元，神經元間的結合可乘上加權值，隨著加權值的不同變化，網路便可調至所希望的目標值輸出。

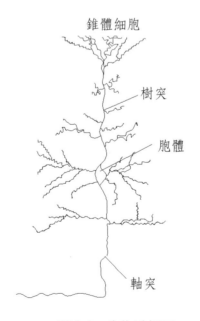

錐體細胞

樹突

胞體

軸突

圖 3-2　生物神經元

計和函數　　　　激發函數　　　　轉換函數
$\alpha_i = \sum X_i W_i$　　　（調整 α_i）　　　$y_j = (\alpha_i)$

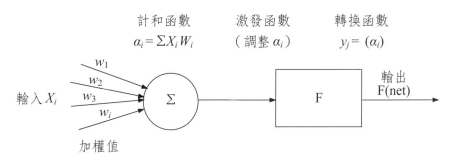

圖 3-3　類神經元與其轉換函數

　　人類的大腦是由無數個神經元相連所構成的神經網路，因此可以處理複雜且大量的資訊，類神經網路因是模仿生物的神經架構，故可發展出多層式的感知器架構模型，圖 3-4 所示為 Rosenblatt 所提出的感知機原型[20, 23]。這種類神經感知器的結構，是由 S（Sensory）層、A（Association）層及 R（Response）層所構成，不同層的神經元單方向互相連接，同一層內的神經元則彼此獨立，連接部分則稱為加權值（Weightings）。

　　訊號輸入的第一層稱為輸入層，而最後一層也就是訊號輸出的層稱為輸出層，其他層則稱為隱藏層。訊號傳遞由輸入層輸入，在隱藏層產生非線性函數激發及加權值加權合成後，再由輸出層將訊號送出。

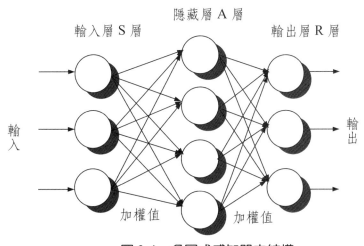

圖 3-4　多層式感知器之結構

　　類神經網路可依網路的結構與學習方法的不同分為許多種，其中尤以逆傳遞神經網路（BPN, Back-Propagation Network）是階層型網路中最被廣為採用的典型學習法[22]，此種神經網路可以藉助平滑可微分的轉換函數，運用輸出結果與預期結果間的差異，來修正網路的加權值與臨界值。

　　逆傳遞神經網路是一種屬於向前傳值型的網路模式（Feedforward Network），向前傳值型常用的激發函數（Active function）為 S（Sigmoid）型函數，圖 3-5 所示為 S 型激發函數的曲線及類神經網路常用的三種轉換函數類型[20]。本章後續實務案例在訓練時所架構的類神經網路結構，其隱藏層的激發函數型態也將採用 S 型函數。

　　綜合上述對類神經網路架構模式的簡要探討，可概知其具有許多其他方法所沒有特點，例如可用以求取非線性解、運算速度快、採經驗模式且具學習及容錯能力…等，另外也因其可運用來取得多目標函數的妥協方案，此更為本章樂於應用的主因。

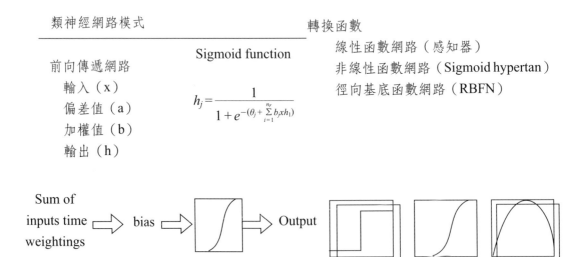

類神經網路模式　　　　　　　　　　　　　　　轉換函數

前向傳遞網路　　　Sigmoid function　　　線性函數網路（感知器）
輸入（x）　　　　　　　　　　　　　　非線性函數網路（Sigmoid hypertan）
偏差值（a）　　$h_j = \dfrac{1}{1+e^{-(\theta_j + \sum_{i=1}^{n_r} b_j x h_1)}}$　　徑向基底函數網路（RBFN）
加權值（b）
輸出（h）

Sum of inputs time weightings ⇒ bias ⇒ Output

圖 3-5　S 型激發函數及常用的轉換函數類型

　　類神經網路在運用時必須注意輸入的條件，因其為模擬人類學習知識及累積經驗的方式來形成智慧，故輸入類神經網路訓練的資料好壞，決定了訓練的最後結果，所以在運用前必須對初始資料的可信度，先有正確的評估，如此才能真正享受到人工智慧學習效果所帶來的便利。

3-3　製程探討

　　光學鏡面的製造主要包括了三大程序，依序為粗磨、精磨（細磨）及拋光製程，其中的精磨製程是決定最終透鏡成品曲率半徑的重要程序[25]，且其精磨後的粗糙度值也是決定後續拋光作業效率的重要因素，故本章探討的主題，將由光學鏡面的精磨製程切入，而所得之結果一最適操控參數組合，也可供同一機型設備在應用於鏡面拋光製程之參數調整參考。

　　根據對光學透鏡產品之品質需求分析，得到製造光學透鏡所應要求的鏡面特性目標，主要應有下列三項[24, 28]：

　　(1)曲率半徑值（R）：應近於光學設計值的曲率

　　(2)表面粗糙度（S）：表面應均勻且無粒孔

　　(3)中心厚度（T）：應近於光學設計值的厚度

　　其中的鏡面中心厚度值所要求的公差較大，在一般精磨製程皆無控制上問題[27]，而「表面粗糙度值」之粗細程度，則關係到後續拋光作業的效率，「曲率半徑誤差值」則更直接決定了透鏡完成品的使用精密度。且因光電產品的種類與規格眾多，不同產品使用的透鏡，其所要求的透鏡曲率半徑值也不一樣，故有要能在同一機型光學研磨設備上，能完美製造出不同曲率半徑值的穩定透鏡產品之需求。

　　光學鏡面研磨機械，其製造鏡面品質的好壞，受許多操控參數設定值的影響且關係複雜，圖 3-6 及圖 3-7 所示，為本文所探討擺動式單軸研磨機之機械結構與運動方式[28-31]，簡述其動作原理如下：

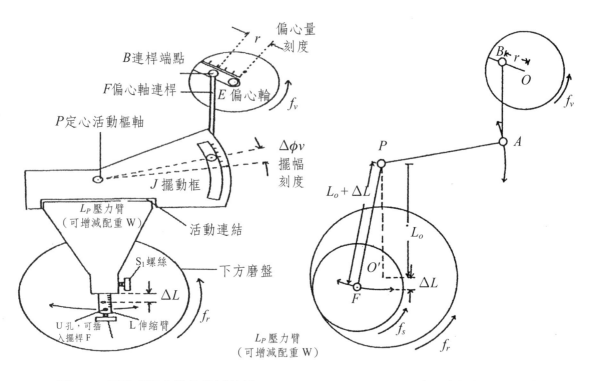

圖 3-6　擺動式研磨機的機械結構　　圖 3-7　擺動式研磨機的運動方式

　　動力電源經計時器設定 t 時間後啟動馬達運轉，帶動偏心輪 E，並可由設備的控制面盤調控 E 之轉速 f_v，偏心輪稍離其旋轉中心處有一偏心軸連桿 F，其連桿端點 B 連動幅度大小視偏心量刻度 r 值的調整量而定；P 為擺動框 J 的定心活動樞軸，隨 E 的旋轉，F 帶動 J，並依擺幅刻度 $\Delta\phi v$ 的調整刻度位準，使 J 框與壓力臂 L_P 做一定範圍的往復式擺動。

　　J 與 L_P 之間為活動連結設計，可提放升降並增減壓力臂的配重量 W，壓力臂 L_P 的下端有一螺絲 S_1，可調整並固定伸縮臂 L 的臂長刻度 ΔL，而 L 下端有一 U 孔，可插入當作運轉軸心功能的擺桿 F，擺桿 F 插入後可由 S_2 螺絲固定之。其中擺桿 F 為結合上述組件功能之實際輸出作用點，若在插入 U 孔中的擺桿 F 下瑞安裝鏡月吸附盤（即加工上盤），並吸附上工作鏡片，則上盤可相對於精磨盤（即加工下盤）的轉速 f_p 進行研磨加工。

　　綜合以上目標需求與設備實務的探討，可得到如圖 3-8 所示的七項影響鏡面

特性之重要機械運動參數，其中包括了研磨時間、壓力臂配重之重量、擺動框擺幅刻度、偏心連桿偏心量刻度、擺臂長刻度、上擺軸轉速及下精磨盤轉速等七項操控參數，而每個參數的設定調整值之大小，皆會影響製作鏡面的品質。

其中位於作用點下方之精磨盤的轉速，與作用點上方之上擺軸偏心輪轉速等兩項參數的速度控制，因關係到研磨工件的完成速度，站在實務上重視製造時間成本的考量下，故擬不加入本章操控參數的探討範圍，而以機械之最高速度運轉，以求取相對於此兩項參數在最高轉速下，其他參數的最適操控參數組合。

據此，本章即針對其餘五項參數的設定值，進行有規劃的水準（Level）調控變化實驗，以求取對鏡面研磨的兩項重要特性目標（粗糙度值、曲率半徑誤差值），可共同達到優化效果的最適操控參數組合。

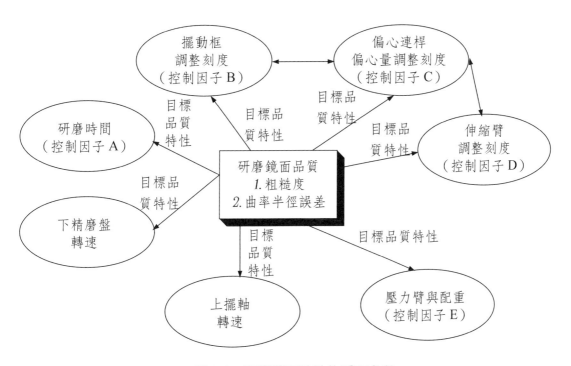

圖 3-8　影響鏡面特性的重要參數

上述優化實驗範圍的五項機械運動參數，其中應用刻度調整水準的擺動框擺幅、偏心連桿偏心量及擺臂長等三項參數，在設備上雖可參考標示的刻度做無段式調整，但受限於球面透鏡製成品的實際應用外徑，是由最後的磨邊操作取得，在精磨製程階段的工作鏡面外徑大小為固定，若調整至可工作範圍外的刻度並無太大意義。

故可先由實驗操作人員，依經驗先調整至目前正常可工作的刻度，並將其視為表 3-2 之實驗配置表的第 2 水準，再就其刻度值取上、下一格分別視為第 1 及第 3 水準值，以進行本次的水準調整變化實驗。此舉除可藉以大幅縮減實驗變化水準的規模，以節省時間外，仍可達成求取最適機械操控參數組合之目的。

3-4　實驗規劃

為達成前述精磨製程操控參數的優化構想，在此特別提出如圖 3-9 之兩階段參數設計實驗優化策略[20]。首先擬針對本製程的需求特性，應用改良式的誤差調合式直交實驗進行第一階段的實驗；接著再將前述直交實驗所得望小特性的 S/N 值數據，輸入電腦軟體所架構的類神經網路加以訓練、預測，以得到粗糙度與曲率半徑誤差值兩種製程目標妥協、調合後的參數組合最適解。以下對兩階段優化策略的效用提出簡要說明。

表 3-2　本文規劃之實驗水準配置表

因素代號	機械操控參數	水準 1	水準 2	水準 3
A	研磨時間　t	5 sec	10 sec	—
B	擺動框擺幅　$\Delta\phi v$	−1 格	目前刻度	+1 格
C	偏心連桿偏心量　r	−1 格	目前刻度	+1 格
D	擺臂長　ΔL	−1 格	目前刻度	+1 格
E	壓力臂配重　w	10kg	15kg	20kg

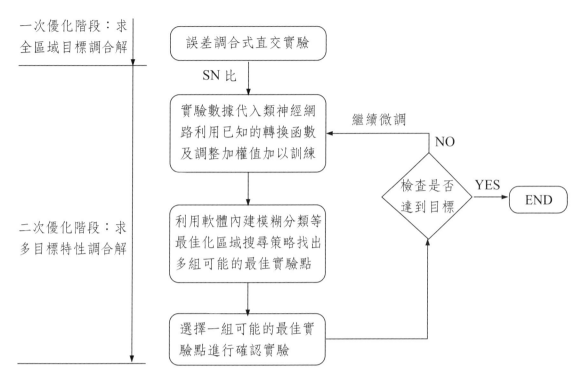

一次優化階段：求
全區域目標調合解

二次優化階段：求
多目標特性調合解

誤差調合式直交實驗

SN 比

實驗數據代入類神經網
路利用已知的轉換函數
及調整加權值加以訓練

繼續微調

NO

檢查是否
達到目標

YES

END

利用軟體內建模糊分類等
最佳化區域搜尋策略找出
多組可能的最佳實驗點

選擇一組可能的最佳實
驗點進行確認實驗

圖 3-9　兩階段參數設計實驗優化策略

3-4-1　一次優化─應用誤差調合式直交實驗大量縮減實驗數

　　誤差調合式直交實驗配置方式，原即為強調「穩健設計」之田口式方法的混合型進階應用法之一[11-13]，田口法本身即可大量縮減實驗數，而誤差調合式的配置方式則更具加強運用效果，因其可將實驗誤差因素加以調合配置，以求再次縮減傳統田口法的外側直交表配置規模，達到「二次縮減實驗數」之目的。本文採行步驟即是針對鏡面研磨的特性，改良此法的標準應用配置方式，以使進行全區域範圍調合實驗的求解時更加效率化。

　　誤差調合式直交配置的強大功效，可由以下與一般想對區域範圍目標求取最佳參數組合解之實驗規劃相比較而得知。

　　如本書目的之一，在求取對精磨製程之磨盤球面彎度 R 值從-700 度（凹面）至+700 度（凸面）皆為穩健（定）的最適設備操控參數組合（有 5 個參數 3 種變

化），若以一般的一次變化一個控制參數的實驗方式，則每種度數即必須要做3^5次的實驗，而其所得結果也僅為對單一度數有效的結果；但若以誤差調合式配置L_{18}直交表來做同樣實驗，以本文規劃為例，只要做$18 \times 3 = 54$次實驗，但其結果是由凹面到凸面±700 範圍內皆適用，一般的一次一因子法照理可能要做幾萬次以上的實驗（視取樣間隔而定），才能得到同樣的結果[5, 30]。

3-4-2　二次優化—以類神經網路求多目標特性的最適操控參數組合

在經過上述之誤差調合式的第一階段直交實驗後，其所得結果屬於線性解，對真實的應用尚有誤差，故仍有微調改善空間，為使實驗目的之最適設備操控參數組合，能進一步朝向真正的「最佳點」附近邁進，故接著擬配合運用「類神經網路」的軟體架構，將調合直交實驗所得的S/N值數據，運用類神經網路模式加以訓練、預測與微調[20]即可達到設備操控參數「二次優化」之目的。

3-4-3　實驗規劃的執行

表3-3 為精磨製程之操作條件，而表3-4 則為所規劃之誤差調合式直交實驗配置表，其實際進行是將可決定透鏡最終曲率半徑之「磨盤球面彎度」視為雜音因子，「曲率半徑值誤差值」及「表面粗糙度」則視為多重目標的品質特性，以求取對製程上磨盤球面彎度R值陡-700度（凹面）到+700度（凸面）皆為穩健（定）的最適設備操作參數組合。

表 3-3　精磨製程操作條件

精磨製程操作條件	
機型：擺動式單軸研磨機	研磨材料：晃牌玻璃，n：1.523
上盤馬達轉速：1200RPM（固定）	磨料材質：鑽石粒，密度 $1g/cm^3$
下盤馬達轉速：3403RPM（固定）	冷卻液：耐熱油加水，比例 2：8

表 3-4　精磨製程的誤差調合式直交實驗配置表

L_{18} 表行數	1	3	4	5	8	實驗值					
因素代號	A	B	C	D	E	目標下限值	目標中心值	目標上限值	目標下限值	目標中心值	目標上限值
參數項目 實驗序	研磨時間 t（秒）	擺動框擺幅 $\Delta\varphi v$ 刻度調整（格）	偏心連桿偏心量 r	伸縮臂 ΔL	壓力臂配 w（kg）	研磨盤之球面曲度值（D）					
						−7.00	0	+7.00	−7.00	0	+7.00
						表面粗糙度值 Ra(μm)			曲率半徑 r 誤差值（mm）		
#1	5	−1 格	−1 格	−1 格	10						
#2	5	目前刻度	目前刻度	目前刻度	15						
#3	5	+1 格	+1 格	+1 格	20						
#4	5	−1 格	−1 格	目前刻度	20	量			量		
#5	5	目前刻度	目前刻度	+1 格	10	測			測		
#6	5	+1 格	+1 格	−1 格	15	數			數		
#7	5	−1 格	目前刻度	−1 格	20	據			據		
#8	5	目前刻度	+1 格	自前刻度	10						
#9	5	+1 格	−1 格	+1 格	15						
#10	10	−1 格	+1 格	+1 格	10						
#11	10	目前刻度	−1 格	−1 格	15						
#12	10	+1 格	目前刻度	目前刻度	20						
#13	10	−1 格	自前刻度	+1 格	15						
#14	10	目前刻度	+1 格	−1 格	20						
#15	10	+1 格	−1 格	目前刻度	10						
#16	10	−1 格	+1 格	目前刻度	15						
#17	10	目前刻度	−1 格	+1 格	20						
#18	10	+1 格	目前刻度	−1 格	10						

※原 L_{18} 直交配置的 2，6，7 行在本實驗視為誤差項，不列入控制因素。

3-5 實驗數據分析

根據上述實驗規劃的直交配置表，實際執行 3 組不同曲度值各 18 次實驗後，經量測製成品的表面粗糙度與曲率半徑誤差值後，各得到 54 個實驗量測數據[26]，整理如表 3-5 所示。

表 3-5 表面粗糙度與曲率半徑誤差值實驗數據

控制範圍	實驗值						換算公式
	目標下限值	目標中心值	目標上限值	目標下限值	目標中心值	目標上限值	※球面曲度值與曲率半徑換算公式[26]：
實驗序 ＼ 目標項	研磨盤之球面曲度值（D）						（薄透鏡焦距公式）
	−7.00	0	+7.00	−7.00	0	+7.00	$P = 1/f$
	表面粗糙度值（μm）			成品曲率半徑 r 之誤差值（mm）			$1/f = (n-1)(1/r_1 + 1/r_2)$ P：光焦度（D）
#1	11.6	8.3	9.9	0.9	0.2	1.1	（屈光度 Diopter，記為 D）
#2	7.3	5.7	9.6	1.0	0	2.0	f：透鏡焦距（m）
#3	6.2	6.5	11.0	0.7	1.0	0.8	n：玻璃折射率
#4	4.2	4.5	9.5	0.6	1.1	1.0	r_1：第一透鏡面曲率半徑
#5	7.4	8.1	5.3	1.0	0.5	3.1	r_2：第二透鏡面曲率半徑
#6	10.9	8.6	10.6	0.1	0.5	2.1	
#7	10.8	5.9	4.3	0.2	1.0	1.9	
#8	9.1	8.7	7.9	0.9	0.9	2.0	
#9	11.5	5.9	5.6	0.5	0.9	1.9	
#10	6.4	6.8	5.1	1.0	0.2	0.5	
#11	11.3	8.8	9.9	0.7	0.4	0.3	
#12	3.3	3.9	7.8	0.8	2.1	0.2	
#13	11.7	3.8	11.2	0.8	0.9	0.2	
#14	3.5	3.7	7.0	0.7	1.0	0.1	
#15	11.5	2.8	4.8	0.5	1.0	0.1	
#16	9.2	2.5	3.1	0.4	1.1	0	
#17	1.9	2.1	9.7	0.9	1.5	0.3	
#18	2.3	10.0	10.2	0.2	0.8	0.5	

接著對表面粗糙度與曲率半徑誤差值兩特性目標的各別 54 個實驗數據進行資料分析，可得到表 3-6 之實驗資料分析表，並可根據分析表中的信號雜音比（望小 S/N 值），分別繪製出圖 3-10 的回應圖，由回應圖中即可看出（S/N 值大者為佳），對鏡面粗糙度而言，最佳操控參數組合為 A2B2C3D2E3；而對曲率半徑誤差值度而言，最佳操控參數組合為 A2B1C1D1E2。

表 3-6 資料分析表：（左）鏡面粗糙度 （右）曲率半徑誤差值

	筆數	平均值	S	LogS	信號雜音比		筆數	平均值	S	LogS	信號雜音比
Exp #1	3	9.9333	1.6503	0.2176	−20.0211	Exp #1	3	0.7333	0.4726	−0.3255	1.6325
Exp #2	3	7.5333	1.9604	0.2924	−17.7315	Exp #2	3	1	1	0	−2.2185
Exp #3	3	7.9	2.6889	0.4296	−18.2756	Exp #3	3	0.8333	0.1528	−0.816	1.4874
Exp #4	3	6.0667	2.9771	0.4738	−16.3056	Exp #4	3	0.9	0.2646	−0.5775	0.6719
Exp #5	3	6.9333	1.4572	0.1635	−16.9443	Exp #5	3	1.5333	1.3796	0.1398	−5.5871
Exp #6	3	10.0333	1.2503	0.097	−20.0736	Exp #6	3	0.9	1.0583	0.0246	−1.922
Exp #7	3	7	3.3867	0.5298	−17.5317	Exp #7	3	1.0333	0.8505	−0.0703	−1.9033
Exp #8	3	8.5667	0.611	−0.214	−18.6709	Exp #8	3	1.2667	0.6351	−0.1972	−2.7262
Exp #9	3	7.6667	3.3232	0.5216	−18.2046	Exp #9	3	1.1	0.7211	−0.142	−1.922
Exp #10	3	6.1	0.8888	−0.0512	−15.7676	Exp #10	3	0.5667	0.4041	−0.3935	3.6653
Exp #11	3	10	1.253	0.0979	−20.0452	Exp #11	3	0.4667	0.2082	−0.6816	6.0789
Exp #12	3	5	2.4434	0.388	−14.621	Exp #12	3	1.0333	0.9713	−0.017	−2.296
Exp #13	3	8.9	4.4238	0.6458	−19.65	Exp #13	3	0.6333	0.3786	−0.4218	3.0393
Exp #14	3	4.7333	1.9655	0.2935	−13.9759	Exp #14	3	0.6	0.4583	−0.3389	3.0103
Exp #15	3	6.3667	4.5567	0.6586	−17.3541	Exp #15	3	0.5333	0.4509	−0.3459	3.7675
Exp #16	3	4.9333	3.7072	0.569	−15.2504	Exp #16	3	0.5	0.5568	−0.2543	3.404
Exp #17	3	4.5667	4.4467	0.648	−15.3195	Exp #17	3	0.9	0.6	−0.2218	−0.2119
Exp #18	3	7.5	4.5044	0.6536	−18.4371	Exp #18	3	0.5	0.3	−0.5229	5.0864

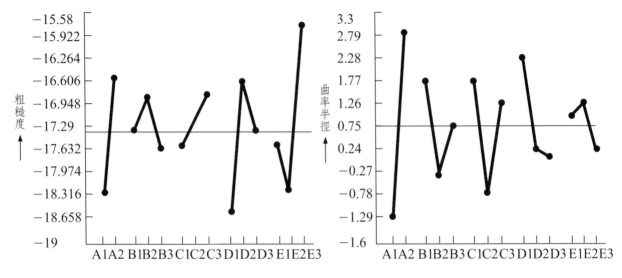

鏡面粗糙度	A.研磨時間	B.擺動框擺幅調整刻度	C.偏心連桿偏心刻度	D.伸縮臂刻度	E.壓力臂配重	誤差	總和
自由度	1	2	2	2	2	8	17
平方和	9.885	1.535	2.294	8.667	20.089	20.255	62.725
均方和	9.885	0.768	1.147	4.333	10.045	2.532	
F	3.904	0.303	0.453	1.711	3.967		

與目標 R 值	A.研磨時間	B.擺動框擺幅調整刻度	C.偏心連桿偏心刻度	D.伸縮臂刻度	E.壓力臂配重	誤差	總和
自由度	1	2	2	2	2	8	17
平方和	80.353	12.336	17.739	14.558	3.261	47.847	176.094
均方和	80.353	6.186	8.869	7.297	1.631	5.987	
F	13.435	1.031	1.483	1.217	0.273		

圖 3-10　回應圖：（左）鏡面粗糙度　（右）曲率半徑誤差值

　　另外由回應圖（因子效果圖）中，也可分別判斷出五項控制參數對鏡面粗糙度及曲率半徑誤差值各別的影響程度，唯由效果圖的直接觀察來判定較為主觀；而較客觀的方式，是使用表 3-7 及表 3-8 的變異數分析（ANOVA）方法，來判定各因子對目標的影響是否顯著，如表中的 F 值、P 值及田口氏建議的貢獻度（本案例需合併誤差項才能計算貢獻度，為方便比較各參數故不計算），皆可提供各別因子影響顯著程度的判斷指標[7, 15]。

　　例如若以 F 值判斷，F 值愈大的控制參數，對目標之影響也愈重要，唯 F 值所表示的因子效果係相較於誤差項，故只能作為定性的排序；而表中的 P 值則可

表 3-7　鏡面粗糙度之變異數分析表

控制參數	DF	Seq SS	Adj SS	Adj MS	F-Value	P-Value
A	1	9.885	9.885	9.885	3.90	0.084
B	2	1.535	1.535	0.768	0.30	0.747
C	2	2.294	2.294	1.147	0.45	0.651
D	2	8.667	8.667	4.333	1.71	0.241
E	2	20.089	20.089	10.045	3.97	0.064
Error	8	20.255	20.255	2.532		
Tortal	17	62.725				1.787

表 3-8　曲率半徑誤差值之變異數分析表

控制參數	DF	Seq SS	Adj SS	Adj MS	F-Value	P-Value
A	1	80.353	80.353	80.353	13.44	0.006
B	2	12.336	12.336	6.168	1.03	0.399
C	2	17.739	17.739	8.869	1.48	0.283
D	2	14.558	14.558	7.279	1.22	0.346
E	2	3.261	3.261	1.631	0.27	0.768
Error	8	47.846	47.846	5.981		
Tortal	17	176.094				

視為資料是顯著的最小 α 水準，故 P 值愈小的控制參數，其對目標之影響也就愈顯著[16]，如表 3-7 中可知影響粗糙度的五項參數之重要程度，以 E（壓力臂配重重量）及 A（研磨時間）較為重要，其餘三項影響不大；而由表 3-8 則可知影響曲率半徑誤差值的最重要參數為 A（研磨時間）。

根據上述鏡面粗糙度與曲率半徑誤差值之變異數分析表，可知 A（研磨時間）及 E（壓力臂配重重量）為影響兩項特性目標較為重要的參數，但要想能更加了解此兩個參數對特性目標之影響作用關係，則必須藉由反應曲面圖與等高線圖的展示[16, 17]，才能一窺全貌。

　　圖 3-11 圖 3-12 分別為本研究的實驗點所建構，兩項特性目標之 S/N 比值與 A（研磨時間）及 E（壓力臂配重重量）的反應曲面圖與等高線圖（圖中之圓點為各實驗點）。

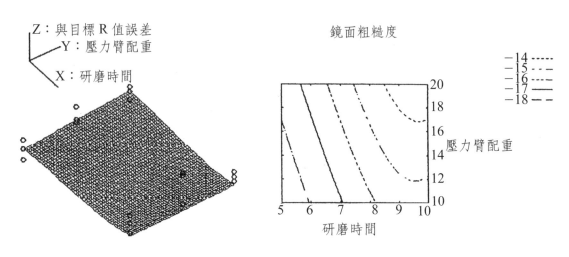

圖 3-11　參數 A、E 對粗糙度影響之輸出入變數關係

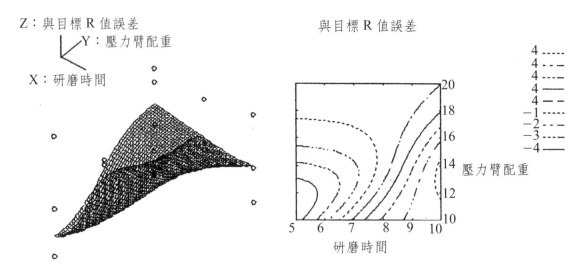

圖 3-12　參數 A、E 對曲率半徑誤差值影響之輸出入變數關係

3-6 類神經網路預測最佳實驗點

　　接著將前述誤差調合直交實驗所得之鏡面粗糙度值與曲率半徑誤差值的「望小特性S/N比」數據，整理如表3-9所示（表中設計的三個調整刻度參數之1, 2, 3變化為水準變化，非格數變化），並將其輸入電腦軟體所架構的類神經網路加以訓練、預測，目的在得到粗糙度值與曲率半徑誤差值兩種製程目標調合妥協後的參數組合最適（佳）解。

　　所謂望小特性，是指希望追求得到除負數外能愈小愈好的目標特性解，如本實驗在求取可達成鏡片粗糙度值與曲率半徑誤差值，兩種目標特性皆為最小之研磨機最適（佳）參數組合。而S/N比（訊號／雜音比）中之訊號是代表需要的部分，它是指目標特性的平均值，愈靠近目標愈佳；雜音為不需要的部分，它是對輸出目標特性之變異性的量測，雜音值愈小愈好。

表 3-9　輸入軟體架構之類神經網路訓練的數據

望小特性 S/N 比

	研磨時間	擺動框擺幅調整刻度	偏心連桿偏心刻度	伸縮臂刻度	壓力臂配重	鏡面粗糙度	與目標 R 值誤差
#1	5	1	1	1	10	−20.021084	1.63254
#2	5	2	2	2	15	−17.731523	−2.218487
#3	5	3	3	3	20	−18.275831	1.487417
#4	5	1	1	2	20	−16.305635	0.671881
#5	5	2	2	3	10	−16.944823	−5.587086
#6	5	3	3	1	15	−20.073637	−1.921956
#7	5	1	2	1	20	−17.531744	−1.903317
#8	5	2	3	2	10	−18.670941	−2.726151
#9	5	3	1	3	15	−18.204642	−1.921956
#10	10	1	3	3	10	−15.767635	3.665315
#11	10	2	1	1	15	−20.04522	6.078895
#12	10	3	2	2	20	−14.620984	−2.295965

#13	10	1	2	3	15	−19.649978	3.03935
#14	10	2	3	1	20	−13.975924	3.0103
#15	10	3	1	2	10	−17.354126	3.767507
#16	10	1	3	2	15	−15.250448	3.404007
#17	10	2	1	3	20	−15.31947	−0.211893
#18	10	3	2	1	10	−18.437102	5.086383

　　由於類神經網路方法的運用，是模擬人類學習知識累積經驗的方式來形成智慧，故除了必須輸入上述實驗數據以滿足經驗累積的需求外，在訓練（train）之前，也需先架構類神經網路的結構型態，然後才能開始訓練；以期運用類神經網路建立輸入與輸出關係的模型，表 3-10 為類神經網路的結構型態內容。

　　經由實驗點數據所建立類神經網路模式，再經過軟體內建的模擬退火法（Simulated Annealing）及遺傳演算法（Genetic Algorithm）之搜尋方式後，找到多個候選點，最後再利用模糊分類（Fuzzy Classification）及訊息理論（Information Theory）指標之判別[19]，找到本研究設定之目標函數（鏡面粗糙度＋曲率半徑誤差值），兩種目標特性調合妥協後之預期最佳參數設計點，如表 3-11 所示。

表 3-10　類神經網路之結構型態

輸入變數 X_i：研磨時間、擺動框擺幅刻度、偏心連桿偏心量刻度、擺臂長刻度、壓力臂配重之重量	
輸出變數 Y_i：表面粗糙度值、曲率半徑誤差值	
測試資料取樣：18 次實驗資料全部訓練	
輸入節點數：5	
輸出節點數：2	
隱藏層節點數；2（自由度＝15）	
類神經網路激發函數：隱藏層—Sigmoid　輸出層—Linear	
訓練方法：Levenberg Marquardt Method（利芬伯—馬奎法）	
最適化搜尋目標函數： （Max 表面粗糙度值S/N）＋（Max 曲率半徑誤差值S/N）	註：本研究係採望小特性之S/N值輸入訓練，但搜尋結果應取S/N 值大者為佳。

表 3-11 類神經網路預測最佳實驗點與預估結果

預期最佳實驗點	預估效果	目標函數	訊息理論指標		
研磨時間　擺幅 8.6　　1.2　2	鏡面粗糙度 −14　　4.1	〔1〕Max 鏡面粗糙度 〔2〕Max 與目標 R 值誤差		S	U	F
			#1	−5.889	1.51	7.301
			#2	−5.496	1.575	6.98
			#3	−5.249	1.789	6.951
			#4	−4.967	1.991	6.875
			#5	−4.678	2.279	6.879
			#6	−4.522	2.162	6.609

預測最佳實驗點：A（8.6秒）B（1.2水準，目前-0.8格）C（2.8水準，目前+0.8格）D（1.5水準，目前-0.5格）E（15kg）

3-7 確認實驗

　　依據上述類神經網路模式找到的預測最佳實驗點，我們即進行下一階段的確認實驗，將各機械運動參數調整至上述所預測之最佳參數點，再研磨球面透鏡十二個（磨盤曲度 D 值-700，0，+700 各四個），完成最後量測其結果，整理如表3-12所示，表中的鏡面粗糙度值及曲率半徑誤差值皆在可接受水準以內，且品質的穩定性甚佳，顯示本次綜合兩種特性目標之優化實驗，最後所得的結果「再現性」良好。

　　由於使用類神經網路模式，訓練數據的品質可決定模式的好壞，輸入模式中訓練的數據愈多，可得愈精確的結果，故本實驗規劃若要取得更精確的鏡面研磨最佳參數點，也可再將上述確認實驗所得四組數據再加入類神經網路中訓練，如此的多次循環、重複的訓練與確認實驗，將可使每次的預期最佳參數點更加接近真正的最佳點。

表 3-12　確認實驗的結果

實驗值\實驗序	研磨盤之球面曲度值（D）					
	−7.00	0	+7.00	−7.00	0	+7.00
	表面粗糙度值（μm）			成品曲率半徑 r 之誤差值（mm）		
#1	3.3	2.9	3.7	0.4	0.2	0.3
#2	4.5	4.4	4.1	0.3	0.2	0.2
#3	3.5	2.8	3.7	0.3	0.3	0.5
#4	4.2	4.5	3.8	0.1	0.3	0.1

3-8　結論

　　表 3-13 為綜合本研究實驗規劃所得的結果，本結果除適用於文內單軸研磨機的構磨製程作業外，後續若想在同一機台實施精磨後的拋光作業（只是磨料不同），也可參考此最適操控參數組合條件予以加工，以提升整體光學鏡面研磨製程之品質。

　　本研究主要的製程優化策略與目的，在於想建立誤差調合式直交實驗與類神經網路的合併應用模式。而文內研磨參數的優化實驗，在極少的實驗次數下，就取得擺動式研磨機在精磨製程之全區域（凸至凹面透鏡範圍）及多特性目標（粗糙度、曲率半徑）的最適操控參數組合，這對於推廣運用有規劃的實驗設計方法，是可以非常有效率求得生產設備最佳操控參數組合之理念，在此得到良好驗證。

表 3-13　本章實驗規劃所得的結果

目標需求	最佳機械操控參數組合	代號說明	
鏡面粗糙度	A2（10 秒）B2（目前格數）C3（+1 格）D2（目前格數）E3（20kg）	因素	機械操控參數
		A	研磨時間 t
鏡面曲率半徑誤差	A2（10 秒）B1（−1 格）C1（−1 格）D1（−1 格）E2（5kg）	B	擺動框擺幅 $\Delta\phi v$
		C	偏心連桿偏心量 r
鏡面粗糙度＋曲率半徑誤差（共同考量）	A（8.6 秒）B（−0.8 格）C（+0.8 格）D（−0.5 格）E（15kg）	D	擺臂長 ΔL
		E	壓力臂配重 w

第四章　眼鏡鏡片製造過程之例

4-1　前言

眼鏡鏡片之製造為一高深之技術，職訓局有鑑於此，舉辦丙、乙級鏡片研磨技術士之考試，在實作部分是給考生一毛胚，讓考生研磨出一實際之鏡片來，考生在研製過程中之程序、注意點是否能達到，研製後之成品品質經儀器檢驗後是否合格是其評分之標準。本文基於提升考生製作之水準，鼓勵眼鏡業界人士參加職訓局之考試，特此對研製鏡片之過程作一介紹。

4-2　球面鏡之製造（丙級考試）

球面鏡在眼鏡中主要用在近視、遠視、老花及散光，漸近多焦點之基弧，為眼鏡製作最基本技術，故列為丙級之考試內容，現以例題作為製作過程之介紹。

在舉例說明之前，我們必須把鏡片研磨程序列出來，這樣可在術科檢定中有所依循，另一方面也可以提昇對鏡片研磨更深層的了解。

研磨程序如下：

1. 處方計算（曲率）
2. 選胚
3. 選模
4. 粗磨
5. 細磨
6. 精磨
7. 拋光
8. 檢查

例一：球面曲度+725 度（7.25D）（俗稱 725 彎）請其利用 B 面製作+325 度球面片一個（n＝1.523）中心厚度 5.0m/m。

例二：球面曲度+525 度（5.25D）（俗稱 525 彎）

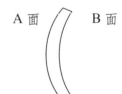

A 面　　B 面

請其利用 A 面製作-0.25 度球面片一個（n＝1.523）中心厚度 2.0m/m。

1. 處方計算（曲率）

　　從上例中有凸透鏡（遠視）及凹透鏡（近視）各一面，（在檢定中，每人必須作遠視、近視鏡片各一片），在例題中提到 A 面、B 面，我們必須再分解為 A 面是凸面，B 面是凹面，這樣就不難了解在例題中要作的是什麼。

　　遠視片計算方式是，前曲率（A 面彎度）－度數＝後曲率（B 面彎度）。

　　近視片計算方式是，前曲率（A 面彎度）＋度數＝後曲率（B 面彎度）。

2. 選胚

　　檢視陳列的鏡胚，遠視性為 A 面（凸面）已拋光完成，B 面（凹面）已切削完成；近視性為 A 面（凸面）已切削完成，B 面（凹面）已拋光完成。所以在選胚之時，根據你計算出的曲率（彎度）而做選擇。在例題一中，遠視片已知前曲率+725 彎（A 面）彎度而度數為+325 度得到後曲率（B 面－400 彎），所以我們取用輔助工具—球面計與彎度板規。球面計：主要測定拋光完成的曲面。彎度板規則測定切削完成的曲面。檯面上陳列鏡胚，我們必須一一檢測，只要球面計測出+725 拋光的 A 面（凸）和彎度板規測出-400 彎切削 B 面（凹）。那樣就是你要作之遠視片；在例題二近視片，已知前曲率+525 彎（A 面）而度數為-0.25 度，得到後曲率為-550 彎。所以我們取用輔助工具彎度板規測出 A 面（凸）+525 彎切削面，和球面計測出 B 面（凹面）-550 彎拋光面，這樣就是你要作的近視片。

　　在例題提到成品厚度，我們可從陳列的厚度計可測出，在你取拿的鏡胚，它本身已有預設成品厚度，多約 0.2m/m～0.3m/m，所以厚度計使用實際上是在細磨中使用到。

3. 選模

　　一般模具有鐵模、鑄模、鋁模，而在檢定中使用的是鋁模，其主要特性是質量輕，目前柱面研磨採行的就是鋁模，在選模時。遠視片是製作 B 面（凹面）選模為凸面模（圖 4-1），近視片是製作 A 面（凸面）選模為凹面模

（圖 4-2）。

　　在選模時，它本身是有彎度標示，所以只要檢視即可，但要特別注意的是，模具區分為細磨模具、拋光模具，而細磨模具上覆蓋一種金屬片，通稱「鋅片」，拋光模具覆蓋一種拋光巾。通稱「絨布」。兩種覆蓋不同的輔助物，相對兩者模具基弧（R 值）是不同。如有顛倒使用。那麼它們是不會產生效用的，不過在陳列模具中，它是有明示分別的，希望大家注意此項。

4. 粗磨

　　我們在選胚中，所謂切削面，實際上就是粗磨代替，科技的發展產生了「球面切削機」，其目的在於節省粗磨過程的時間，況且切削機能把毛胚切削至所須彎度±6 彎公差內。此一程序在檢定考試中是不列入考核的。

5. 細磨

　　在考核中，細磨是一個重要指標，畢竟整個流程關係一個鏡片優劣性，在細磨我們要注意幾項環節：

(1)軸心轉針基座：在研磨 B 面（凹面）時，必須調至左側，在研磨 A 面（凸面）時必須調至右側。

(2)傾斜度：在研磨機上有彎度標示，只要記得做 A 面彎度必須小於機械標示彎度 6°，則做 B 面彎度必須大於機械標示彎度 6°。

(3)壓力：產生鏡片與模具磨擦均衡性，壓力為不可缺少，在鏡胚與模具間有一層鋅片和金剛砂，在鏡胚與模具彎度吻合下，正確壓力為 15 磅。

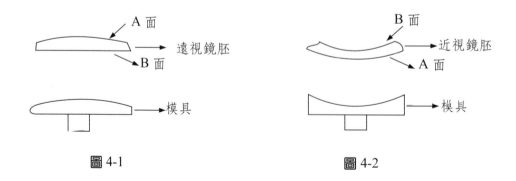

圖 4-1　　　　　　　　　　　　圖 4-2

(4)時間：在上述幾項環節正常下，時間約五分鐘。

6.精磨

其目的在於使曲率達到最後正確值，但是在細磨程序中亦可達到曲率正確值，所以精磨在檢定中是不用列入考核的，不過精磨在某些鏡胚依然是不可少之程序。如雙光類、稜鏡類、漸近多集點鏡片類等。

7.拋光

其目的在鏡胚表面呈現光澤面，達到透視效果與另一面（A 面或 B 面）產生光的折射，當然在拋光時，注意環節同樣與細磨相同，不過在傾斜度調整方面略有不同，鏡胚彎度與機械彎度標示必須相同，沒有所謂 ±6° 之差，壓力為 20 磅，時間約 7～10 分鐘。總之細磨準確性，關係拋光的精密度。

8.檢查

在清洗鏡胚之後，使用絨布擦拭，使用放大鏡檢查表面之光澤面，是否有霧狀小顆粒狀（沙孔）刮傷，如有上述等問題必須重新拋光，直到上述問題消失，有霧狀的狀態發生，通常表示細磨之彎度與拋光彎度不精確或在覆蓋模具上的鋅片與拋光巾有偏心效用。小顆粒狀（沙孔）表示時間壓力有不對的地方，刮傷通常為細磨完成時，未清洗鏡胚而直接拋光。最後檢定光度時，必須與合例題度數在 ±3 公差內及厚度 ±0.1m/m 公差內且無產生稜鏡效用。這樣研磨程序就到此完成了。

4-3 散光片之製造（乙級考試）

散光片用來矯正散光（ASTIGMATISM）之用，其某一方向之弧度（如 180° 方向）與垂直方向之弧度（如 90° 方向）不同，所取之毛胚需經過檢驗過程。現簡介如下：1.計算處方，2.選胚，3.選模，4.塗膜，5.ALLOY固定，6.切削，7.研磨，8.拋光，9.剝離，10.檢查。

例：以 B 面為毛胚球面 7.25 D（diapture）（俗名 725 彎）

製作 A 面為散光 +3.00 D，-0.25 D 之鏡片一枚。

（n 為 1.523，中心厚度 5.6m/m）

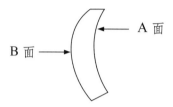

在檢定「乙級」術科，每位受測者，都必須親自操作每項程序，同樣我們把乙級研磨程序表列出來，每位受測者都必須詳加了解。

例題一：

請利用 B 面為毛胚球面 7.25 D（俗稱 725 彎）

製作 A 面為散光+3.25 D，-0.75 D 之鏡片一個

（n＝1.523，成品中心厚度 4.8m/m）。

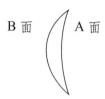

例題二：

請利用 B 面為毛胚球面+5.75 D（俗稱 525 彎）

製作 A 面為散光-1.25 D，-0.25 D 之鏡片一個

（n＝1.523，成品中心厚度 1.6m/m）。

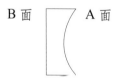

1. 計算處方（曲率）

遠視片計算為前曲率－球面度數＋散光度數。

近視片計算為前曲率＋球面度數＋散光度數。

對例一：遠視片、處方箋寫為 400 725/475，（400 475）

對例二：近視片、處方箋寫為 650 525/675，（650 675）

在例題一提到利用 A 面（凹）製造（後曲率弧如 180 軸為 400，90 軸為 475）。

在例題二提到利用 A 面（凹）製造後曲率弧（如 180 軸為 650，90 軸為 675）。

而 180° 軸為水平軸，90° 軸為垂直軸。

2. 選胚

在考試當中，檯面陳列之鏡胚。有一個「樣品鏡胚」（凸面已拋光完成。凹面為毛胚未經切削與研磨）。而樣品鏡胚為受測者檢視測量的，對於例題提出 B 面（凸面），已知曲度我們可取拿「球面計」測定樣品，鏡胚之 B 面（凸面）與我們所計算例題處方箋曲率是否相同。至於後曲 A 面可拿彎度板規測定，而彎度板規所測定是以計算處方箋後曲凹面之最高弧度為基準，如果你確定無誤時方可取拿「實作鏡胚」。

3. 塗膜

為前曲 B 面拋光完成後，必須上膜以便使 ALLOY 固定。一般正常作業程序選胚完之後再上膜，但由於考試時間之因素，在塗膜測試區選片上膜，（在選胚程序中你所拿之實作鏡胚它已包含上膜與 ALLOY 固定），受測者必須親自操作塗膜之作業程序，所以受測者可從塗膜測試區選片塗膜，塗膜過程中要注意的事項：

(1)塗膜厚度不得超過 0.1m/m，以免影響鏡胚原有之厚度。

(2)塗膜必須均衡，鏡胚不得有光澤面。

(3)塗膜液不能溢出鏡胚直徑外。

4. ALLOY 固定

在散光片研磨過程，ALLOY 固定程序作業極為重要，（在時間考量下實作鏡胚已有 ALLOY 固定），不過受測者必須到 ALLOY 固定測試區親自操作，測試區已備好塗膜後之鏡胚（註：正常鏡胚塗膜後必須經過一小時，方

可上 ALLOY 固定）取出與鏡胚直徑相同之木塞套和鋁套（灌 ALLOY 液使用）如圖 4-3。

在一般 ALLOY 溶器中，出灌孔之溫度為 60°，溶器鍋為 70°（預測試區之 ALLOY 溶器已設定完成）在操作時要注意的事項為：

(1) ALLOY 液不得溢出木塞套外。

(2) ALLOY 與鏡胚必須緊密且不能有高低。

(3)灌孔周邊不得有殘存之 ALLOY 液。

5.選模

在已知計算處方箋後曲（凹）面之弧度後，選模必須與處方箋相同之數據，在模具上弧度標示（由左至右），左數據為水平軸之曲率，右數據為垂直軸之數據如圖 4-4。

選模之時依然有細磨模具與拋光模具（在陳列中已有標示），當然細磨模具必須覆貼上金屬片（鋅片）。拋光模具必須覆貼拋光巾（絨布），兩者必須緊密在模具上，以免產生製作過程脫落。

6.切削

切削曲率之精確度，決定研磨的精密度，切削曲率相關程序內容我們必須詳細了解。

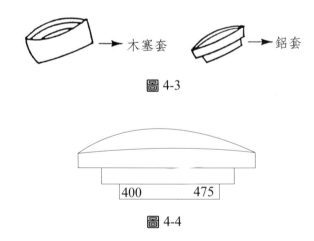

圖 4-3

圖 4-4

(1)了解切削機按鈕鍵。

(2)把實作鏡胚放置在「直立厚度儀錶」上，把直立厚度儀錶刻度調至與實作鏡胚內厚度標示相同。以便在切削過程中了解消耗（厚度）程度。

(3)曲率軸調整鈕：先調水平軸再調垂直軸，「曲率三角儀」主要在切削中測量曲率使用，並另備水平軸與垂直軸之標示值表。在切削機原有之弧度刻度表只能維持參考值用的，標示值表公差在 ±6°（彎）。

(4)厚度消耗鈕：在有厚度儀錶顯示下通常消耗在比成品厚度約多 0.3m/m 或 0.4m/m，厚度消耗鈕一刻度約+0.1m/m。

7. 細磨

(1)套上細磨模具在細磨基座上並固定。

(2)切削完成之鏡胚背後之鋁套水平孔與研磨基座夾針對齊，且把 ALLOY 注入孔朝上（第一次研磨朝上）（第二次研磨朝下），共 2 次細磨。

(3)打開壓力開關，壓力指示錶維持 15 磅。

(4)打入細磨水（金剛砂）循環開關。

(5)時間鈕調為黑色顯示刻度 0.3 格，約等 50 秒。（各廠牌研磨機上側之按鈕皆一樣）。

(6)使用燈泡 60 燭光。持放大鏡檢查鏡胚表面，呈鐵灰色無切削痕為止。

8. 拋光

(1)清洗鏡胚，套上拋光模具於拋光機基座上並固定。

(2)鏡胚背後之鋁套水平孔與拋光機基座夾針對齊且把ALLOY注入孔朝上（第一次拋光朝上）（第二次拋光時間 ALLOY 注入孔朝下）共 2 次。

(3)打開壓力開關，壓力指示錶維持 20 磅（細磨曲率密度準確）。

(4)打入拋光水循環開關。

(5)時間鈕調至黑色顯示 8 格，約 7 分鐘。

(6)使用燈泡 60 燭光，持放大鏡檢查鏡胚表面，必須達到①無黑褐色、霧狀，②無刮傷痕，③無小砂孔。

9. 剝離

清洗完拋光後之鏡胚。放入熱水溫爐，主要把 ALLOY 固體與鏡胚分解

（ALLOY 在 60°水溫即溶解呈液體）取出鏡胚撕開塗膜薄膜，再用清水清洗鏡胚，使用絨布擦拭。

10.檢查

主要測定研磨之鏡胚光度是否與計算例題之光度有相同。在光度公差為球面部分（水平軸 180°）±0.3°，散光部分（垂直軸 90°）±0.3°，厚度必須與例題厚度公差為 ±0.2m/m。

以上製造之過程依機器不同而有少許不同，不過考生考試前監考官會略作說明即可了解。歡迎各同業前來報考，對自己之技術做一肯定。

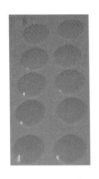

照片 1　毛料選擇，光面為已完成之面

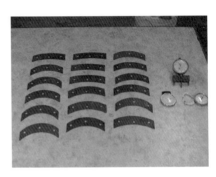

照片 3　輔助工具（右為球面計，左為彎度板規）

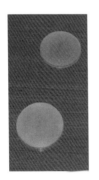

照片 2　毛料選擇，毛面待研磨

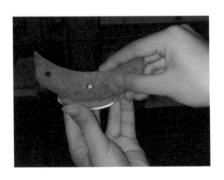

照片 4　毛料選擇彎度板規要垂直於鏡面

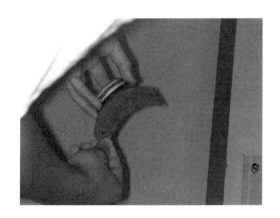

照片 5 斜放彎度板規是不對的方式

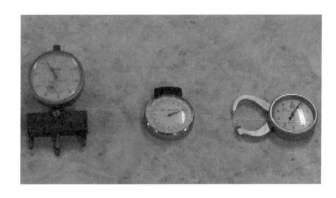

照片 6 右下為測厚計,可測鏡片未
研磨前、後之中心厚度

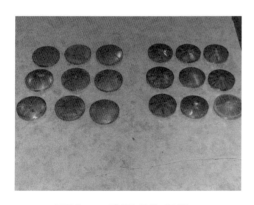

照片 7 模具多為鋁模

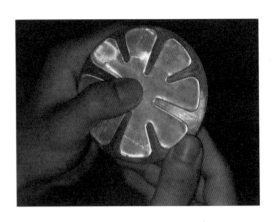

照片 8　細磨模具上有覆蓋一種金屬片（鋅片）

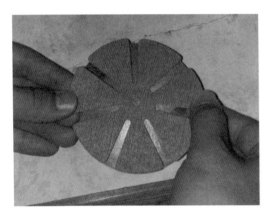

照片 9　拋光模具上覆蓋一種拋光巾（絨布）

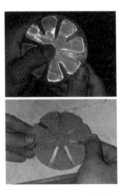

照片 10　依據需求可將鋅片或絨布貼在模具上

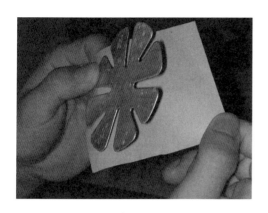

照片 11 貼模（將鋅片背膠取下）

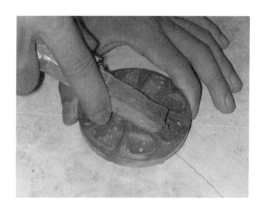

照片 12 貼模將鋅片貼附在模具上，
　　　　用木塊壓勻

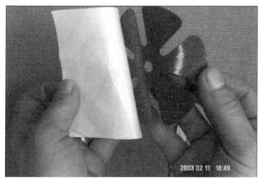

照片 13 貼模（將絨布背膠紙取下，
　　　　貼於模上）

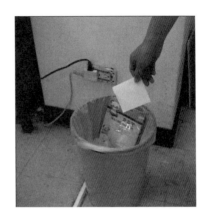

照片 14　保持衛生，將背膠紙拋棄於垃圾桶中

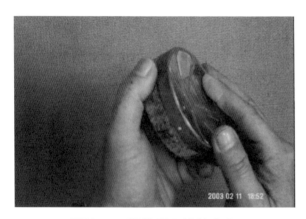

照片 15　將模具置於基座上

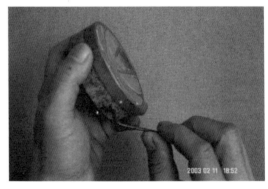

照片 16　將模具鎖緊在基座上

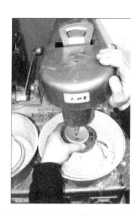

照片 17　鏡片置於模具之上，頂針
　　　　頂住，旋轉擺動研磨

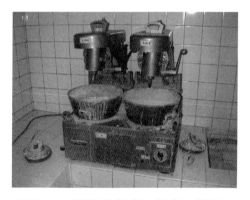

照片 18　研磨分粗磨、細磨、拋光
　　　　圖左為拋光機，右為細磨機

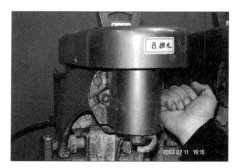

照片 19　研磨機軸心轉針基座研磨凹面
　　　　時必須調至左側，凸面時調至右側

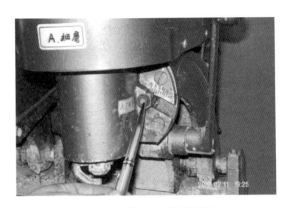

照片 20　研磨機上有彎度標示，
　　　　凸面管度必須調至小於 6 度

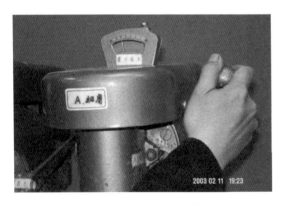

照片 21　壓力約 15 磅

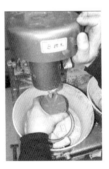

照片 22　細磨後以工具取下模具，換至
　　　　拋光機上

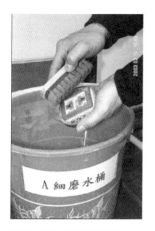

照片 23　清洗模具

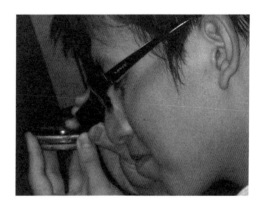

照片 24　酒精、絨布、擦拭後用放大
　　　　　鏡檢查表面光澤及沙孔

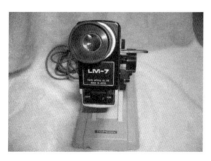

照片 25　以度數儀測研磨後之
　　　　　鏡片結果

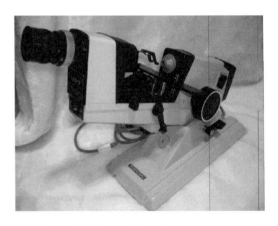

照片 26　以非自動式度數儀測度數

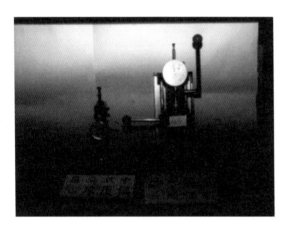

照片 27　以直立式中心厚度儀測最後中心厚度

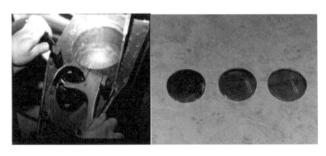

照片 28　塗膜（右）及 ALLOY（左）

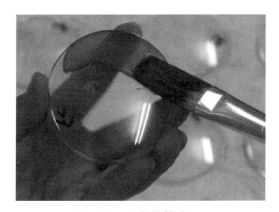

照片 29　塗膜藥水

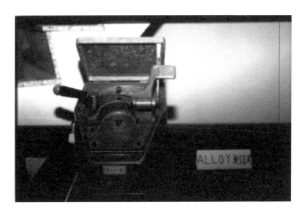

照片 30　ALLOY 之機器

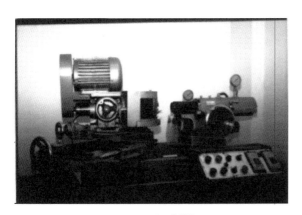

照片 31　切削機

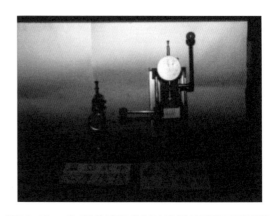

照片 32　參考曲率測試三角儀表調節切削機

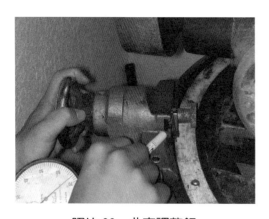

照片 33　曲率調整鈕

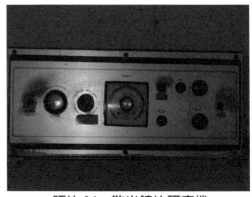

照片 34　散光鏡片研磨機

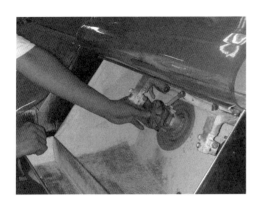

照片 35　散光鏡片研磨機之夾座

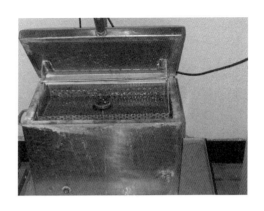

照片 36　熱水溫爐以剝離鏡胚與 ALLOY 固體

4-4　光學鏡片實驗（感謝陳德清、林漢傑先生提供資料）

本實驗分球面鏡研磨實驗及非球面鏡（此處以散光片為例）。

4-4-1　球面鏡製作

(1)報到

　　根據時間、場次、準時報到，在準備報到前，須帶㈠通知單；㈡准考證；㈢身分證，並閱讀場地相關規定事項。

(2)處方判定

　　詳細閱讀處方內容，球面學程應注意幾項重點：

　　㈠欲計算處方正負面；㈡基弧（凸面F_1）；㈢中心厚度（邊緣）、最終設定，而處方會告知已有的基本資訊。

＊凹透鏡處方提示：

如有一處方基弧（F_1）為 200 彎，球面度數為-5.00 D 中心厚度 1.5m/m 折射率 1.523（在此中心厚度表示為最終成品厚度）。

依據上述處方公式如下（備註：在利用公式時，勿須把（＋－）弧號代入）

① $F_1 + D = F_2$

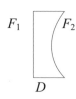

F_1 F_2

D

$(F_1)\,200\,\bigg|$
$\quad\quad\big|(F_1)\,200 + D = F_2$

$\rightarrow (F_1)\,200\,\bigg|$
$\quad\quad\big|(F_1)\,200 + S500 = F_2\,700$

完成上述處方記載後，根據最後處方設定來選擇毛胚、磨盤。

＊凸透鏡處方提示：

如有一處方基弧（F_1）為 500 彎，球面度數為 +200D 邊緣厚度 1.2m/m 折射率 1.523（在此邊緣厚度表示為最終成品厚度）。

依據上述處方公式如下（備註：在利用公式時，勿須把（＋－）弧號代入）

① $F_1 - D = F_2$

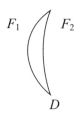

F_1 F_2

D

$(F_1)\,500\,\bigg|$
$\quad\quad\big|(F_1)\,500 - S200 = F_2$

$\rightarrow (F_1)\,500\,\bigg|$
$\quad\quad\big|(F_1) - S200 = F_2\,300$

完成上述處方記載後，根據最後處方設定來選擇毛胚、磨盤。

(3)選擇毛胚……………………………………………………………………

(4)磨盤選擇……………………………………………………………………

(5)鋅片附貼……………………………………………………………………

(6)絨布附貼……………………………………………………………………

(7)研磨（細磨）………………………………………………………………

(8)研磨（拋光）………………………………………………………………

(9)檢查（剝離）………………………………………………………………

⑽測量……………………………………………………………………………

⑾工具歸定位………………………………………………………………………

4-4-2　非球面鏡製作（散光鏡片）

⑴報到

　　　　根據時間、場次、準時報到，在準備報到前，須帶㈠通知單；㈡准考
證；㈢身分證，並閱讀場地相關規定事項。

⑵處方判定

　　　　詳細閱讀處方內容，散光（柱面）學程以 H 軸、V 軸、兩軸度，注意
處方幾項重點㈠、基弧（凸面 F_1）；㈡、處方轉換；㈢、中心厚度（邊緣）
最終設定，而處方會告知已有的基本資訊。

首先，我們（凹住面）處方提示：

如有一處方凸面基弧（F_1）為 $+3.00$ 彎，柱面度數為 $S-2.00C-050\times0°$（備
註：軸度無指定依設定可記載 0° 或比 180°）中心厚度 1.5m/m（在此中心厚
度表示為最終成品厚度）。

依據上述處方公式如下（備註：在利用公式時，勿須把（＋－）弧號代入）

① $\quad F_1+S=F_2$

② $\quad F_2+C=F_3$

$$F_1\ \overbrace{\begin{array}{c} F_3 \\ \\ F_2 \end{array}}^{} \\ D$$

$$※\ \begin{array}{l|l} (F_1)\,300 & \to (F_1)\,300 \\ \hline (F_1)\,300+S=F_2 & (F_1)\,300+S\,200=F_2 \end{array}$$

$$\begin{array}{l|l} \to(F_1)\,300 & (F_2)\,500+C=F_3 \\ \hline & (F_2)\,500 \end{array}$$

$$※\ \begin{array}{l|l} (F_1)\,300 & (F_3)\,500 \\ \hline & (F_2)\,500 \end{array}$$

完成上述處方記載後，根據最後處方設定來選擇毛胚、磨盤。

再來我們看（凸柱面）處方提示，在凸柱面時需注意是否要轉換弧號，以下舉例說明：

㈠基弧凸面 +6.00 彎，柱面度數為 $+2.00+0.50\times90°$。在此需轉換弧號更換後改變為：

㈡基弧凸面 +6.000 彎，柱面度數為 $+2.50-0.50\times180°$所以若處方已更換時，請勿再更換。

如有一處方凸面基弧（F_1）為 +6.00 彎，柱面度數為 $S+2.50C-050\times0°$（備註：軸度無指定依設定可記載 0°或 180°）邊緣厚度 1.5m/m因凸柱面所以需測量邊緣為厚度（在此邊緣厚度表示為最終成品厚度）。

依據上述處方公式如下（備註：在利用公式時，勿須把（ + - ）弧號代入）

① $F_1-S=F_2$

② $F_2+C=F_3$

$$F_1 \quad F_3$$
$$F_2$$
$$D$$

$$※\ (F1)\,600\,\Big|\qquad\qquad \to (F1)\,600\,\Big|\qquad\qquad \to (F1)\,600$$
$$(F1)\,600+S=F2 \qquad (F1)\,600-S\,250=F2$$

$$(F2)\,350+C=F3$$
$$(F2)\,350$$

$$※\ (F1)\,600\,\Big|(F3)\,400$$
$$(F2)\,350$$

完成上述處方記載後，根據最後處方設定來選擇毛胚、磨盤。

(3)護膜附貼……………………………………………………………………

(4)鋁錫（ALLOY）附貼…………………………………………………………

(5)選擇毛胚……………………………………………………………………

(6)磨盤選擇……………………………………………………………………

(7)鋅片附貼……………………………………………………………………………………

(8)絨布附貼……………………………………………………………………………………

(9)曲率切削……………………………………………………………………………………

(10)研磨（細磨）………………………………………………………………………………

(11)研磨（拋光）………………………………………………………………………………

(12)檢查…………………………………………………………………………………………

(13)剝離…………………………………………………………………………………………

(14)測量…………………………………………………………………………………………

(15)工具歸定位…………………………………………………………………………………

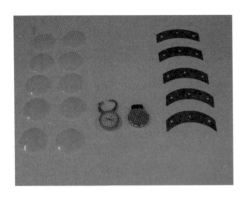

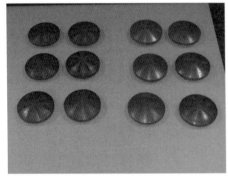

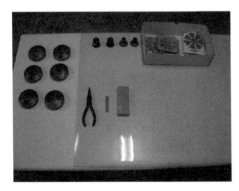

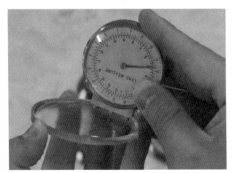

陳列項目

A　試片（近視片、遠視片）

B　測量儀

　　(1)厚度計（測量中心厚度、邊緣厚度）

　　(2)球面計（測量凸面曲率黑色字體）

　　　　　　　（測量凹面曲率紅色字體）

　　註：公差±0.6D

C　曲率版規（測量粗糙片、毛胚）

陳列項目

A　球面模盤

　　(1)細磨用符號 A 或者一切角、附貼鋅片

B　球面模盤

　　(1)拋光用符號 B 或者二切角、附貼絨布

陳列項目

A　鏡胚夾套（可分符號 A 細磨用符號 B 拋光用）

B　剝離與推平鋅片之工具

C　放大鏡（根據各人調節率選擇放大比例）

D　取鏡片夾套內之鏡胚吸盤

E　鋅片、絨布

球面計

A　測量拋光面應與鏡胚呈 90°

B　測量位置應在鏡胚邊緣

C　使用球面計其三角軸針需由右中左持放

D　測量用球面計勿使用於鏡胚粗糙片之地方

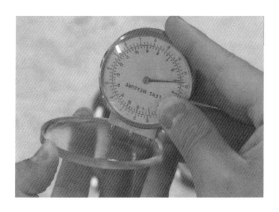

A　測量球面計勿使用於鏡胚中心位置
B　鏡胚中心（光學中心）往外約 2 公分為
　　明視區
C　測量球面計軸針為鎢鋼材質

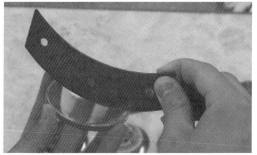

曲率版規測量

A　左持鏡胚（粗糙面）朝上右手持曲率版規
　　曲率版規凸面為測量鏡胚凹面
　　曲率版規凹面為測量鏡胚凸面
B　正確使用曲率版規如下
　　(1)若鏡胚中央不密合則鏡胚彎度過大
　　(2)若鏡胚邊緣不密合則鏡胚彎度過小
　　(3)檢測需朝光源反射查看
　　　註：公差±0.12D

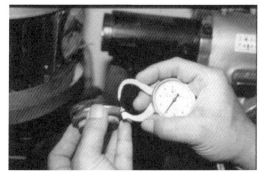

厚度計測量

A　左手持鏡胚凹面朝上右手持厚度計置於
　　虎口處版面朝內拇指固定基座食指調整

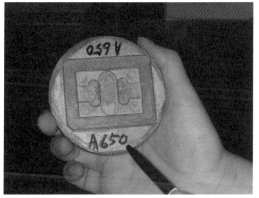

模盤檢查

A　模盤背面基座（180°）側邊有計載彎度
　　模盤兩側亦書寫記載彎度與符號

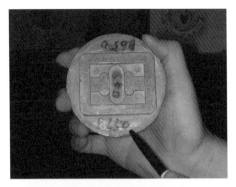

模盤檢查

A　模盤背面基座（180°）側邊有計載彎度
　　模盤兩側亦書寫記載彎度與符號

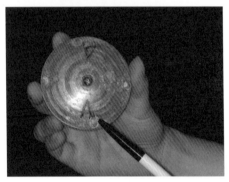

鏡片套夾

A　鏡片套夾背附有符號

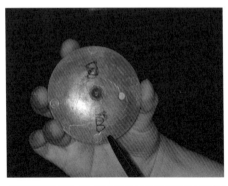

鏡片套夾

A　鏡片套夾背附有符號

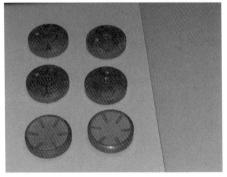

鏡片套夾全覽圖

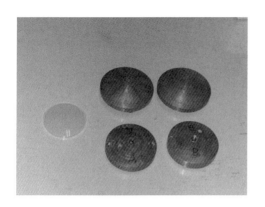

附貼

A　附貼前置作業中需再檢視
　　(1)鏡胚選擇與處方是否吻合
　　(2)模盤彎度與鏡胚是否吻合
　　(3)模盤需有 A 細模盤 B 拋光盤

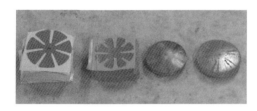

附貼標準材料全覽圖

A　右 1 為拋光盤
B　右 2 為細模盤
C　右 3 為 0.3m/m 鋅片
D　右 4 為 0.5m/m 絨布
　　註：此刻應再次檢查模盤彎度

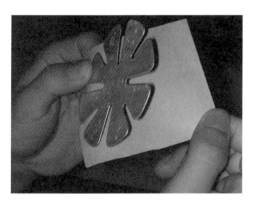

A　附貼鋅片背面有膠質請勿用手接觸並不
　　可有折痕

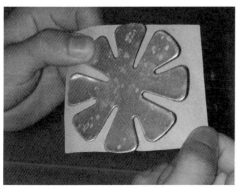

附貼表面進行中

A　模盤需用面紙沾（甲苯或丙銅）擦拭
B　取出鋅片後平均放在模盤中央並用左手
　　拇指壓住鋅片中心點
C　再以微調方式平均分布附貼

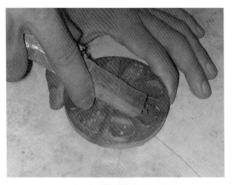

A 分佈完成後依中央往外側攤平
B 再以板規推平其每個葉片角度

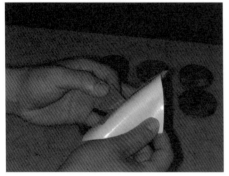

A 附貼絨布背面有膠質請勿用手接觸並不
可有折痕

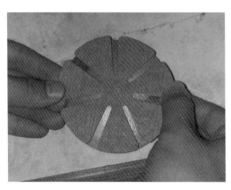

A 模盤表面需用面紙沾（甲苯或丙酮）擦
拭
B 取出絨布後平均放在模盤中央並用左手
拇指壓住絨布中央
C 附貼時左手與右手需注意對稱

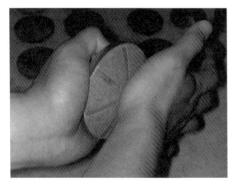

A 用右手手掌按壓住表面直到邊緣無間隙
B 勿用木板或壓力積壓平

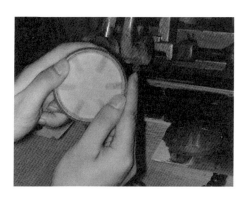

鏡胚套夾
A 鏡胚以 45° 角嵌入鏡胚套夾
B 用右手拇指與左手拇指對稱施力壓平
C 勿用拇指壓制鏡胚中央

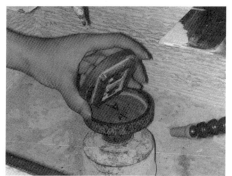

A 模盤以 40° 角放入研磨機基座
B 模盤背面 180° 角對準基座螺絲孔位置

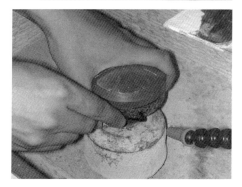

A 左手手掌按壓模盤使基座固定
B 右手持六角板手並鎖定與固定

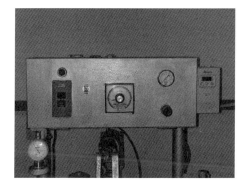

細磨研磨機操控全覽圖
A 總電力開關附抽砂馬達
B 壓力開關
C 時間調整器
D 壓力調整器磅數均維持 15～20 磅
E 啟動開關
　　註：請按照流程操作

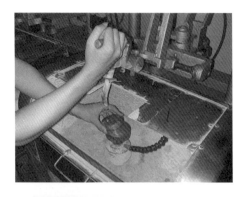

A 右手抬高研磨機中心軸針
B 左手持鏡胚套夾放置模盤位置

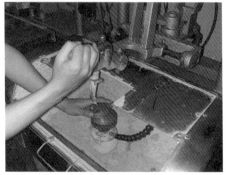

A 鏡胚套夾中心槽與研磨機中心軸針織相
　　嵌

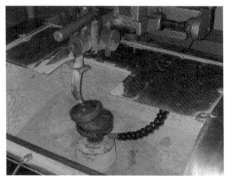

A 擺放正確位置全覽圖

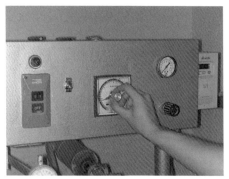

流程操作
A 調整時間（時間之設定約 4～5 分鐘）

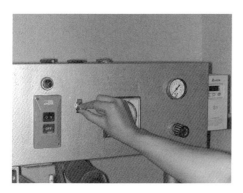

A 壓力鈕使研磨機中心軸針與鏡胚套夾槽
　固定

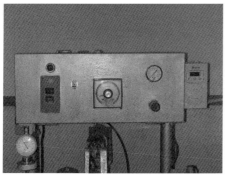

A 調整壓力磅數應為 15 磅～20 磅

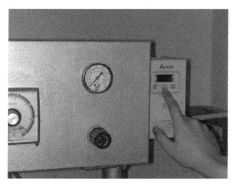

A 啟動按鈕前應做最後檢查
　(1)細磨水位噴口應朝鏡片套夾和模盤之間
　(2)固定螺絲是否鎖緊
　(3)模盤與基座是否平坦面

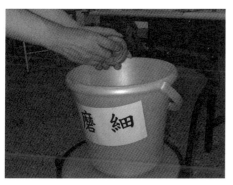

A 研磨完成後
　(1)鏡胚套夾與鏡胚同時清潔
　(2)用吸盤放置鏡胚邊緣剝開

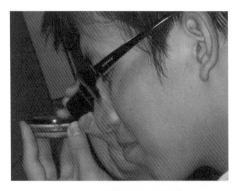

A 　請用適當放大倍率之放大鏡檢測
B 　把檯燈擺放在上方
C 　以 40° 角和燈源呈一個面線
D 　檢查是否有切削或顆粒狀
E 　如有上述情況則需再一次研磨

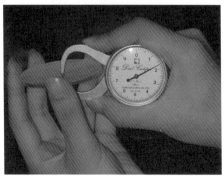

檢查厚度

A 　正確厚度則應有成品厚度之 ±0.2m/m

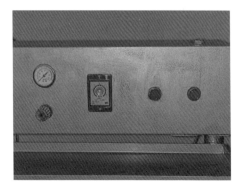

拋光機操作全覽圖

A 　時間調整器（時間約 5～6 分鐘）
B 　啟動按鈕
C 　壓力調整鈕（壓力為 20 磅～25 磅）
D 　停止按鈕

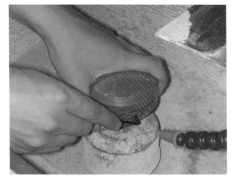

A 　模盤與拋光基座需用左手置放
B 　模盤背面 180° 角須與基座螺絲動稱

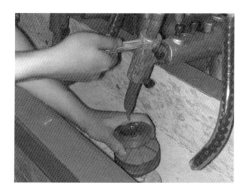

A　左手把鏡胚套夾擺放模盤上
B　右手拉起拋光機軸針手把

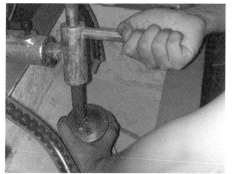

A　拋光機軸針與鏡胚套夾槽對稱

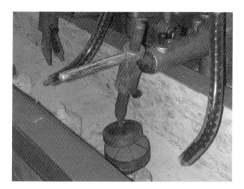

A　擺放位置正確全覽圖

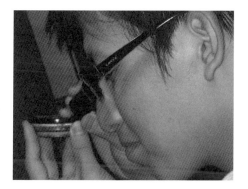

A　請用適當放大倍率之放大鏡檢測
B　把檯燈擺放在上方
C　以40°角和燈源呈一個面線
D　檢查是否有顆粒狀（砂孔）刮痕或塊霧狀
E　如有上述情況則需再一次拋光

各部名稱

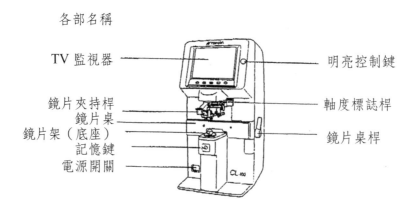

TV 監視器 ———————————————————— 明亮控制鍵

鏡片夾持桿 ————————————————————— 軸度標誌桿
鏡片桌 ——
鏡片架（底座）————
記憶鍵 ——————————————————————————— 鏡片桌桿
電源開關 ——

※測量單一鏡片，簡易操作法

1. 確認電源插在插座上。

2. 確定鏡片座上沒有任何鏡片或異物。

3. 打開電源開關（1：開 0：關）待幾秒鐘後，有訊息顯示在螢幕上。

4. 將鏡片的凹面向下，放置在鏡片座上。

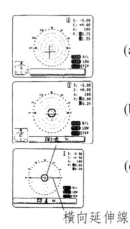

橫向延伸線

(a)看螢幕上如左圖「＋」是對應鏡片光學中心的位置

(b)將「＋」移近中心位置時，如左圖並顯示「測定 ok」

(c)移動測定鏡片直到中心標記與螢幕影像完全吻合，並顯示出「印點 ok」

5. 將鏡片夾持桿，稍上推再慢慢放下，壓住鏡片。

6. 壓下軸度標誌桿，在鏡片上作記號，然後輕輕放回。

7. 將鏡片夾持桿往上推，直到卡住。

8. 取下鏡片，並關閉電源開關（0：關）。

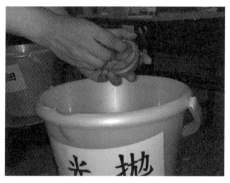

A 拋光完成後請依下列動作
  (1)鏡胚與鏡胚套夾同時清潔
  (2)用吸盤置於鏡胚邊緣剝開
  (3)鏡胚取至測量儀做度數測量

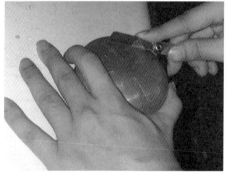

A 剝離鋅片請用小刀在鋅片葉面下邊緣以
  定點剝開一角度

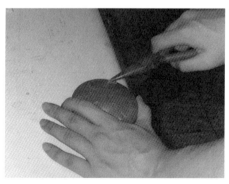

A 以工具尖嘴鉗夾取

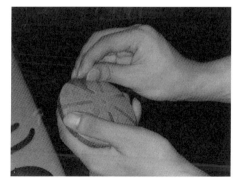

A 拋光絨布請以手指剝開
B 細模盤與拋光盤表面清潔（甲苯或丙
  酮）
C 全部使用之輔助器具需歸定位

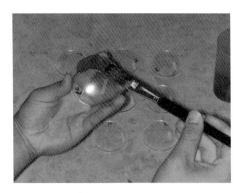

均勻沾拭保護膜
A　左手持鏡片（凸面）右手執沾筆
B　擦拭時應先從邊緣擦拭
C　勿將保護液沾至鏡片邊緣外側

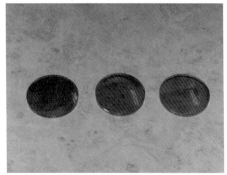

擦拭結果
A　太厚時會影響測量中心厚度與 ALLOY
　　附貼
B　適中以 0.1m/m 護膜厚度為佳
C　太薄容易脫落並且表面易刮傷

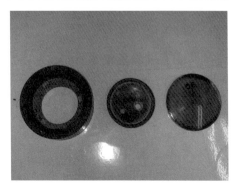

附貼 ALLOY
A　取出擦拭好的鏡片背弧寫上厚度
B　ALLOY 附貼盤
C　ALLOY 附貼盤基座

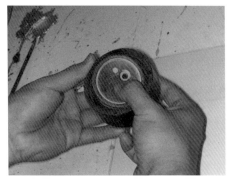

A　左手持附貼盤基座
B　右手持 ALLOY 附貼盤
C　以 45°斜角放入附貼盤基座

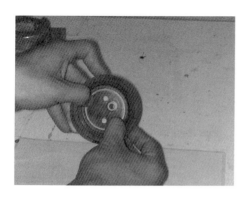

A 左右拇指平壓 ALLOY 附貼盤基座內槽
B ALLOY 附貼盤注入孔朝上

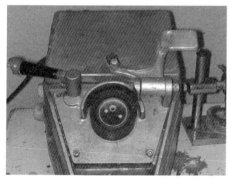

A 右固定把柄
B ALLOY 附貼盤基座放入
ALLOY 基台槽
C 左擠壓 ALLOY 液把柄向下半弧推動

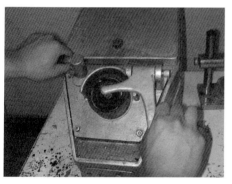

ALLOY 液基台全覽圖

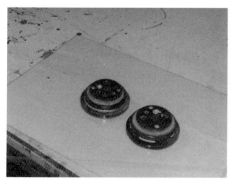

A 在呈現 ALLOY 液分布不均勻容易導致
在製程中脫落
B 左為 ALLOY 標準分布

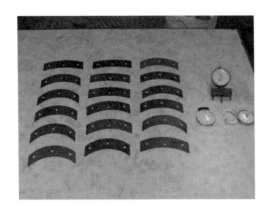

測量輔助工具

A 右上手持三角曲率以為切削時測量曲率半徑

B 右下（左）手持厚度計為測量半成品邊緣厚度

C 右下（右）手持球面以為測量以拋光曲面率

D 左面為曲率板規為測量表面粗糙面之曲率

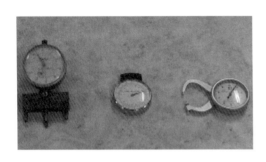

基礎測量全覽圖

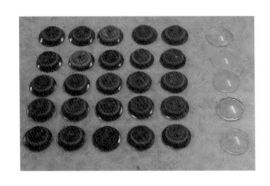

毛胚選擇全覽圖

A 右面為測量樣品凸面已拋光（使用球面記）凹面使用板規

B 左面為同樣片同批號（注意內有標示中心厚度）

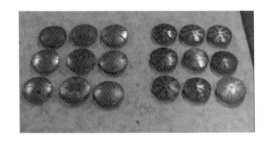

磨盤全覽圖

A 右有拋光模盤（邊緣有記載彎度與拋光機兩倍切削記號）

B 左為細磨模盤（邊緣有記載彎度與細磨盤 1 格切削記號）

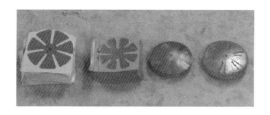

附貼標準材料全覽圖
A　右 1 為拋光盤
B　右 2 為細模盤
C　右 3 為 0.3m/m 鋅片
D　右 4 為 0.5m/m 絨布
註：此刻應再次檢查模盤之彎度

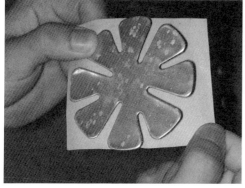

附貼鋅片
A　左手壓著鋅片一葉角
B　右手撥開鋅片與附貼紙

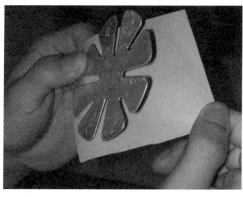

A　附貼鋅片背面有膠質請勿用手接觸並不可有摺痕

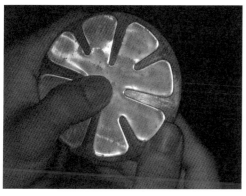

附貼表面進行中
A　模盤需用面紙沾（甲苯或丙酮）擦拭
B　取出鋅片後平均放在模盤中央並用左手拇指壓住鋅片中心點
C　再以微調方式平均分布貼附

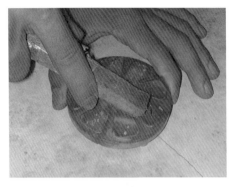

A　分佈完成後依中央往外側攤平

B　再以角板推平其每個葉片與角度尤其角
　　度為 V 軸

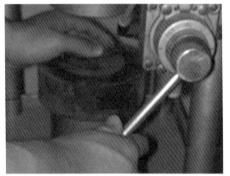

輔助附貼鋅片與模盤之工具

A　左面持反面模盤（注意安全）

B　右手持輸壓手把

註：左擺為解除右擺為輸壓（注意安全）

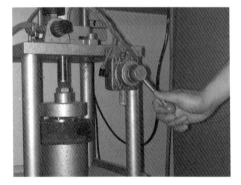

空壓輔助工具全覽圖

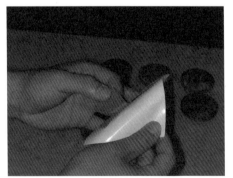

附貼絨布

A　左手撥開絨布一葉角

B　右手將絨布附貼紙平均取出

註：背面有膠質請勿用手
　　接觸並不可有折痕

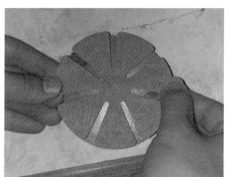

A 模盤表面需用面紙沾（甲苯或丙酮）擦拭表面

B 取出絨布後平均放置模盤中央並用左手拇指壓住絨布中央

C 附貼時左手與右手需注意對稱

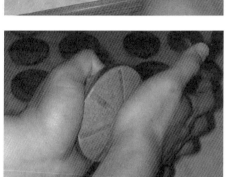

A 用右手手掌按壓表面直到邊緣無間隙

B 勿用木板或壓力機壓平直立式厚度儀

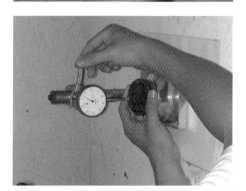

A 此為切削前的前置定位（中心厚度）測量

B 按取出半成品表面之厚度

C 左手持片右手軸針手把往下以免軸針與鏡片接觸

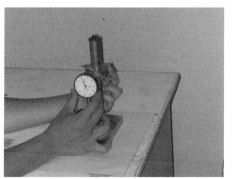

A 左手調整厚度基座旋轉鈕

B 右手壓住厚度儀

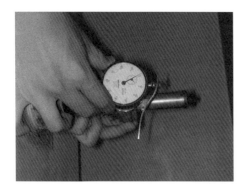

A 注意厚度儀刻度 0 位置向上
B 把厚度儀往下墜讓軸針接觸鏡片表面（凹）
C 因間隙關係在鏡片指定中心之厚度左右角度為 10°並固定厚度基座

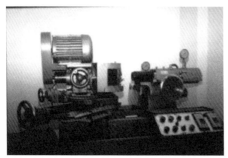

油壓柱面切削機全覽圖

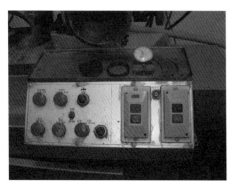

油壓柱面切削機控制台（按操控程序）
A 啟動油壓總幫浦並查閱油表
B ALLOY 附貼盤夾座（紅色為撥開鈕）（綠色為鎖定鈕）
C 固定基座台（左旋放鬆右旋鎖定）並查閱油表
D 抽水馬達開關右旋啟動
E 啟動切削開關黑色啟動紅色停止

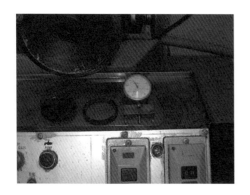

切削機平台應準備事項
A 板規 H、V（不一定取）
B 柱面三角儀
C 套筒
D 半成品鏡胚

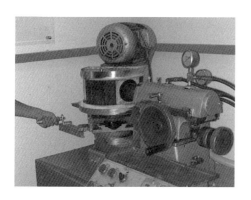

柱面切削機操控流程
A 擺動手把
B 切削前進圖表

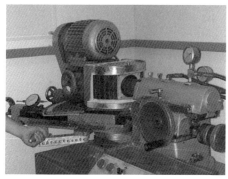

A 擺動手把
B 切削後退圖表

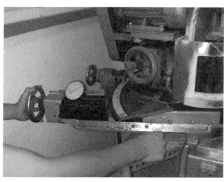

H 軸調整圖表
A 左手旋轉盤
B 右手指示 H 軸刻度表

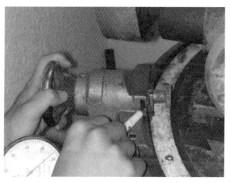

V 軸調整圖表
A 左手旋轉盤
B 右手指示 V 軸刻度表

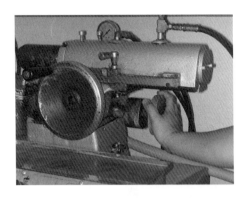

柱面切削機厚度前進消耗表
註：內每一刻度為 0.1m/m

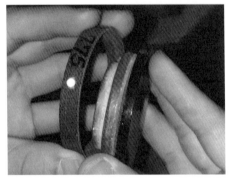

鏡胚與套筒之關係

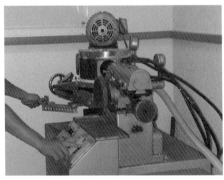

A 左手固定擺動手把
B 啟動油壓總幫浦開關

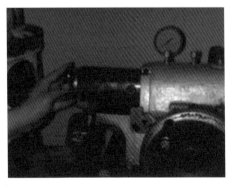

A 把鏡胚與套筒組合
B 按下紅色 ALLOY 附貼盤放鬆開關
C 把 ALLOY 附貼盤 V 軸孔置入把切削機
校正固定針

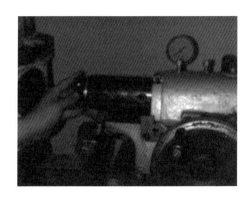

A ALLOY 附貼盤置入網面切削機之位置
B 以左手指平壓與柱面切削機吻合

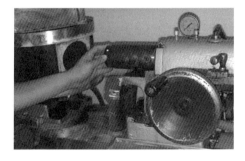

A 按下綠色 ALLOY 附貼盤夾筒開關

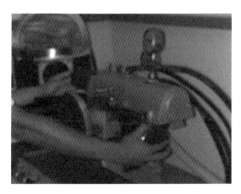

A 把厚度鈕歸零在前進 3m/m

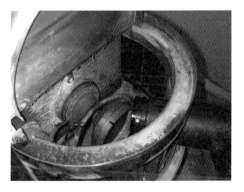

A 把夾筒向前推進套入切削刀適中位置
B 利用擺動手把並使切削刀與鏡片邊緣接觸

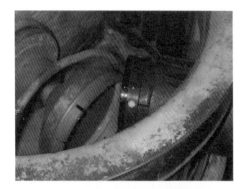

擺動切削刀接觸鏡片中央全覽圖

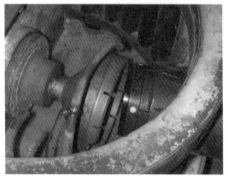

擺動切削刀接觸注意事項

A 凹透鏡設定點在鏡胚外緣
B 凸透鏡設定點在鏡胚中央

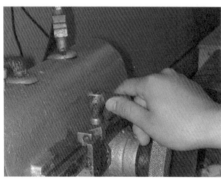

A 接觸點完成動作後並把 ALLOY 卡榫固定

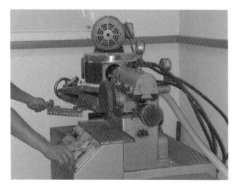

B 把消耗前項動作預留 3m/m 歸零
A 左手把 ALLOY 固定基座前進盤向前推進
B 啟動 ALLOY 固定底座鎖定

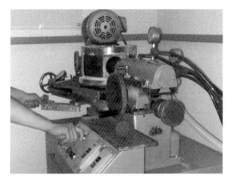

A　上述動作完成後啟動給水開關
B　並檢視各項動作有無確實

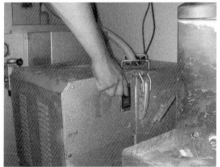

A　啟動濾削開關
B　將切削按鈕啟動完成柱面切削一切動作
註：切削完成品時請用修邊機去除銳角

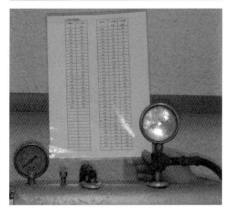

H軸、V軸參考值
A　H軸直接調整至需要的彎度
B　V軸根據彎度在轉換曲率切削機之參數

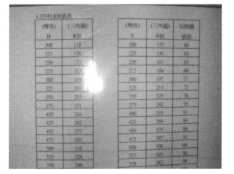

H軸、V軸參數值表圖

1.523柱面R值表				
(彎值) H	(三角鐵) R值	(彎值) V	(三角鐵) R值	切削機 值表
200	118	200	135	60
225	126	225	146	62
250	152	250	163	65
275	167	275	184	68
300	180	300	197	71
325	197	325	214	73
350	213	350	225	76
375	231	375	242	79
400	244	400	255	81
425	262	425	269	84
450	277	450	275	88
475	293	475	287	91
500	310	500	309	94
525	324	525	325	96
550	340	550	342	98

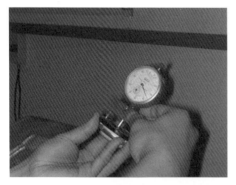

曲率三角儀測量
A 把 ALLOY 附貼盤傾斜 45°
　 註：ALLOY 附貼盤背面孔位短軸為 H
　　　軸長軸為 V 軸
B 把數據顯出後再參考值表
C 三角儀內以小數為值數板規曲率

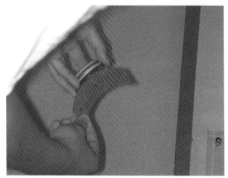

A 模式亦以 ALLOY 附貼盤背面孔位短軸
　 為 H 軸長輒為 V 軸
B 測量表面時如粗糙面中心有空隙為表面
　 曲率過大如邊緣有空隙則表示曲率過大

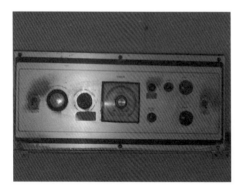

柱面研磨機儀表操控圖
註：流程解說（細磨）
A 調整時間每次 2 分鐘（正反兩次）
B 調整壓力鈕（正）每次 15 磅（反）每次
　 20 磅
C 撥形鈕向上為空壓開關
D 啟動給水撥形鈕
E 綠色為啟動馬達開關按鈕
F 紅色為停止馬達開關按鈕

柱面研磨機操控流程
A 夾針搖臂往後拉開

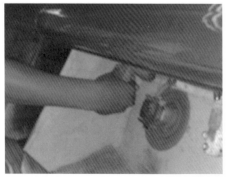

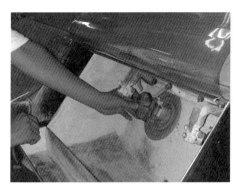

A　放鬆模盤基座螺絲

B　左手把模盤 30°斜度嵌入基座

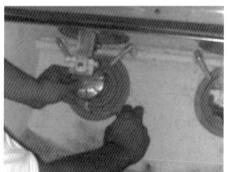

A　左手拇指平衡模盤中央

B　再把模盤基座螺絲鎖緊

C　用右手把模盤搖動以確定磨模鎖定

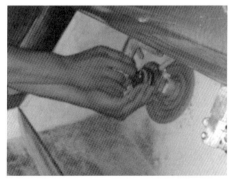

A　把 ALLOY 附貼盤 V 軸雙孔朝上
　　註：第一次朝上第二次朝下

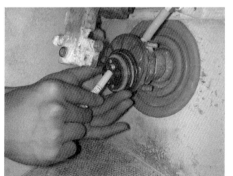

A　左手手掌朝上把 ALLOY 附貼盤平放於
　　模盤

B　右手夾針搖臂水平對準用 ALLOY 附貼
　　盤 H 軸孔

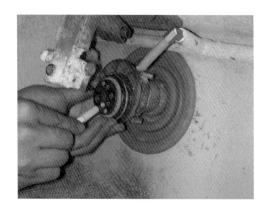

A 研磨第二次 V 軸朝下全覽圖

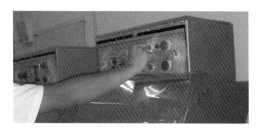

A 左手按住夾針搖臂
B 右手打開壓力開關

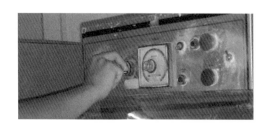

A 確定壓力有書送到夾針搖臂（左右搖
  動）
B 設定壓力磅數
  第一次研磨壓力 15 磅
  第二次研磨壓力 20 磅

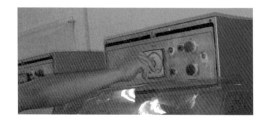

A 調整研磨時間
  第一次研磨（2 分鐘）
  第二次妍磨（2 分鐘）

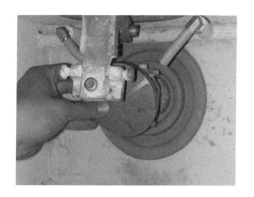

拋光機流程
A 沿用細磨機流程辦理

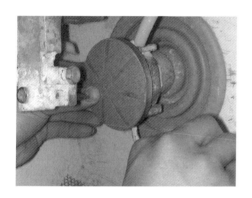

A 沿用細磨機流程辦理
　 註：拋光壓力第二次 20 磅
　　　拋光壓力第二次 20 磅
　　　拋光時間第一次 6 分鐘
　　　拋光時間第二次 6 分鐘

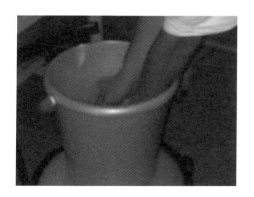

清潔流程
A 請查看水桶邊有標示細磨水與拋光水字
　 樣（需兩桶）
B 水桶內應附有刷子請使用刷子將 ALLOY
　 附貼盤表面確實清洗潔淨

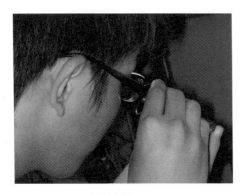

檢查方式

A　把檯燈擺放在上方

B　把研磨（細磨）與拋光鏡片以 40°表面和
　　反射燈呈一個面線

C　以倍數適當之放大鏡檢視鏡片表面

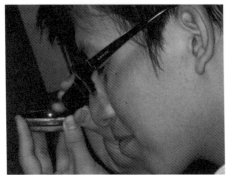

放大鏡檢視鏡片側面全覽圖

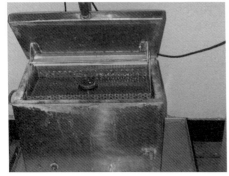

剝離

A　檢查側面剝離溫度開關約 80°

B　打開剝離機平台放入已完成鏡片

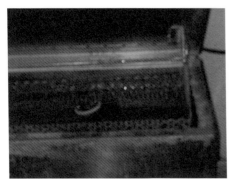

A　剝離機完成後呈現狀況

B　撕開護膜

C　把完成品放在拋光水桶清洗乾淨並用面
　　紙擦乾

D　準備作測量

各部名稱

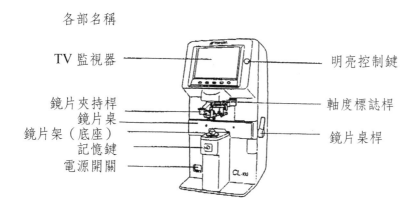

TV 監視器 ——————— 明亮控制鍵

鏡片夾持桿 ——————— 軸度標誌桿
鏡片桌 ———
鏡片架（底座）———
記憶鍵 ———
電源開關 ——————— 鏡片桌桿

※測量單一鏡片，簡易操作法（散光片之檢查方法與近視片相同）

1. 確認電源插在插座上。

2. 確定鏡片座上沒有任何鏡片或異物。

3. 打開電源開關（1：開 0：關）待幾秒鐘後，有訊息顯示在螢幕上。

4. 將鏡片的凹面向下，放置在鏡片座上。

5. 將鏡片夾持桿，稍上推再慢慢放下，壓住鏡片。

6. 壓下軸度標誌桿，在鏡片上作記號，然後輕輕放回。

7. 將鏡片夾持桿往上推，直到卡住。

8. 取下鏡片，並關閉電源開關（0：關）。

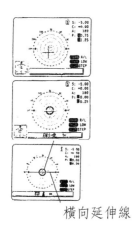

橫向延伸線

(a)看螢幕上如左圖「+」是對應鏡片光學中心的位置

(b)將「+」移近中心位置時，如左圖並顯示「測定 ok」

(c)移動測定鏡片直到中心標記與螢幕影像完全吻合，並
　　顯示出「印點 ok」

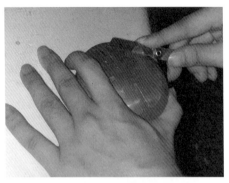

A　剝離鋅片請用小刀在鋅片葉面下邊緣以
　　定點剝開一角度

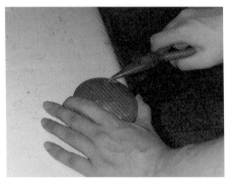

A　以工具尖嘴鉗夾取

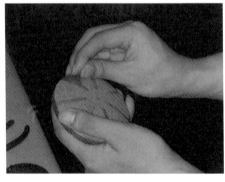

A　拋光絨布請以手指剝開

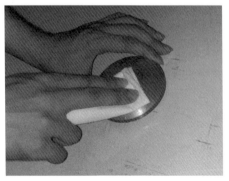

A　細模盤與拋光盤表面清潔（甲苯或丙
　　酮）
B　全部使用之輔助器具需歸定位

附件一

光學元件研磨（眼鏡鏡片）丙級技士技能檢定術科測驗試題

一、光學元件研磨（眼鏡鏡片）丙級技術士技能檢定術科測驗試題使用說明

㈠試題關係公開方式共 4 題每題各分三站實施測驗，各站測驗內容如下：

1. 第一站：選模選胚
2. 第二站：研磨拋光
3. 第三站：檢驗清理

㈡每位考生每站均須考驗。

㈢試題每場抽出其中一題考驗。

㈣由承辦單位負責抽題，並需事前備妥與測驗有關事務。

㈤三站檢定總時間為 80 分鐘。

㈥本職類術科測驗試題一全份，應予規定時間內由主管機關寄交各術科測驗承辦單位。

二、光學元件研磨（眼鏡鏡片）丙級技術士技能檢定術科測驗承辦單位注意事項

㈠評審表於檢定當日交給評審員以為考生檢定結果之依據。

㈡術科檢定試題於檢定前寄發給應檢考生。

㈢承辦單位所設置之檢定場設備、工具在檢定前一個星期應邀請二位以上命題委員，會同評審委員檢視檢定場所，以求確能符合檢定設備等要求。

㈣承辦單位應在檢定日一個星期前，邀請評審委員舉行評審會議，協調詳審標準，術科檢定完畢後，應召開評審檢討會議檢討得失，報請職訓局備查，並送命題委員會參考。

㈤評審員之聘用以具有評審講習結業證書者，應有三名以上之奇數評審員。

㈥每天應聘請資深評審長一員，協調評審標準。

㈦應檢者對於檢定評審如有異議信函，請承辦單位於檢定後彙轉評審委員會統一答覆。

㈧評分標準表僅供評審員使用，不得對外公開；評分紀錄亦不得影印給予考生。

㈨評審員之識別證請勿填寫姓名，避免困擾。

㈩承辦檢定單位檢定時，必須派試務人員執行考場規則。

(十一)法定時期若發生人力不可抗拒之事故（如大災、停電、颱風等）應延期辦理。

場地注意事項

㈠檢定場之佈置至遲應在檢定實施前一天完成，佈置事項應包括：

1. 大門口佈置「光學元件研磨（眼鏡鏡片）丙級技術士技能檢定術科測驗場」。
2. 入口處佈置檢定單位平面圖。
3. 入口處至檢定場之路標。
4. 檢定場門口標云「光學元件研磨（眼鏡鏡片）檢定場」。
5. 檢定報到處所。
6. 應檢須知。
7. 檢定起訖時間。

㈡檢定場裏外應有明顯之界限，並規定外人不得隨意出入。

㈢非供檢定使用之機器工具儘可能暫時移開。

三、光學元件研磨（眼鏡鏡片）丙級技術士技能檢定術科測驗應檢人員須知

㈠接到檢定通知單後，應按通知檢定地點準時到達，向工作小組辦理報到，超出規定時間即不准進場，並取消應檢資格。

㈡報到後聽候通知進入檢定場，入場時須出示技能檢定通知單及學科准考證。

㈢入場後先將檢定通知單及准考證掛（放）指示位置上、然後檢查機器設備及工具，如有問題舉手招呼在場評審人員解決。

㈣除規定攜帶之自備工具外，不得攜帶規定以外之工具及材料入場。

㈤檢定時間依內政部規定，測驗開始與停止悉聽評審人員哨音或口頭通知，不得自行提前開始時間或延長測驗時間。

㈥測驗時應照當場指定之試題圖說一切依規定進行。

㈦測驗中不得與鄰人交談，並不得代人測驗或託人測驗。

㈧操作機器或使用工具時，應注意自己及他人安全，如發生任何傷害，須自負一切責任，如損壞機具應負賠償責任。

㈨檢定中如發生停電或其他不可抗拒之事故，聽候評審人員臨時規定辦理。

㈩檢定中如因應檢本人疏忽而發生機器故障，須自行排除，其時間不另外加計，嚴重者則勒令退場。

(十一)檢定結束時應即將鏡片、准考證、技能檢定通知單等送繳評審人員檢驗簽章，及見證評審人員在鏡片上記入自己技檢號碼（中途棄權者亦同）

(十二)繳完鏡片後應整理模皿及工具，並應將工作檯上之借用工具繳回服務員後，始得出場（中途棄權者亦同）。

(十三)出場時應檢人員應取回技能檢定通知單，並取回其他證件自行保管，以備將來領取證書或查詢成績時使用。

(十四)應檢人員如不照以上程序及規定參加檢定者，一經查覺，即取消應檢資格。

(十五)自本規則未盡事項必要時得臨時規定之。

四、光學元件研磨（眼鏡鏡片）丙級技術士技能檢定術科測驗試題

第一題（078790301）

A 片：①球面曲度＋8.25 度（8.25D）（俗名＋825 彎）請利用 B 面製作＋4.00 度之球面鏡片一個。（n＝1.523，中心厚 5.7m/m）

②球面曲度＋9.25 度（9.25D）（俗名＋925 彎），請利用 B 面製作＋4.00 度之球面鏡片一個。（n＝1.523，中心厚度 5.7m/m）

③或球面曲度＋6.25 度（6.25D）（俗名＋625 彎），請利用 B 面製作平光之球面鏡片一個。（n＝1.523，中心厚度 2.2m/m）

④或球面曲度＋7.25 度（7.25D）（俗名＋725 彎），請利用 B 面製作 3.25 度之球面鏡片一個。（n＝1.523，中心厚度 5.0m/m）

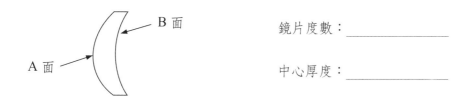

鏡片度數：＿＿＿＿＿＿＿＿

中心厚度：＿＿＿＿＿＿＿＿

B 片：①球面曲度＋5.25 度（5.25D）（俗名＋525 彎）。請利用 A 面製作-0.25 度之球面鏡片一個。（n＝1.523，中心厚度 2.0m/m）

②或球面曲度＋3.25 度（3.25D）（俗名＋325 彎），請利用 A 面製作-3.75 度之球面鏡片一個。（n＝1.523，中心厚度 1.3m/m）

③或球面曲度＋3.25 度（3.25D）（俗名＋325 彎），請利用 A 面製作-4.00 度之球面鏡片一個。（n＝1.523，中心厚度 1.1m/m）

④或球面曲度＋4.25 度（4.25D）（俗名＋425 彎）請利用 A 面製作-2.75 度之球面鏡片一個。（n＝1.523，中心厚度 1.5m/m）

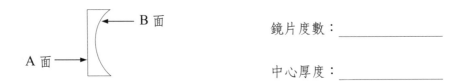

鏡片度數：＿＿＿＿＿＿＿＿＿

中心厚度：＿＿＿＿＿＿＿＿＿

第二題（078790302）

A片：①球面曲度＋7.25度（7.25.D）（俗名＋7.25彎）請利用B面製作＋2.75度之球面鏡片一個。（$n=1.523$，中心厚4.2m/m）

　　　②球面曲度＋8.25度（8.25D）（俗名＋825彎），請利用 B 面製作＋3.50度之球面鏡片一個。（$n=1.523$，中心厚度5.1m/m）

　　　③或球面曲度＋8.25度（8.25D）（俗名＋825彎），請利用 B 面製作＋4.00度之球面鏡片一個。（$n=1.523$，中心厚度5.6m/m）

　　　④或球面曲度＋9.25度（9.25D）（俗名＋925彎），請利用 B 面製作＋4.75度之球面鏡片一個。（$n=1.523$，中心厚度6.5m/m）

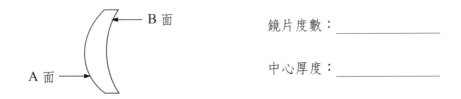

鏡片度數：＿＿＿＿＿＿＿＿＿

中心厚度：＿＿＿＿＿＿＿＿＿

B 片：①球面曲度＋5.25度（5.25D）（俗名＋525彎）。請利用 A 面製作-1.75度之球面鏡片一個。（$n=1.523$，中心厚度1.6m/m）

　　　②或球面曲度＋4.25度（4.25D）（俗名＋425彎），請利用A面製作-2.00度之球面鏡片一個。（$n=1.523$，中心厚度1.5m/m）

　　　③或球面曲度＋2.25度（2.25D）（俗名＋225彎），請利用A面製作-5.50度之球面鏡片一個。（$n=1.523$，中心厚度1.0m/m）

　　　④或球面曲度＋3.75度（3.75D）（俗名＋375彎）請利用A面製作-3.75度之球面鏡片一個。

B 面

鏡片度數：＿＿＿＿＿＿＿＿

中心厚度：＿＿＿＿＿＿＿

A 面

第三題（078790303）

A 片：①球面曲度＋8.25 度（8.25D）（俗名＋825 彎）請利用 B 面製作＋4.25 度之球面鏡片一個。（$n=1.523$，中心厚 5.8m/m）

②球面曲度＋8.25 度（8.25D）（俗名＋825 彎），請利用 B 面製作＋3.75 度之球面鏡片一個。（$n=1.523$，中心厚度 5.3m/m）

③或球面曲度＋9.25 度（9.25D）（俗名＋925 彎），請利用 B 面製作＋4.50 度之球面鏡片一個。（$n=1.523$，中心厚度 6.1m/m）

④或球面曲度＋7.25 度（7.25D）（俗名＋725 彎），請利用 B 面製作 3.00 度之球面鏡片一個。（$n=1.523$，中心厚度 4.5m/m）

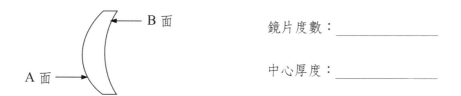

B 面

鏡片度數：＿＿＿＿＿＿＿＿

中心厚度：＿＿＿＿＿＿＿

A 面

B 片：①球面曲度＋5.25 度（5.25D）（俗名＋525 彎）。請利用 A 面製作-1.75 度之球面鏡片一個。（$n=1.523$，中心厚度 1.6m/m）

②或球面曲度＋4.25 度（4.25D）（俗名＋425 彎），請利用 A 面製作-2.00 度之球面鏡片一個。（$n=1.523$，中心厚度 1.5m/m）

③或球面曲度＋2.25 度（2.25D）（俗名＋225 彎），請利用 A 面製作-5.50 度之球面鏡片一個。（$n=1.523$，中心厚度 1.0m/m）

④或球面曲度＋3.25 度（3.25D）（俗名＋325 彎）請利用 B 面製作-5.00 度之球面鏡片一個。（$n=1.523$，中心厚度 1.0m/m）

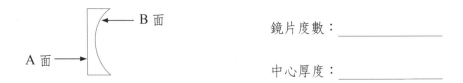

鏡片度數：＿＿＿＿＿＿＿＿

中心厚度：＿＿＿＿＿＿＿＿

第四題（078790304）

A 片：①球面曲度＋7.25 度（7.25D）（俗名＋725 彎）請利用 B 面製作＋2.50 度之球
面鏡片一個。（n＝1.523，中心厚 3.9m/m）

②球面曲度＋6.25 度（6.25D）（俗名＋625 彎），請利用 B 面製作＋1.50 度之
球面鏡片一個。（n＝1.523，中心厚度 3.2m/m）

③或球面曲度＋6.25 度（6.25D）（俗名＋625 彎），請利用 B 面製作平光之球
面鏡片一個。（n＝1.523，中心厚度 2.2m/m）

④或球面曲度＋7.25 度（7.25D）（俗名＋725 彎），請利用 B 面製作＋3.25 度
之球面鏡片一個。（n＝1.523，中心厚度 4.8m/m）

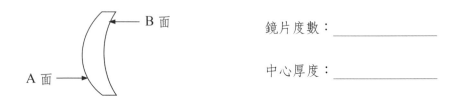

鏡片度數：＿＿＿＿＿＿＿＿

中心厚度：＿＿＿＿＿＿＿＿

B 片：①球面曲度＋5.25 度（5.25D）（俗名＋525 彎）。請利用 A 面製作-1.00 度之
球面鏡片一個。（n＝1.523，中心厚度 1.7m/m）

②或球面曲度＋4.25 度（4.25D）（俗名＋425 彎），請利用 A 面製作-3.75 度之
球面鏡片一個。（n＝1.523，中心厚度 1.3m/m）

③或球面曲度＋3.25 度（3.25D）（俗名＋325 彎），請利用 A 面製作-4.25 度之
球面鏡片一個。（n＝1.523，中心厚度 1.1m/m）

④或球面曲度＋4.25 度（4.25D）（俗名＋425 彎）請利用 A 面製作-2.50 度之鏡
片一個。（n＝1.523，中心厚度 1.5m/m）

光學元件研磨（眼鏡鏡片）丙級技士技能檢定術科測驗試題

鏡片度數：_____

中心厚度：_____

五、光學元件研磨（眼鏡鏡片）丙級技術士技能檢定術科測驗場地設備表

項次	名稱	規格	數量
1.	研磨機	球面	1 部
2.	拋光機	球面	1 部
3.	球徑計		1 台
4.	厚度計		1 台
5.	鎚子	木質或膠質	2 個
6.	研磨及拋光夾具		40 個
7.	模皿		40 個
8.	焦度計		1 台

六、光學元件研磨（眼鏡鏡片）丙級技術士技能檢定術科測驗場地材料表

項次	材料名稱	數量（一人份）
1.	金剛砂	適量
2.	拋光紙（皮）	2片
3.	拋光粉	適量
4.	玻璃胚料（毛胚）	2片
5.	酒精溶劑	適量
6.	絨布	1塊
7.	鋅片	2片

七、光學元件研磨（眼鏡鏡片）丙級技術士技能檢定術科測驗試題說明

1. 術科測驗時間：80 分鐘。

2. 測驗中的施工技巧，工作態度均為考核項目、請注意。

3. 工作規定：

(1)對供應之鏡片毛胚，照製作程序及方法之規定完成研磨。

(2)製作成品時，請以毛胚之中央為中心點。

(3)製品完成後，必須由自己檢查度數、量中心厚度及標中心，將答案寫出於試卷上。

(4)評分標準，以所檢查出之度數是否正確及合於製品要求為標準。

(5)弧度規組及模皿由應試者於庫存料中自行選出。

(6)拋光完工一片，請擦拭清潔交與評審員檢驗度數。

(7)拋光完工後，請將實際量測之鏡片度數填好，以供評審員與檢驗值相比較。

(8)請標示中心點、測厚度。

(9)請將紙袋二枚分別簽名，將所研磨鏡片裝入、交驗。

八、光學元件研磨（眼鏡鏡片）丙級技術士技能檢定術科測驗評審員注意事項

㈠請準時到達應檢場，避免有遲到，早退事宜。

㈡評審儘可能採祕密反覆方式辦理，尤應避免完全由一位評審評定全部成績，以符客觀，公正之要求。

㈢評分標準表不得對外公開；評分紀錄結果不得影響或告知考生。

㈣不得擅自更改試題原意及標準。

㈤評分標準表之紀錄應力求詳盡，尤其對於不合格原因之紀錄不可過份省略以防事後查問困難。

㈥評審員庭於詳審表上簽章，如有塗改時均應請塗改人員於塗改之處簽章以示負責。

㈦同一職類如同時有二個單位以上辦理時，各單位間宜在評審前充分交誤意見，以求評審標準趨於一致。

㈧各監考人員均備有全部考生評分表乙份，自行評分後，再綜合各監考人員評分求平均分數。

㈨成績評分若有疑問時，再經復審決定之。

㈩成績以總分 60 分以上為及格（含 60 分）。

(十一)得分在各評分項目的優、良、可、劣欄內可打√。

(十二)有關評分欄（優、良、可、劣）自評分前之協商會議規定之。

(十三)超過考試時間之規定，即為不合格。

(十四)成品度數標準，以現場指定之檢驗儀器為準。

(十五)應檢人違反應檢須知中之各規定時，監考人員得以（劣）評分其成績。

九、光學元件研磨（眼鏡鏡片）丙級技術士技能檢定術科測驗評分標準表（表一凹面）

姓　　　名			級　　　別			總　　　分				
檢定編號			試題編號			評審結果		□及格 □不及格		
檢定日期			檢定時間			評審員簽章				

項次	評分項目	評分內容		分數			
				優	良	可	劣
1.	選模	(a)弧度規選用及量測是否正確。	工作中	5	4	3	1
		(b)選模是否正確。	工作中	5	4	3	2
2.	選胚	弧度及中心厚度之量取。	工作中	7	6	5	3
3.	切削	切削弧度厚度是否正確。	工作中	10	8	6	3
4.	研磨	(a)黏著研磨墊片（如鋅片）。	工作中	5	4	2	1
		(b)研磨砂選用與研磨方法。	工作中	7	6	5	3
		(c)是否經過清洗手續。	工作中	3	2	1	0
5.	拋光	(a)黏著拋光墊片。	工作中	5	4	2	1
		(b)研磨料選用與研磨方法。	工作中	7	6	5	3
		(c)是否經過清洗手續。	工作中	3	2	1	0
6.	檢驗	(a)鏡面完整性。（指紋、傷痕、斑點、損裂、波紋、光滑度等）	成品	5	4	3	2
		(b)稜鏡度（優 1　良 1.5　可 1　劣 2　以上）。	成品	5	4	3	2
		(c)使用量具是否正確。	工作中	7	6	5	2
		(d)度數檢查。	成品	8	6	4	2
		(e)中心厚度（優 ±0.1　良 ±0.2　可 ±0.3　劣 ±0.3　以上）。	成品	3	2	1	0
		(f)標中心。	成品	5	4	3	1
7.	用具清理歸位	(a)模具墊片剝離清洗，量規歸位。	工作中	5	4	3	0
		(b)工作態度。	工作中	5	4	3	0

註：1.本表僅供評審員使用，不對外公開。

　　2.模具不註明彎度（曲度）選模施工後又重選者，在選模項目內扣分。

　　3.選毛胚加工後再重新選胚者，在選胚項目內扣分。

　　4.度數檢查評分標準：高為 700 度以上，中為 350 度～700 度，低為 350 度以內。公差優：高 12 度，中 6 度，低 3 度。公差良：高 25 度，中 12 度，低 6 度。公差可：高 37 度，中 25 度，低 12 度。公差劣：高 37 度，中 25 度，低 12 度以上。

十、光學元件研磨（眼鏡鏡片）丙級技術士技能檢定術科測驗評分標準表（表二凸面）

姓 名			級 別		總 分				
檢定編號			試題編號		評審結果	□及格 □不及格			
檢定日期			檢定時間		評審員簽章				

項次	評分項目	評分內容		分數			
				優	良	可	劣
1.	選模	(a)弧度規選用及量測是否正確。	工作中	10	8	6	2
		(b)選模是否正確。	工作中	10	8	6	4
2.	選胚	弧度及中心厚度之量取。	工作中	7	6	5	3
3.	研磨	(a)黏著研磨墊片（如鋅片）。	工作中	5	4	2	1
		(b)研磨砂選用與研磨方法。	工作中	7	6	5	3
		(c)是否經過清洗手續。	工作中	3	2	1	0
4.	拋光	(a)黏著研磨墊片。	工作中	5	4	2	1
		(b)研磨料選用與研磨方法。	工作中	7	6	5	3
		(c)是否經過清洗手續。	工作中	3	2	1	0
5.	檢驗	(a)鏡面完整性。（指紋、傷痕、斑點、損裂、波紋、光滑度等）	成品	5	4	3	2
		(b)稜鏡度（優1 良1.5 可1 劣2 以上）。	成品	5	4	3	2
		(c)使用量具是否正確。	工作中	7	6	5	2
		(d)度數檢查。	成品	8	6	4	2
		(e)中心厚度（優±0.1 良±0.2 可±0.3 劣±0.3 以上）。	成品	3	2	1	0
		(f)標中心。	成品	5	4	3	1
6.	用具清理歸位	(a)模具墊片剝離清洗，量規歸位。	工作中	5	4	3	0
		(b)工作態度。	工作中	5	4	3	0

註：1.本表僅供評審員使用，不對外公開。

2.模具不註明彎度（曲度）選模施工後又重選者，在選模項自內扣分。

3.選毛胚加工後再重新選胚者，在選胚項目內扣分。

4.度數檢查評分標準：高為700度以上，中為350度～700度，低為350度以內。公差優：高12度，中6度，低3度。公差良：高25度，中12度，低6度。公差可：高37度，中25度，低12度。公差劣：高37度，中25度，低12度以上。

十一、光學元件研磨（眼鏡鏡片）丙級技術士技能檢定術科測驗評分總表

考生姓名		檢定編號		總評	□及格
評審長簽章		檢定日期			□不及格
測驗項目	凹面		凸面		
實得總分					

附件二

光學鏡片製作

一、前言

　　各種的光學儀器，是由光學金屬零件和光學元件所組立而成的。其中光學元件，可分為鏡片（透鏡）、棱鏡和反射鏡三種，鏡片、棱鏡的加工，是要合理性而且經濟性的，它的基礎是材料加工機器與適當的加工方法。因為用途的不同，而且加工的材質、形狀大小、要求精度都有很大的差異。

二、球面鏡片加工面

　　1. 兩凸—兩面都是凸面的形狀。（圖1-a）
　　2. 兩凹—兩面都是凹面的形狀。（圖1-b）
　　3. 平凸—平面與凸面的形狀。（圖1-c）
　　4. 平凹—平面與凹面的形狀。（圖1-d）
　　5. 彎月形—凸面與凹面的形狀。
　　　凸彎月形—中心比邊緣厚的彎月形。（圖1-e）
　　　凹彎月形—邊緣比中心厚的彎月形。（圖1-f）

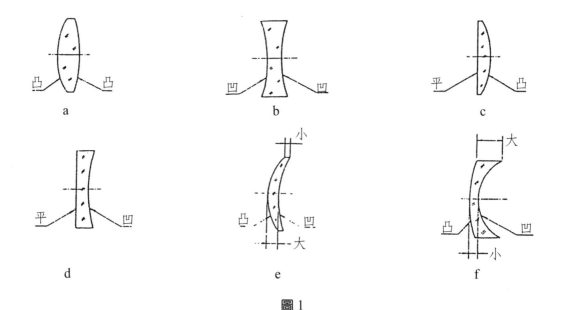

圖1

三、光學鏡片玻璃材料

光學玻璃材料，分為冠冕玻璃（Crown glass）和火石玻璃（Flint glass），是以色散率（abbe）V_d 來決定的，$V_d > 55$ 為冠冕玻璃，$V_d < 55$ 為火石玻璃。

玻璃的特性

(1)化學性安定的玻璃如 K. BK. Tak—耐酸性，耐水性好。化學性不安定的玻璃如 Kz, Fs, LaLk—耐酸性，耐水性不好。

(2)一般來說含鹼量，折射率低的玻璃，耐酸性好，但耐水性不好。而折射率高的玻璃，耐酸性不好，但耐水性好。

冠冕玻璃比火石玻璃耐水性好。

(3)玻璃研磨之難易，是決定於水在玻璃上之侵蝕層上，使其侵蝕快慢而定。

耐久性不好之 SK 16 最易研磨。

耐久性好之 BK 7 研磨困難。

(4)耐化學性弱的玻璃，其研磨面容易磨，但易產生雲狀霉、腐蝕等，故研磨中須注意取放並妥為保存。

玻璃的種類

(1) SF-F-LF-KF-K 系列

重火石容易著色（因含有多量之 PbO），比重大溶融溫度低，耐酸性不良。若 PbO 減少，即鹼性增大，耐水性差。KF 易生白霉，耐酸性好，耐水性不好。

(2) Ba SF-BaF-BaLF-BaK-BaLK 系列

因含有 BaO 故耐酸性不良，耐水性差。

(3) Ba SF-Ba F-SSK-SK 系列

適於製造高折射率低分散之玻璃。

(4) LaF-LaK 系列

耐酸性不良，但難溶於水，故耐水性好，LaK 較 LaF 差。

(5) PK-PSK-BK 系列

　　BK 為光學玻璃中，最普遍使用，而且最多量的材料，安定的光學玻璃。

四、光學鏡片加工用研磨材料

研削用砥粒

(1)天然品—天然 Diamond（D 或 ND 砥粒）。

　　人造品—人造 Diamond（MD 砥粒）。

(2)研削用砥粒應具備之條件

　　(a)比加工材料要硬。

　　(b)韌性高（不因研削應力而容易變形或破壞且不易磨損）。

　　(c)能適當地自生發刃（適應研削應力而產生小破碎而發生微小切刃）。

　　(d)溶融點，軟化點比加工物高（不因研劑發熱使砥粒尖端溶融軟化）。

　　(e)對加工物而言，為不活性之化學性質（細磨劑即以化學性活性為有效之作用）。

　　(f)形狀與粒度為均勻之粉粒（不均勻時在加工面產生傷痕）。

　　(g)表面易濕潤（與 Lap 液之混合性，以及接著劑之接著性要良好）。

目前所用之研削材料

(1)研削用

　　(a)鑽石砥石（Diamond Tools）D 砥石。

　　(b)炭化矽質（GC）砥石—研削力強，純度高具有綠色光澤者。

(2)粗磨用

　　(a)炭他矽質（C）砥石。

　　　普通為黑灰色，研削力強。

　　(b)金剛砂（Emery）：鐵礦狀細粒，研削力強。

　　(c)鑽石粒。

(3)拋光用

  (a)氧化（CeO_2），比氧化鐵研磨能力為大，而且不污染。一般以高純度者其效率高，顏色有淡黃色或棕色，純度低者愈接近棕色。光學工廠中最常用之拋光劑。

  (b)氧化鐵（FeO）俗稱紅丹。

  (c)氧化鋁。

研削液

　　研削液對研削效率，面之品質，砥石損耗有很大影響，故應具有潤滑性、冷卻性、浸透性。以成分可分為(1)不水溶性、油性；(2)乳化型水溶性；(3)半透明乳化水溶性；4 溶解型水溶性。

研磨瀝青

  (1)石油系。
  (2)石炭系。
  (3)木材系。

研磨 Pad

　　特殊的發泡處理，可在高速高壓研磨使用，工廠廣泛使用。

五、加工作業流程圖

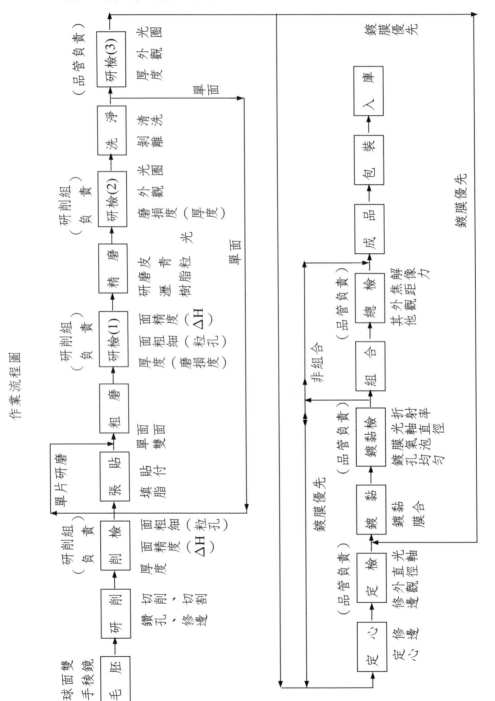

圖2

六、研削

　　將鏡片或稜鏡毛胚，在球面切削機（Curve Generator）或平面研削盤（Sur face Gra-inder）上，以鑽石砥石（Diamond Tools）將其切削成所需要的球面或平面之作業稱為研削。即將其形狀、厚度及面粗細度等研削成符合所要求之品質水準的作業之謂。

球面研削

　　圖 3 設鑽石砥石直徑為 D，砥石軸角度為 θ，被研削球面之半徑為 R，即三者之關係式為：

$$\sin\theta = \frac{D}{2\,(R \pm r)}$$

　　R：球面之曲率半徑　　r：鑽石砥石先端曲率

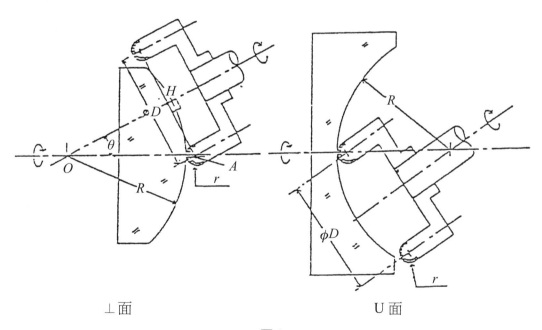

⊥ 面　　　　　　　　　　　　U 面

圖 3

計算例：R：30，D：20，r：1.5，θ：20°30′

$$\sin\theta = \frac{20}{20 \times (30+1.5)} = 0.31746 = 20°33′$$

D：鑽石砥石的直徑　θ：砥石軸傾斜角度

＋符號：⊥面用　－符號：U面用

球面曲率半徑精度

研削後的加工面，使用簡易球面計，容易得到測定的曲率半徑。一般研削完成的鏡片，其曲率半徑。較光學原器之曲率低-5～-10μm。

檢查

研削後之鏡片，須檢查是否有不良，由材料原因產生的氣泡、脈理，或由加工所產生的球面精度，中心厚度、偏心、面粗糙度等之誤差。

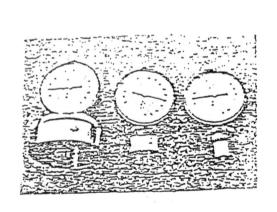 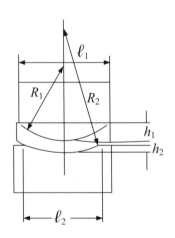

圖4　簡易球面計

R_1：U面曲率半徑

R_2：⊥面曲率半徑

ℓ_1：U面測定環直徑

ℓ_2：⊥面測定環直徑

h_1：U面之弦頂距　h_2：⊥面之弦頂距

$$R = \frac{(\ell/2)^2}{2h} + \frac{h}{2}$$

或　$h = R - \sqrt{R^2 - (\ell/2)^2}$

研削之品質要求有三：

(1)曲率半徑值(R)—應近似於光學設計值之曲率。

(2)表面粗細度(S)—表面應均勻並且無粒孔。

(3)中心厚度(T)—應為光學設計值加上加工耗損值。

修邊（倒角）

為了防止或減少光學鏡片於研磨或剝離作業中，發生割傷或裂邊，對 U 鏡片或大曲率（通常為 100 以上）之⊥鏡片，於研削後加以修邊（倒角）作業。

七、張貼

研削後的鏡片，依研磨面之曲率半徑、形狀、直徑及厚度等，將其（多數個）排列於付貼皿上並固定之作業，稱為張貼。

張貼作業之好壞，直接影響研磨作業之難易度，研磨面精密度及其良品率，故須小心作業。

張貼方式與特徵

(1)全面式——①直徑非常小（例 15ϕ 以下）鏡片多數個張貼。

　　　　　　②3 個無法用平台式張貼的。

(2)平台式——①直徑小（例 15ϕ～50ϕ）一般鏡片多數個張貼。

(3)棒條式——①直徑中等（例 50ϕ～70ϕ）的多數張貼。

　　　　　　②平面或精度高的鏡片。

(4)仁丹式——①大型鏡片或平面一個拋光。

　　　　　　②要求高精度薄鏡片一個拋光。

(5)治具式——①鏡片一個拋光或平面多數個張貼。

　　　　　　②薄黏劑張貼（蠟或松香）。

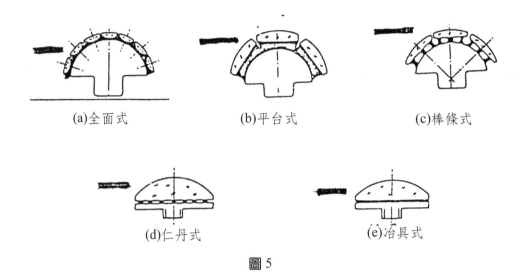

(a)全面式　　　　　(b)平台式　　　　　(c)棒條式

(d)仁丹式　　　　　(e)冶具式

圖 5

張貼方法

(1)傳統式之研磨，張貼方法是將鏡片研磨面之反面填脂，用燒皿加熱於脂上，冷
　 卻後剝離即完成作業。

(2)固定座撐體

　 在工具上挖孔，其孔為設計好之球面，多數研磨量產常用。（圖 7）

(3)近年來，由於高速研磨之發展，使研磨時間縮短，而使張貼、剝離等之準備工
　 作成為瓶頸。為解決此問題以無張貼方式（No Blocking）即以 Lens Holder 夾
　 持鏡片。（圖 8）

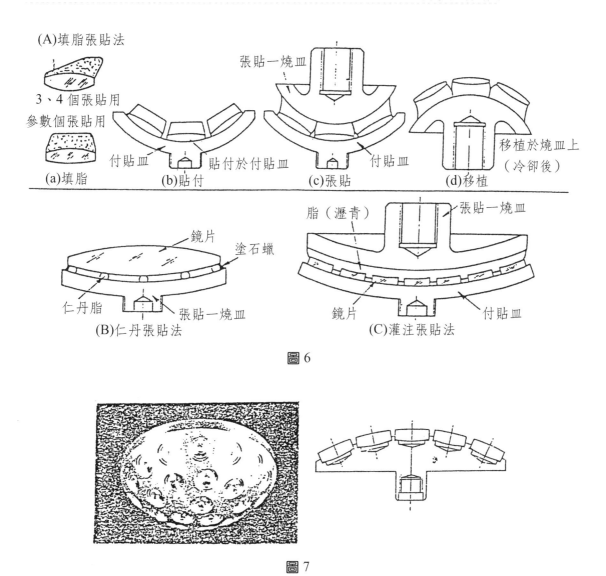

(A)填脂張貼法

3、4個張貼用

參數個張貼用

(a)填脂　　(b)貼付　　(c)張貼　　(d)移植

張貼一燒皿

付貼皿　貼付於付貼皿

付貼皿

移植於燒皿上
（冷卻後）

脂（瀝青）　張貼一燒皿

鏡片　　塗石蠟

仁丹脂　　張貼一燒皿

鏡片　　付貼皿

(B)仁丹張貼法　　(C)灌注張貼法

圖6

圖7

張貼個數

　　鏡片張貼個數，視曲率半徑 R、直徑 D 及中心厚度 T 等而定。一般得以下式表示之。

　　⑴平面或大曲率之鏡片

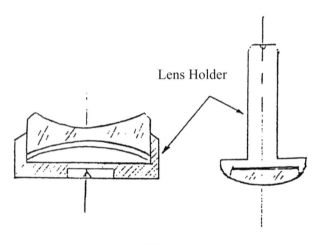

圖 8

$$N = \frac{3}{4} \frac{D^2}{(\phi+1)^2}$$

(2)一般球面鏡片

$$N = \frac{2\pi Rh}{(\phi+1)^2}$$

式中 N：張貼個數

　　ϕ：鏡片直徑（mm）

　　D：付貼皿直徑（mm）

　　h：付貼皿高（深）度（mm）

　　R：鏡片曲率半徑（mm）

但是，鏡片間際為 1mm

決定張貼個數的條件，一般以圖 9 表示以 $\frac{r}{R}$ 值定之。

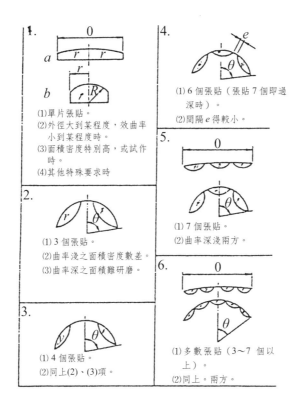

圖 9

常用之張貼劑有張貼瀝青、蜜蠟、石膏及低融點合金等

張貼作業的品質會影響研磨作業的難易度，因此其作業要求有：(1)間隙均勻；(2)張貼牢固；(3)邊緣整齊；(4)研磨面乾淨。

附件三

技能檢定規範

一、驗光配鏡技術士技能檢定規範說明

　　為提高驗光配鏡專業人員的技能與專業知識水準，在於因應個人視力不良問題日益嚴重，視力矯正需求也日漸增加，為加強以專業服務國人之專業精神，特立此一規範，以作為從業人員的技術標準，並提供消費者一個正常合理的依循。

　　本技能檢定暫定分為乙、丙兩級：

　　乙級必須專精熟練的知識與技能，能擔任領導與管理的工作，必須能完全掌握專業領域內所有工作如：驗光、儀器設備操作、眼鏡研磨裝配、調整、視光學、光學、人體結構等之專業知識。

　　丙級必須具備熟練的儀器操作技能，如驗光設備、鏡片研磨設、調整、鏡片材質與特性、鏡框材質與設計的專業知識，並協助乙級技術士執行驗光配鏡的工作。

　　乙級的工作項目如下：

　　一、職業道德；二、眼鏡片光學原理；三、視覺光學；四、背景資料取得與程序；五、驗光學；六、鏡片驗度儀操作與量測；七、鏡框種類與用途及使用；八、眼鏡片種類；九、眼鏡片裁型與安裝；十、弧度儀的操作與量測；十一、檢影鏡；十二、自動驗光機；十三、裂隙燈的操作；十四、視力表的認識與使用；十五、試片組與試鏡架的認識與用途；十六、驗光儀的使用；十七、磨片與相關之設備；十八、衛生及急救常識；十九、清潔的基本常識。

　　丙級的工作項目如下：

　　一、職業道德；二、眼鏡片光學原理；三、鏡片驗度儀操作與量測；四、鏡框種類與用途及使用；五、眼鏡片種類；六、眼鏡片裁型與安裝；七、弧度儀的操作與量測；八、初步檢查；九、檢影鏡；十、自動驗光機；十一、視力表的認識與使用；十二、試片組與試鏡架的認識與用途；十三、驗光儀的使用；十四、磨片與相關之設備；十五、衛生及急救常識；十六、清潔的基本常識。

二、驗光配鏡丙級技術士技能檢定規範

級　　別：丙級

工作範圍：從事驗光助理及配鏡工作，且具備相關之光學、配鏡學、視光學、鏡片鏡框設計
　　　　　及材料學，具基礎驗光學等之知識，且熟悉安全衛生。

應具知能：應具備下列各項技能及相關知識：

工作項目	技能種類	技能標準	相關知識
一、職業道德	㈠工作態度	敬業、熱忱的服務精神，具愛心，尊重顧客	1.了解國民生活須知 2.了解日常生活禮儀 3.了解公共場所禮儀 4.了解接待禮儀
	㈡待客禮儀	善用肢體語言，熟諳禮儀，規範與溝通技巧	
	㈢個人儀表	端莊、自信、整潔、誠懇、專業的形象	
	㈣相關專業知識	具備足夠相關的專業知識與解說的能力	
二、眼鏡鏡片光學原理	㈠折射與反射	1.熟悉折射的原理與運用 2.熟悉反射的原理與運用 3.熟悉稜鏡的原理與運用	1.具備物理，幾何光學的常識 2.了解鏡片材質、反射、折射的原理
	㈡成像原理	1.熟悉焦點的原理 2.熟悉實像的原理 3.熟悉虛像的原理	
	㈢像差	能正確了解下列各項 1.像差成因 2.像差後果 3.像差處置	
三、鏡片驗度儀操作與量測	㈠歸零	調整儀器避免誤差	1.了解基本光學原理 2.了解屈折不正的基本原理 3.具備基本光學換算能力
	㈡屈光度數量測	1.球面度數 2.散光度數 3.散光軸度 4.稜鏡的量測 5.光學中心的訂定	

工作項目	技能種類	技能標準	相關知識
四、鏡框種類與用途及使用	(一)鏡框材質與固定鏡片方式的認定	能判別鏡框的材質 1.金屬框 2.塑膠框 3.玻璃纖維框 4.碳纖維框 5.螺絲固定型鏡框 6.尼龍線固定型	1.了解鏡框的組成原料及其特性 2.熟悉各種不同材質鏡框的鏡片安裝方法
	(二)不同造型鏡框的種類	能對不同的視力及臉型需求提出正確的建議 1.標準型鏡框 2.運動型鏡框 3.兒童框 4.特殊用途鏡框	1.具針對不同的對象作適當的選擇能力 2.具有針對不同需求對象的建議能力 3.了解人體工學
	(三)鏡框的調整	1.鼻墊的調整 2.腳架的調整 3.框面的調整 4.掛耳的調整 5.調整時的注意事項	1.具基本人體臉型的概念 2.熟悉鏡框的材質 3.熟悉各種鏡框調整工具的使用方法
五、鏡片種類	(一)鏡片材質的認識	能判別鏡片的種類 1.玻璃鏡片 2.樹脂鏡片 3.樹脂染色鏡片 4.變色鏡片 5.壓克力鏡片 6.聚碳酸脂鏡片 （P. C Polycarbonate） 7.鍍膜	1.熟悉相關的光學原理 2.熟悉不同材質鏡片的裁型方法 3.熟悉各種材質的成份與加工方法 4.熟悉配鏡學
	(二)鏡片設計的原則	1.球面鏡片 2.散光鏡片 3.雙光鏡片 4.多焦點鏡片	1.熟悉相關的光學原理 2.了解老花眼鏡的意義與矯正法

工作項目	技能種類	技能標準	相關知識
	(三)鏡片品質的判定	能判別鏡片品質的優劣 1.對光檢查、氣泡、紋理、瑕疵 2.以驗度儀判斷鏡片 3.鏡片規格標準的認定	1.熟悉基本鏡片研磨、原料、加工的過程與注意 2.了解各種鏡片的標準值
	(四)不同鏡片顏色的效果	1.色彩不同的效果 2.顏色深度的遮光度 3.鏡片抗紫外線的認識	1.了解光與瞳孔的關係 2.了解顏色與美容的基本關係 3.了解顏色與視覺色差的關係 4.了解光譜的原理
六、鏡片裁型與安裝	鏡片裁形與安裝	1.裁型與尺寸大小調整 2.鏡片光學中心與瞳孔的定位 3.鏡片修邊 4.鏡片車溝 5.鏡片鑽孔 6.固定的要求 7.擦拭及保養 8.操作失當的後果	1.熟悉鏡框的尺寸與鏡片的配合位置 2.熟悉不同鏡片材質的適用裁型研磨與保護方法 3.熟悉各種不同裁型研磨加工的工具及其使用方法 4.了解針對不同鏡片所使用的清潔劑
七、弧度儀的操作與量測	(一)弧度儀操作及定位	歸零	1.具物理光學基本知識 2.具備基本光學的常識 3.具備研判尺度刻劃的能力 4.具備基本數學算的能力
	(二)弧度測量	1.定位的正確性 2.量測對焦的正確性	
	(三)數據判讀	1.具有屈光度與弧度的判讀能力 2.散光差異的確認能力	

工作項目	技能種類	技能標準	相關知識
八、初步檢查	(一)瞳孔距離量測	1.單眼量測 2.雙眼量測	具尺寸刻劃研判觀念能力
	(二)近點量測	1.輻輳近點 2.調節近點	
九、檢影鏡	(一)不同距離的認識	能夠了解檢查距離與固視距離會產生的不同結果 1.固視距離不同的情況 2.檢查距離不同的差異	1.認識基本光學原理 2.具調節能力觀念的知識 3.具基本數字量測與計算的能力 4.具光學投射原理的常識 5.具良好溝通與解說能力 6.具敏銳的觀察力
	(二)檢影鏡不同光線的認識	1.平行光的使用 2.收縮光的使用 3.發散光的使用	
	(三)反射光的判斷	1.交叉光的處置 2.順動光的處置 3.逆動光的處置 4.中和光的判斷 5.球面度數的量測 6.散光軸度的量測 7.散光度數的量測	
十、自動驗光機	(一)定位	1.儀器的校準 2.被驗者的定位	1.具基本機械原理常識 2.了解光學源
	(二)數據研判	1.所得數據的分析 2.所得數據的使用	
十一、視力表的認識與使用	(一)視力表的數類	認識不同類型的視力表	1.了解視力表的發展歷史 2.了解視角與視力的關聯 3.了解生理盲點 4.了解視力靈敏度 5.了解光與視力之關聯 6.了解兩眼視機能
	(二)視力表的用途	了解各種不同功能的視力表 1.文字或數字視力表的用途 2.紅綠視標 3.鐘面視標 4.放射線條視標 5.蜂巢點狀視標 6.十字視標 7.兩眼平衡視標 8.立體視視標	

工作項目	技能種類	技能標準	相關知識
十二、試片組與試鏡架的認識與用途	(一)試鏡架的種類與用途	試鏡架的種類 1.可調式 2.固定式	1.了解人體工學 2.了解基本光學 3.具有基本尺寸觀念 4.了解成像原理
	(二)試片組的認識	了解試片組組成的內容與用途 1.球面鏡片 2.散光鏡片 3.稜鏡鏡片 4.輔助鏡片	
十三、驗光儀的使用 Phoroptor	(一)設定	1.瞳孔距離 2.頂點距離 3.水平校準	1.了解儀器的基本保養及一般通則 2.了解光學概念 3.了解成像原理 4.了解眼球生理概念 5.了解基本數學觀念
	(二)球面度數的使用	1.0.25D 小屈光度的調整 2.大屈光度的調整	
	(三)散光度數的使用	1.散光屈光度數的設定 2.散光軸度的調整	
	(四)交叉圓柱鏡的使用	1.散光軸度的再確認 2.散光屈光度的再確認	
	(五)輔助鏡的使用	1.檢影法輔助鏡的使用 2.針孔板 3.馬篤式（Maddox）鏡 4.±0.50D 交叉圓柱鏡 5.紅綠濾色片的使用 6.偏光鏡片 7.稜鏡	
十四、磨片與相關設備	(一)自動磨片機	一般相關使用常識	1.熟悉相關機械的操作 2.了解材質特性 3.嚴謹熟練的工作態度與技巧 4.適當的美學觀念 5.精確的尺寸觀念
	(二)手動磨片機	手動磨片機的方法	
	(三)鑽孔機	了解鑽孔機的一般常識	
	(四)拋光機	了解鏡片邊緣拋光機的一般常識	

工作項目	技能種類	技能標準	相關知識
十五、衛生常識	(一)個人的衛生	1.了解從業人員應注意之個人衛生事項 2.了解正確洗手方法	1.了解個人衛生常識
十六、清潔的基本常識	(一)清潔目的		了解驗光配鏡儀器及器具常用的清潔方法
	(二)驗光配鏡儀器的清潔方法	1.能正確清潔驗光配鏡儀器及器具 2.能正確使用各種清潔劑	

三、驗光配鏡乙級技術士技能檢定規範

級　　別：乙級

工作範圍：從事驗光助理及配鏡工作，且具備有相關之光學、配鏡學、視光學、鏡片鏡框設計及材料學，具基礎驗光學等之知識，且熟悉安全衛生。

應具知能：應具備丙級技術士之知識及技能外，並應具備下列各項技能相關知識。

工作項目	技能種類	技能標準	相關知識
一、職業道德	(一)服務精神	1.敬業、樂群、熱愛工作，愛護同事、尊重顧客 2.熟悉工作流程，遵守禮儀規範，善用接待溝通技巧 3.服裝整潔、儀容端莊、親切有禮、言行大方 4.具備足夠相關的專業知識與工作的能力，以顧客的實際需求為依歸	1.了解國民生活須知 2.了解日常生活禮儀 3.了解公共場所禮儀 4.了解接待禮儀 5.了解說話禮儀 6.了解驗光配鏡師的工作使命 7.了解經營管理學 8.了解人際溝通的常識
	(二)經營管理	1.能熟悉經營管理知識 2.能熟識人際溝通技巧與管理員工之道	9.了解員工管理的常識
二、眼鏡鏡片光學原理	(一)折射與反射	1.熟悉折射的原理與運用 2.熟悉反射的原理與運用 3.熟悉稜鏡的原理與運用	1.具備物理、幾何光學的常識 2.了解鏡片材質、反射、折射的原理
	(二)成像原理	1.熟悉焦點的原理 2.熟悉實像的原理 3.熟悉虛像的原理	
	(三)像差	1.像差的成因 2.像差的後果 3.像差的處置方法	
三、視覺光學	(一)眼球結構	1.眼球各部組織組成與功能 2.眼球各部組織的關聯	1.了解人體生理、結構的關聯 2.了解全身或局部性的異常對視覺的影
	(二)眼球視覺	1.視覺的傳導 2.視覺傳導的障礙	

工作項目	技能種類	技能標準	相關知識
	(三)眼球異常	1.眼球異常 2.眼球異常與視覺的關聯	響與後遺症 3.了解飲食與身體健康的關係
	(四)身體系統	1.全身生理概要 2.與眼球及視覺相關的生理情況	
四、背景資料取得與程序	(一)溝通應對技巧	1.和善專業的口吻 2.耐心傾聽並記錄 3.探討語氣中可能真正的原因	1.具有心理學概念 2.具有完整的驗光配鏡專業知識與經驗 3.具有豐富的生活經驗 4.具有豐富的人際交往經驗 5.具有委婉和善親切的態度
	(二)環境背景的了解	1.被驗者的家庭學校狀況 2.壓力的來源 3.希望的結果	
	(三)主訴	1.主要困擾的所在 2.可能的原因	
	(四)處理的方向	1.可能的處理方式 2.需要被驗者及家屬師長配合的地方 3.問題處置所可能的狀況與時間	
	(五)外觀檢查	1.眼位 2.眼球運動 3.遮蓋測試 4.瞳孔距離量測 5.輻輳近點，調節近點量測	
	(六)肢體語言	1.肢體語言的意義與判斷 2.肢體語言與視覺的關聯 3.視力不良對行動所造成的影響	1.熟悉人類行為 2.稍具基礎心理知識
五、驗光學	(一)單純屈折不正	1.近視的量測與成因 2.近視的矯正方法與建議 3.遠視的量測與成因 4.遠視的矯正方法與建議 5.散光的量測與矯正	1.了解眼球生理結構 2.了解眼球生理與結構上的缺陷帶來的困擾 3.了解視覺學習模式與視力靈敏度的關聯
	(二)弱視	1.弱視的成因與量測 2.基本弱視的矯正與訓練	

工作項目	技能種類	技能標準	相關知識
	(三)老花眼	1.老花眼所產生的困擾 2.老花眼的矯正 3.老花眼矯正時所需注意的事項	4.學習追究視覺缺陷產生原因探討本能 5.了解人體新陳代謝的基本功能 6.認識視覺與學習的重大關聯
	(四)兩眼視機能	1.融像 2.異常處置	
	(五)斜視	1.斜視可能的成因 2.斜視可能的後遺症	
六、鏡片驗度儀操作與量	(一)歸零	調整儀器避免誤差	1.了解基本光學原理 2.了解屈折不正的基本原理
	(二)屈光度數量測	1.球面度數 2.散光度數 3.散光軸度 4.稜鏡的量測 5.光學中心的定訂	
七、鏡框種類與用途及使用	(一)鏡框材質與固定鏡片方式的認定	能判別鏡框的材質 1.金屬框 2.塑膠框 3.玻璃纖維框 4.碳纖維框 5.螺絲固定型鏡框 6.尼龍線固定型	1.了解鏡框的組成原料及其特性 2.熟悉各種不同材質鏡框的鏡片安裝方法
	(二)不同造型鏡框的種類	能對不同的視力及臉型需求提出正確的建議 1.標準型鏡框 2.運動型鏡框 3.兒童框 4.特殊用途鏡框	1.具針對不同的對象作適當的選擇能力 2.具有針對不同需求對象的建議能力 3.了解人體工學
	(三)鏡框的調整	1.鼻墊的調整 2.腳架的調整 3.框面的調整 4.掛耳的調整 5.調整時的注意事項	1.具基本人體臉型的概念 2.熟悉鏡框的材質 3.熟悉各種鏡框調整工具的使用方法

工作項目	技能種類	技能標準	相關知識
八、眼鏡片種類	(一)眼鏡片材質的認識	能判別鏡片的種類 1.玻璃鏡片 2.樹脂鏡片 3.樹脂染色鏡片 4.變色鏡片 5.壓克力鏡片 6.聚碳酸脂鏡片 （P. C Plycarbonate） 7.鍍膜	1.熟悉相關的光學原理 2.熟悉不同材質鏡片的裁型方法 3.熟悉各種材質的成分與加工方法 4.熟悉配鏡學
	(二)鏡片設計的原則	1.球面鏡片 2.散光鏡片 3.雙光鏡片 4.多焦點鏡片	1.熟悉相關的光學原理 2.了解老花眼的意義與矯正法
	(三)鏡片品質的判定	能判別鏡片品質的優劣 1.對光檢查、氣泡、紋理、瑕疵 2.以驗度儀判斷鏡片 3.鏡片規格標準的認定	1.熟悉基本鏡片研磨、原料、加工的過程與注意事項 2.了解各種鏡片的標準值
	(四)不同鏡片顏色的效果	1.色彩不同的效果 2.顏色深淺的遮光度 3.鏡片抗紫外線的認識	1.了解光與瞳孔的關係 2.了解顏色與美容的基本關係 3.了解顏色與視覺色差的關係 4.了解光譜的原理
九、眼鏡片裁型與安裝	眼鏡片裁形與安裝	1.裁型與尺寸大小調整 2.鏡片光學中心與瞳孔的定位 3.鏡片修邊 4.鏡片車溝 5.鏡片鑽孔 6.固定的要求 7.擦拭及保養	1.熟悉鏡框尺寸與鏡片的配合位置 2.熟悉不同鏡片材質的適用裁型研磨與保護的方法 3.熟悉各種不同裁型研磨加工的工具及

工作項目	技能種類	技能標準	相關知識
		8.操作失當的後果	其使用方法 4.了解針對不同鏡片所使用的清潔劑
十、弧度儀的操作與量測	(一)弧度儀操作及定位	歸零	1.具物理光學基本知識 2.具備基本視光學的常識 3.具備研判尺度刻劃的能力 4.具備基本數學算的能力
	(二)弧度量測	1.定位的正確性 2.量測對焦的正確性	
	(三)數據判讀	1.具有屈光度與弧度的判讀能力 2.散光差異的確認能力	
十一、檢影鏡	(一)不同距離的認識	能夠了解檢查距離與固視距離會產生的不同結果 1.固視距離不同的情況 2.檢查距離不同的差異	1.認識基本光學原理 2.具水晶體調節能力觀念的知識 3.具基本數學量測與
	(二)檢影鏡不同光線的認識	1.平行光的使用 2.收縮光的使用 3.發散光的使用	4.具光學投射原理的常識 5.具良好溝通與解說能力 6.具敏銳的觀察力
	(三)反射光的判斷	1.交叉光的處置 2.順動光的處置 3.逆動光的處置 4.中和光的判斷 5.球面度數的量測 6.散光軸度的確定 7.散光度數的量測	
十二、自動驗光機	(一)定位	1.儀器的校準 2.被驗者的定位	1.具基本機械原理常識 2.了解光學原理
	(二)數據研判	1.所得數據的分析 2.所得數據的使用	
十三、裂隙燈的操作	(一)調整	具接目鏡的歸零與光線的對焦能力	具備良好的判斷力與清晰的視力
	(二)工作解說	必須態度親切,和善的作用解說	1.良好的溝通解說技巧

工作項目	技能種類	技能標準	相關知識
			2.親切的口吻與專業能力
	(三)操作技能	1.漫射照射法的使用 2.直接照射法的使用 3.間接照射法的使用 4.背面反射照射法的使用 5.平行切面照射法的使用 6.濾光鏡照射法的使用 7.裂隙光寬窄的調整時機	1.舒適自在的坐姿 2.雙眼固視能力
	(四)光線角度與觀察角度的選擇	光入射角與觀察角度讀調整對焦的能力	
	(五)異常判斷與轉診		
十四、視力表的認識與使用	(一)視力表的種類	認識不同類型的視力表	1.了解視力表的發展歷史 2.了解視角與視力的關聯 3.了解生理盲點 4.了解視力靈敏度 5.了解光與視力之關聯 6.了解兩眼視機能
	(二)視力表的用途	了解各種不同功能的視力表 1.文字或數字視力表的使用 2.紅綠視標的使用 3.鐘面視標的用途 4.放射線條視標的用途 5.蜂巢點狀視標的用途 6.十字視標的用途 7.兩眼平衡視標原理與用法 8.立體視視標原理與用法	
十五、試片組與試鏡架的認識與用途	(一)試鏡架的種類與用途	試鏡架的種類 1.可調式 2.固定式	1.了解人體工學 2.了解基本光學 3.具有基本尺寸觀念 4.了解成像原理
	(二)試片組的認識	了解試片組組成的內容與用途 1.球面鏡片 2.散光鏡片 3.稜鏡鏡片 4.輔助鏡片	

工作項目	技能種類	技能標準	相關知識
十六、驗光儀的使用 Phoroptor	(一)設定	1.瞳孔距離 2.頂點距離 3.水平校準	1.了解儀器的基本保養及一般通則 2.了解光學概念 3.了解成像原則 4.了解眼球生理概念 5.了解基本數學概念
	(二)球面度數的使用	1.0.25D 小屈光度的調整 2.大屈光度的調整	
	(三)散光度數的使用	1.散光屈光度數的設定 2.散光軸度的調整	
	(四)交叉圓柱鏡的使用	1.散光軸度的再確認 2.散光屈光度的再確認	
	(五)輔助鏡的使用	1.檢影法輔助鏡的使用 2.針孔板 3.馬式篤（Maddox）鏡 4.±0.50D 交叉圓柱鏡	
十七、磨片與相關之設備	(一)自動磨片機	一般相關使用常識	1.熟悉相關機械的操作 2.了解材質的特性 3.嚴緊熟練的工作態度與技巧 4.精確的尺寸觀念 5.適當的美學觀念
	(二)手動磨片機	手動磨片機的使用方法	
	(三)鑽孔機	了解鑽孔機的一般常識	
	(四)拋光機	了解鏡片邊緣拋光機的一般常識	
十八、衛生常識	(一)個人衛生	1.了解從業人員應注意之個人衛生事項 2.了解正確洗手方法	1.了解個人衛生常識 2.了解省市（營養衛生管理規則）有關規定
	(二)營養場所衛生	了解營養場所應注意衛生事項	
十九、清潔的基本常識	(一)清潔的目的		了解驗光配鏡儀器及器具常用的清潔方法
	(二)驗光配鏡儀器的清潔方法	1.能正確清潔驗光配鏡儀器及器具 2.能正確使用各種清潔劑	

符號索引

P_f：　　　　鏡面上某點所受的瞬時壓力

V_f：　　　　該點與磨具瞬時的相對速度

K：　　　　材料常數

T：　　　　全部研磨的時間

ΔW：　　　即為鏡面某小區域（ΔS）被磨去的平均材料深度

d_t：　　　　為某一短時時段

δL：　　　　擺臂的長度變化，

$\overrightarrow{PF}$：　　　擺桿運動的位置向量，

$\vec{V}_{vot}(t)$：　　工作物上任一點 G 相對於磨盤的速度，

F_0：　　　　擺動相對於 O' 的位置向量，

L_0：　　　　P 到 O' 點的距離，

F_w：　　　　工作物的轉動頻率，

F_t，　　　　磨盤的轉動頻率，

W_w：　　　工作物的轉動角頻率，

W_t：　　　磨盤的轉動角頻率，

r_2：　　　　擺桿至工作物上任一點 G，

A_{area}：　　表示鏡片與磨盤接觸總面積，

C_p：　　　　通常在磨盤內會製作些規則溝紋此為扣除溝紋的修正參數。

參考資料

1. C. S. Chang, "Strain Tensor and Deformation for Granular Material," J. Eng. Mech. 116, 790-804 (1990)

2. C. S. Ghang and A. Misra, "Theoretical and experimental study of regular packings of granules," *J. Engrg. Mech., ASME* 115, 704-720 (1989).

3. R. S. Chang, "Micro-particle Model of Crack Formation in GlasS," *Proc. SPIE* 892, 207-215 (1988)

4. W. Rupp, "Loose Abrasive Grinding of Optical Surfaces," *Appl. Opt.* 11, 2797-2802(1972).

5. R. S. Chang and D. C. Chern, "Fabrication of High Quality Small Plano-Convexlens," *P. SPIE.* in San Diego, CA, 20-21 July(1992)

6. R. S. Chang, "Particle model for loose abrasive grinding" *Proc. SPIE* 892, 207-215(1988).

7. R. S. Chang and D. C. Chern, "High Degree of Accuracy in Flatness and Parallelism of Thin Sapphire Flat Lens Manufacture," *J. Opt. Eng.*(In publishing)

8. R. E. Wagner and R. R. Shannon, "Fabrication of aspherics using a mathematical model for material removal," *Appl. Opt.* 13, 1683-1689(1974)

9. K. G. Kulnanin, *Generation of optical surface*, The Focal Press, London(1962)

10. D. F. Horne, *Optical production technology*, Hilger and Watts, London(1972)

11. F. Twyman, *Prism and lens making*, Hilger and Watts, London(1948)

12. Arthur. S DE Vany, *Master optical techniques*, John Wiley and Sons, New York(1981)

13. G. W. Fynn and W J A Powell, *The cutting and polishing of electrooptic material*, Hilger and Watts, London(1979)

14. 鄭文博，光學表面研磨模式及電腦模擬，中央大學光電研究所碩士論文、民國 73 年 6 月 10 日

15. 王賢牧，光學元件製造之模擬，中央大學物理研究所碩士論文、民國 73 年 6 月 20 日

16. *R. S. Chang and D. C. Chern, "Using Moire Method of Measuring Optical Disk," P. SPBE. in San Diego, CA, 20-21 July(1992)*

17. D. M. Meadows, W. O. Johnson, and J. B. Alien, "Generation of Surface Contours by Moire Pattern," Appl. Opt. 9, 642-950(1970).

18. R. S. Chang, "Low cost moire pattern for the analysis of image stability," Proc. SPIE 462, 82-86 (1984)

19. R. S. Chang and D. C. Chern, "Automatic Adjusting Optical Axis for linear CCD scanner," P. SPIE. in San Diego, CA, 21-26 July(1991)

20. G. Oster, "Optical Art," Appl. Opt 4 (1965) 1359.

21. G. T. Beid, "Moire fringes in metrology," Opt. Lasers Eng.5, (1984) 63.

22. D. M. Meadows, W. O. Johnson, and J. B. Alien, "Generation of Surface Contours by Moire Pattern," Appl. Opt. 9, 942-950(1970).

23. 張榮森、陳德請，疊紋影像處理在光碟應用上做精密測量，中阿資訊縮影學術交流會議論文集，民國 80 年 9 月 25-27 日

研磨筆試習題

（○）1. 色譜的排列是紅、橙、黃、綠、藍、靛、紫。

（×）2. 視力缺陷都可以用眼鏡來矯正。

（×）3. 設計眼用光學儀器（如：眼底鏡）之原則中，受檢者與檢查者兩者的瞳孔不具有光學共軛性。

（○）4. 單色透明體可以透射大量本身之光色而反射或吸收其他光色。

（×）5. 光在密度較空氣高的介質中如玻璃，其速度減慢，其頻率亦減少。

（×）6. 粒子愈大對光波的繞射作用愈強。

（○）7. 製造出好的眼鏡片，清潔無塵的環境是重點之一。

（○）8. 玻璃之折射率依光之波長不同而異，波長愈短則折射率愈大。

（○）9. 未加鍍膜處理之玻璃眼鏡鏡片可透過可見光、部分紅外光及部分紫外光。

（○）10. 白天太陽未直接照入室內，但仍能看見物體的主要原因，是靠空氣粒子的漫射作用。

（○）11. 眼鏡處方，是一種視力矯正的基本數據，但配鏡時依其可能獲得之鏡片，予以適當的配置，這種過程叫做處方的確認。

（○）12. Abbe 數是表示色散影響的程度，其值大表示色散小。

（×）13. 陽光下用近視眼鏡可以點燃火柴。

（×）14. 眼鏡用之凸透鏡兩面皆向外凸。

（○）15. 紫外線的波長比可見光之波長短一些。

（○）16. 玻璃眼鏡片如果依照供應商提拱的資料來作熱處理，可以增加鏡片的強度，但不保證破裂時不裂成尖角而傷人。

（○）17. 廠商製作度數相近（如-1.00～-4.00）之眼鏡片時，皆會使其中一面具有相同之曲度，此為基弧。

（×）18. 近視眼所用之眼鏡片為凸透鏡，因凸透鏡有放大作用，使近視眼能將不清楚之近物放大，以便視力清晰。

（○）19. 正常的眼睛看明視距離以內之物體，比看遠處物需用到較大之調節力。

（○）20. 多焦點視力矯正鏡片的選擇，常常和帶鏡者的職業有關，像園丁、店員、教授或木匠均不相同。

（×）21. 眼睛片之曲面呈新月形的式樣，在於消除色像差。

（×）22. 眼軸過短是造成近視原因之一。

（×）23. 一屆光軸（Dpt.）的近視眼看正常明視距離處物體比一屆光度的遠視眼看得不清楚。

（×）24. 帶太陽眼鏡之後，便可以直視太陽。

（○）25. 凹透鏡有虛焦點。

（○）26. 焦距的直接測量法，一定要用準直光源。

（○）27. 偏極光片可用於太陽眼鏡做為減弱強光之用。

（×）28. 霓和虹的色譜次序方向一致。

（×）29. 凸透鏡有虛焦點。

（×）30. 眼部受化學藥品灼傷時，應先用酸鹼中和劑沖洗後再送醫院治療。

（○）31. 良好的採光、照明可以減少職業災害，提高生產力。

（○）32. 近視（Myopia）是因為成像在網膜前的緣故。

（○）33. 折射率的定義是光在真空的速度與在介質（如：玻璃）中的速度之比值。

（○）34. 近代的清洗方法是用超音波洗滌設備，對工作比較有效率。

（×）35. 眼鏡片外面鍍氟化鎂膜是用來增加其反射性。

（×）36. 製造單焦透鏡之玻璃，通常使用標準之白色冕牌玻璃，其折射率之 1.3。

（○）37. 玻璃內有應力存在會改變玻璃之折射率。

（○）38. 球面鏡的焦距為曲率半徑的 1/2。

（○）39. 一束光在鏡面被反射時，入射角等於反射角。

（○）40. 為眼鏡片定光學中心，是從幾何中心與光軸相合為一的工作。

（×）41. 眼睛是靈魂之窗，故眼鏡要求精度甚高，與光學儀器鏡片之精度要求相同。

（×）42. 如果是厚透鏡，則其總屈光度（Diopter）是其兩球面的代數和。

（×）43. 近視可用凸透鏡矯正。

（○）44. 如果是薄透鏡，其總屈光度（Diopter）是其兩球面的代數和。

（×）45. 鏡片定心之誤差，並不影響鏡片之品質。

（×）46. 消除眼睛疲勞可使用興奮劑或藥物。

（×）47. 眼鏡用玻璃沒有特別規定，故所有的光學玻璃都可以當眼鏡片用。

（○）48. 遠視可用凸透鏡矯正。

（○）49. 焦距為 0.5 公尺的透鏡，它的屈光能力（Power）是 2.00D 屈光度（Diopter）。

（○）50. 焦距為 3 公尺的透鏡，它的屈光能力（Power）是 0.33D 屈光度（Diopter）。

（○）51. 勞工應定期接受健康檢查，早期發現疾病，以便預防及治療。

（×）52. 老花眼鏡必定是凸透鏡。

（○）53. 使透鏡中心線與透鏡之光軸合而為一之工作稱為中心。

（○）54. 眼鏡片製造在曲率半徑及外形上，並無如光學儀器製造中所要求之極高精度之要求。

（○）55. 眼鏡用的鏡片如為冕牌玻璃其標示折射率為 1.530。

（×）56. 凹透鏡的邊緣厚度與鏡片的屈光度有關，矯正率愈高者厚度愈小。

（○）57. 可見光的波長約在 400nm 至 700nm 之間。

（×）58. 所謂正透鏡是中央部分永遠比邊緣為薄。

（○）59. 平行光經過凸透鏡後會聚的光點稱為焦點。

（○）60. 火石玻璃（Flint）是一種最常用的眼鏡片材料。

（○）61. 正透鏡是使光線會聚，負透鏡是使光線發散。

（○）62. 遠視（Hyperopia）是因為成像在網膜後的緣故。

（×）63. CR-39 材料的折射率為 1.530。

（×）64. 正常眼睛的明視距離應在 25～33cm 之間。

（○）65. 不同波長的光線，在同一介質中，其折射率也應有變化。

（○）66. 眼球縱向和橫向的曲率半徑不一樣是造成散光眼原因之一。

（○）67. 如果眼鏡片的焦距以米為單位，則透鏡的屈光度為焦距的倒數。

（×）68. 玻璃之折射率小於空氣之折射率。

（×）69. 游標尺皆為金屬品，不怕火傷或冷凍，故放置時無溫度影響之顧慮。

（○）70. 對於與作業有關的職業性危害，必須先有認知，才能管制。

（○）71. 工廠應儘量避免噪音，以免影響工作人員語言的聯繫、工作效率及健康等。

（○）72. 一圓之週長與其直徑的比例必定為π＝3.1416。

（×）73. 綠色光的波長較紅色光的波長為長。

（○）74. 光線自空氣中傾斜進入玻璃產生折射時，光線折離法線。

（○）75. 色散指數（ν）較高的鏡片，具有低色散的特性。

（○）76. 度數不為零的眼鏡片，必定會產生色差現象，只是有時眼睛無法察覺而已。

（○）77. 配戴具有複曲面（toric）或圓柱面鏡片的人，表示他的眼睛有散光。

（○）78. 眼睛片之度數（屈光度）愈大，其焦距愈短。

（×）79. 遠視眼的特徵是其明視距離小於33cm。

（×）80. 不考慮鏡片厚時，處方單顯示為＋9.00D 球面前弧及-6.00D 球面後弧的眼睛片為近視-3D 眼睛片。

（×）81. 一般單焦點眼鏡片使用的玻璃材料僅為硬質冕牌（crown）玻璃。

（○）82. 以化學處理來強化鏡片，通常需費時間較長，但一次可以同時處理許多鏡片。

（×）83. 眼鏡片的配置以屈光度（Diopter）的正確性為主，形狀彎度則無關緊要。

（○）84. 物體呈現黑色的原因是它將各種光色均予吸收所導致。

（○）85. 將凹透鏡置於折射率比本身高的介質中，則可產生聚光作用。

（○）86. 有色鏡片可以用多層膜達成。

（○）87. 近視兼斜視在配鏡時，若斜視不很嚴重，查以利用偏心的方法使鏡片產生稜鏡效果，以達到矯正的目的。

（○）88. 研磨鏡片過程中，磨砂之使用愈來愈細，使用量也愈來愈少。

（○）89. 太陽眼鏡的配戴亦應講求光學精度。

（×）90. 透鏡邊緣倒角的主要原因為防止破損，與工作安全的考慮無關。

（○）91. 眼部被化學藥品灼傷時，應先自行用大量的清水局部沖洗後，儘速送醫治療。

（○）92. 虹彩和瞳孔可藉收縮或放大米調控進入眼內的光線，光亮時瞳孔縮小，昏暗時瞳孔放大。

（×）93. 單眼瞄準，不但可以細辨正確的方位，也較能感覺出距離的遠近。

（×）94. 隨著科學的進步，自動電腦驗光儀器能很方便地在極短時間內測出被檢者的

數，以此作為眼鏡上度數配鏡即可。

（×）95. 玻璃透鏡的研磨圖表及計算法可直接用於塑膠透鏡。

（○）96. 光波是電磁波中的一種。

（×）97. 眼鏡片之度數（屈光度）愈大，其虛焦距愈長。

（○）98. 眼睛的任何病理的變化，不一定會造成視力減退。

（×）99. 度數相同的遠視鏡片其鏡片兩面的曲率半徑都一樣。

（×）100.玻璃的折射率等於光在玻璃中的速度與在空氣中速度的比。

（○）101.光線射入空氣中的平行玻璃平板後，其方向仍與入射方向平行。

（○）102.稜鏡可以將太陽光分散成為七彩色，但平板玻璃則不能。

（×）103.玻璃之折射率小於水之折射率。

（○）104.任何兩種色光相加，若合成為白色，即稱為互補色。

（○）105.正透光（聚光透鏡）的中心厚度比邊緣厚度厚。

（×）106.只要眼睛正常，即使在非常黑暗的情形下觀察，仍能分辨顏色。

（×）107.眼睛明視距離介於 0 cm 至 20 cm 之間者，皆屬正常。

（×）108.眼睛內部透光部位的折射率高於眼鏡玻璃的折射率。

（×）109.近視患者，當年長產生老花現象時，視力缺陷可以相互抵消，使視力進步。

（○）110.散光俗稱亂視。

（○）111.強化鏡片，乃是將鏡片利用熱處理或化學處理方式，增加鏡片的耐衡性及其硬度。

（○）112.眼睛觀看物體時，在視網膜上所成之像係倒像，唯經視覺系統的巧妙安排後，才有正像的感覺。

（○）113.移動凸透鏡，目測物體時，物體會呈現放大，且物體移動的方向，正好與透鏡的移動方向相反。

（×）114.太陽眼鏡的配戴，是為了美觀和防止強光耀眼，對眼睛並無矯治用，故不必講求光學精度。

（○）115.一般老花眼鏡能對光線產生聚焦作用，因此也可以使紫外線聚焦。

（×）116.眼鏡鏡片的型式必須為彎月型（meniscus）。

（○）117.配鏡時，如果沒有完整資料的眼鏡處方，則無法製作出一付合乎條件的眼

鏡。

（○）118.使用視力表檢查視力，除了屈光異常外，也有可能是弱視的問題。

（○）119.工業安全眼鏡配戴用的透鏡，其中心厚度至少要有 3.0 mm。

（○）120.樹脂安全鏡片 CR-39 是由單體經聚合反應所產生的熱固性材質。

（○）121.聚碳酸酯 POLYCARBONATE（PC）製造的安全鏡片，其材質特性為熱塑性材質。

（○）122.安全鏡片應避免陽光直射以免鏡片發黃或變型。

（○）123.用於清潔鏡片表面的有機溶劑如酒精等其他化學品應儘量減少庫存數量，同時應保持庫房陰涼通風，並有明顯標示。

（○）124.配戴者瞳距（P.D.）65mm，鏡框標準焦距（Frame P.D.）68mm，鏡框最大有效尺寸為 58mm，若要配準瞳距則使用 65mm 鏡片研磨即可。

（○）125.變光鏡片的加入度（Addition Power）其功能是輔助配戴者的眼球調節力。

（○）126.變光鏡片的加入度（Addition Power）部分僅增加球面（Spherica）的屈光度。

（○）127.鏡片曲面之中點稱為頂點（即垂直於光軸之面與曲面之切點），由頂點到焦點之距離叫頂距，如以公尺為計算單位，則頂距之倒數為屈光值。

（○）128.當光線由空氣進入另一種介質中（如：玻璃），而產生光線偏折的現象稱為折射（refraction）。

（○）129.光線通過稜鏡（prism）後其方向與原來方向不同，這是因為稜鏡兩斜面與原入射光線之角度不同所致。此種方向變化稱為稜鏡之「偏向」（deviation）。

（×）130.通常稜鏡有兩個平面外型構成楔型，一端厚一端薄。較厚的一端稱的頂部（apex），薄的一端稱為底部（base）。

（○）131.凸透鏡可具有改變光線行進方向的作用。

（○）132.平面透鏡之雙面皆具有折射的作用，固改變了光線穿透後的行進方向。

（×）133.用凸透鏡視物，若為正像向則物體會變小。

（×）134.用凹透鏡視物，若為正像向則物體大小不變。

（○）135.眼鏡用鏡片之前表面一般皆是較凸。

（○）136.圓柱鏡片可用於矯正散光。

（×）137.$F=F_1+F_2$（F：總度數，F_1：前表面，F_2：後表面）是指透鏡表面屈光度之代數和。它也可用於厚的透鏡屈光度之計算。

（○）138.鏡片之物理瑕疵可分為鏡片材質與表面瑕疵兩大類。

（○）139.除非是特別用途染色材質，否則一般眼鏡鏡片應該是完全「無色透明」的。

（×）140.鏡片曲率研削機（Curve Generator）如有調整角度的刻劃可作參考時，其成品就不必使用標準曲率的板規作曲率測試的工作。

（×）141.所有的天然水晶晶體的折射率只有一種。

（○）142.眼球屈光不正的屈光強度一般以二個主要經度的強度來表示。即球面屈光度，圓柱鏡屈度光及軸度。

（×）143.一般精密光學研磨工廠都有空調設備為的只是使工作者享受涼爽環境，身心愉快而使工作更有效率。

（○）144.稜鏡之作用為改變光線之進行方向。

（×）145.玻璃鏡片與樹脂鏡片可用同樣化學藥劑染成各種顏色。

（×）146.樹脂鏡片儲存太多鏡片會變白色。

（×）147.樹脂鏡片儲放久鏡片會變軟。

（×）148.散光軸度稜鏡度之軸度不可能相同。

（○）149.散光軸度與稜鏡度之軸度可能相同。

（×）150.鏡片研磨拋光所使用之毛坯，其厚度必須等於其成品厚度。

（○）151.經加工鍍膜處理之玻璃鏡片可濾去大部分紅外光及紫外光線。

（○）152.凹透鏡的邊緣厚度與屈光度有關，矯正力愈高者愈厚。

（×）153.如果眼鏡處方散光度數只有 0.25D 為求省錢省事，只配球面度數也無妨。

（×）154.鏡片鍍膜是利用光的繞射性質而成的。

（×）155.為減輕眼鏡重量，鏡片中心厚度愈薄愈好，0.5 mm 也無妨。

（×）156.樹脂安全鏡片（CR-39）之中心厚度不得低於 1.5 mm 以下。

（○）157.玻璃鏡片存庫過久，產生發霉現象，未經處理不可再使用。

（×）158.樹脂鏡片染色時，染料並不須要加熱。

（○）159.塑膠鏡片之彎度愈大，所使用的治具（模碗及夾具），其直徑一般會變得較

小。

（×）160.當鏡片處方的正度數增加，則塑膠鏡片治具（模碗及夾具），其直徑一般會變大。

（×）161.玻璃鏡片治具（模碗及夾具），可用於固定塑膠鏡片。

（○）162.用於切削聚碳酸酯 PC（polycarbonate）鏡片之切削輪，亦可用於 CR-39 塑膠鏡片。

（×）163.真空鍍膜於眼鏡片上的目的在於調整光線之折射現象。

（○）164.多層膜鏡片以不同材料分次以真空鍍膜法沉積於鏡片之表面上。

（○）165.單焦鏡片之光學中心，即是其幾何中心。

（○）166.波長為 650 mm 左右的光線為紅光。

（○）167.波長為 500 mm 左右的光線為藍光。

（○）168.波長為 550 mm 左右的光線為綠光。

（○）169.近視眼鏡矯正光度稍有不足時，將鏡片貼得更近眼球，會使影像更清楚些。

（×）170.老花眼鏡正光度不足時，將鏡片貼得更近眼球，會使影像更清楚些。

（○）171.樹脂鏡片之廢料以固體廢棄物方式處理。

（×）172.聚碳酸酯PC（polycarbonate）材質之鏡片不需要特別的處理，可以依一般的樹脂鏡片的染色加工程序直接作染色加工。

（×）173.以光學慣例而言，凸球面之曲率半徑為負，凹球面之曲率半徑為正。

（○）174.透鏡兩面可同為曲面，或一為曲面、一為平面。

（×）175.樹脂鏡片凸面之耐磨損度較玻璃佳。

（×）176.瞳孔距離左右眼應該相等。

（×）177.眼鏡片材質的折射率愈高，高度近視者的鏡片週邊愈厚。

（○）178.球面折射力的表示值是以後頂點折射力為準。

（○）179.測定基準點為無偏心鏡片時，其測定基準點為幾何中心。

（○）180.測定基準點為有偏心鏡片時，其測定基準為偏心之光心。

（○）181.依 CNS 標準 ±3.00D 以內折射力之許可差為 ±0.09D。

（×）182.鏡片鍍多層膜的主要目的，為使鏡片可耐磨不易刮傷。

（×）183.只要是屬光學玻璃都適合作為眼鏡片的材料。

（×）184.用有色玻璃製作近視或老花眼鏡可節省鍍膜的加工經費，對使用者而言功能並無差別。

（○）185.正鏡片的特性是中心厚，週邊薄。

（×）186.負鏡片的特性是中心厚，週邊薄。

（×）187.光在高折射率的光介質中，其速度比在低折射率的光介質中變快。

（○）188.藍色光的折射率比紅色光的折射率大。

（○）189.阿貝（Abbe）愈大，色散率愈小而色像差（chromatic abberation）也小。

（○）190.眼鏡鏡片的屈光度是指光穿過鏡片的折射能力。

（×）191.正鏡片愈靠近眼球，此鏡片之屈光矯正能力愈弱。

（×）192.正鏡片愈靠近眼球，此鏡片之屈光度愈弱。

（○）193.負鏡片愈靠近眼球，此鏡片之屈光矯正能力愈弱。

（○）194.負鏡片愈靠近眼球，此鏡片之屈光度愈弱。

（○）195.正鏡片引導出來的稜鏡基底是偏向這鏡片的光心。

（×）196.正鏡片引導出來的稜鏡基底是偏離這鏡片的光心。

（×）197.負鏡片引導出來的稜鏡基底是偏向這鏡片的光心。

（○）198.負鏡片引導出來的稜鏡基底是偏離這鏡片的光心。

（○）199.稜鏡屈光度（prism diopter）與頂角成正比，角度愈大，偏折光線的角度愈大。

（○）200.凸球面透鏡所產生的稜鏡效應之影像移位是離光心愈遠，其移位愈大。

（○）201.凹球面透鏡所產生的稜鏡效應之影像移位是離光心愈遠，其移位愈大。

（○）202.若正透鏡的光心位於稜鏡視軸下方時，會產生稜鏡基底朝下的效應。

（○）203.根據影像移動來判斷透鏡的種類，若鏡片與影像是同方向移動，則道是負透鏡。

（×）204.根據影像移動來判斷透鏡的種類，若鏡片與影像是同方向移動，則這是正透鏡。

（×）205.若負透鏡的光心位於眼球視軸下方時，會產生稜鏡基底朝下的效應。

（×）206.眼鏡處方是 $-3.50-3.50\times180$ 與 $-350+3.50\times90$ 一樣。

（×）207.眼鏡處方是 $-3.50-3.50\times180$ 與 $-350+3.50\times180$ 一樣。

（○）208.圓柱鏡的最大折射屈光度與其軸成 90°。

（×）209.若凸透鏡的前表面各主要經度的折射屈光度為＋3.00D，後表面的主要經度在 180°的折射強度為－1.00D，90°為－1.50D 則此鏡片的屈光度為＋1.50＋1.50×180。

（×）210.選模時量規使用應保持清潔，每次量測前應以砂紙將量規與模具接觸部分拋光。

（○）211.鋼尺是不可以用來測定眼鏡片的，理由是會刮傷玻璃。

（×）212.製造透鏡時應將玻璃塊用金鋼石鋸刀鋸成玻璃片，此玻璃片之厚度應與預計製造之透鏡成品厚度相等，以免浪費材料。

（○）213.眼鏡片半成品通常都是有一個表面是標準的，這樣可以省去不少研磨工作。

（○）214.使用金屬結合劑的鑽石磨輪，其切削銳利度較樹脂結合劑為佳，但研削面的表面較粗。

（○）215.研削比＝鏡片研削量／磨輪磨耗量。

（○）216.鏡片硬度愈高，研削面愈細。

（○）217.鏡片中心部分之研削面較外圍精細。

（○）218.進刀速度愈慢，研削面愈細。

（×）219.鏡片的厚度是在研磨第一面時就決定了。

（×）220.切割鏡片時，直接切成完工成品的尺寸，以節省加工時間。

（×）221.鏡片邊緣如有微小的破裂，可用熱處理法予以強化。

（○）222.半成品鏡片是指一面已完工，另一面為待磨面。

（○）223.玻璃材質的雙光鏡片其下光加入度（ADDITION）是以不同折射率的玻璃以嵌入的方式製造，所以鏡片的表面為平整的球面。

（×）224.樹脂材質的安全雙光鏡片其下光加入度（ADDITION）是以不同折射率的玻璃以嵌入的方式製造，所以鏡片的表面為平整的球面。

（×）225.遠用的處方為－1.00－0.75×170；近用的處方為＋1.25－0.75×170；若需要研磨望光鏡片則應選擇（ADDITION POWER）加入度 2.00 的半成品。

（×）226.鏡片的基弧（Base Curve）依據人體的眼球弧度，或根據不同的屈光度有不同的標準；但是為求鏡片的邊緣或中心較薄可以更改基弧。

（×）227.利用加入稜鏡的方式研磨一片屈光度－3.00 D 的鏡片時，可偏移光學中心 4 mm；應加入 1△ 的稜鏡度，以達到此偏心的效果。

（○）228.曲率半徑愈小，形成度數愈高。

（×）229.固定鏡片之低融點合金，其融點是各個金屬融點之平均。

（○）230.塑膠鏡片治具（block），通常較玻璃鏡片治具（block）大。

（○）231.灌入合金夾持治具（blooking）時，鏡片冷卻器裡鏡片會被冷卻至 40° 左右。

（○）232.當固定任何種類之鏡片時，其鏡片之固定臂（Lens-holding arm）分佈平均壓力，以避免產生稜鏡之可能性是一種理想之方法。

（○）233.採用倒角之目的是為了避免鏡片邊緣破裂。

（○）234.切削輪直徑較小，能夠增加切削彎度之範圍。

（○）235.當切削輪之直徑變小時，所要成型的鏡片坯料尺寸可以減小。

（×）236.鏡片切削後的粉末稀釋後就可流放。

（×）237.樹脂鏡片（CR-39）加工後的報廢片，可以回收重新融化成為新品使用。

（×）238.聚碳酸酯（PC）材質之鏡片，在切削加工時產生的切削廢棄物為粉末狀。

（○）239.一般 CR-39 之樹脂鏡片，在切削加工時產至的切削廢棄物為粉末狀。

（○）240.樹脂鏡片（CR-39）切創時，易產生大量泡沫，故最好在切削液中加入消泡劑。

（×）241.使用於固定鏡片之合金溫度，樹脂用的較玻璃高。

（○）242.切削輪之粒度選擇，玻璃用的較樹脂用的細。

（○）243.眼鏡片拋光可用布質拋光片或聚酯胺拋光片。

（×）244.研磨片貼在模皿上時，只要牢牢貼緊即可不必對正中央。

（○）245.目前眼鏡片單片加工的方法，已較多數貼合加工法更為經濟。

（○）246.眼鏡片的中心厚度，對安全性的影響甚大，所以製作時必須依標準誤差範圍，精細測量。

（○）247.所謂黏貼（Blocking）是利用樹脂或其他黏著方法，將透鏡或鏡片黏貼在磨碗或治具上的總稱。

（○）248.對黏貼鏡片言，必須考慮鏡片的直徑、形狀，厚度及生產量、工作條件、機械條件的因素才能決定。

（○）249.樹脂銳片（CR-39）的切削夾持治具（Blocker），若以低溫合金灌鑄的固定
方式製作，必須有維持溫度的冷卻設備，否則會影響鏡片的光學品質。

（×）250.樹脂鏡片（CR-39）的切創夾持治具（Blocker），若以低溫合金灌鑄的固定
方式製作，可以在固定夾持具後立即加工，不會影響鏡片的光學品質。

（○）251.樹脂鏡片（CR-39）的切削夾持治具（Blocker），若以低溫合金灌鑄的固定
方式製作，必須在固定夾持具後在室溫冷卻 15～20 分鐘再加工，是為了減
少鏡片因溫度產生的內應力。

（○）252.近年眼鏡鏡片製造，所使用黏貼切削夾持治具（Blocker），其使用材料為特
殊膠質保護膜與低溫合金的搭配。

（○）253.樹脂鏡片（CR-39）製造時黏貼切削夾持治具（Blocker），在選擇上都使用
低溫合金，應注意合金融點不得高於攝氏 60℃。

（○）254.使用於眼鏡鏡片製造來夾持切削夾持治具（Blocker）的使用材料，為特殊的
溶質保護膜玻璃鏡片或安全鏡片（PC）均可以使用。

（○）255.使用於眼鏡鏡片製造來黏貼切削夾持治具（Blocker），所應用低溫合金應可
以用熱水融化且清潔後回收循環使用。

（○）256.黏貼時的保護膠膜與鏡片間所產生的氣泡必須除去再行黏貼。

（○）257.聚碳酸酯鏡片（PC）的切削夾持治具（Blocker），若以低溫合金灌鑄為的
固定方式製作，必須有維持溫度的冷卻設備，否則會影響鏡片的光學品質。

（×）258.聚碳酸酯鏡片（PC）的切削夾持治具（Blocker），若以低溫合金灌鑄為的
固定方式製作，可以在固定夾持具後立即加工，不會影響鏡片的光學品質。

（○）259.聚碳酸酯鏡片（PC）的切削夾持治具（Blocker），若以低溫合金灌鑄的固
定方式製作，必須在固定夾持具後在室溫冷卻 15～20 分鐘再加工，是為了
減少鏡片因溫度產生的內應力。

（○）260.聚碳酸酯鏡片（PC）製造時黏貼切削夾持治具（Blocker），在選擇上都使
用低溫合金，應注意合金融點不得高於攝氏 60℃。

（○）261.一般單焦鏡片貼著時夾持具軸向設定通常不須要特別注意。

（×）262.偏光功能單焦鏡片貼著時必須注意夾持具軸向一定要設定在散光度軸向。

（○）263.雙光（焦）鏡片貼著時，必須確認下光加入度部分的水平位置與散光軸向設

定的相對位置。

（○）264.漸進多焦點鏡片貼著時必須注意凸面水平軸向、幾何中心與散光軸位設定的相對位置。

（×）265.貼著過程中若鏡片材料不同則材料的折射率是唯一要考慮的特性。

（×）266.玻璃眼鏡片粗磨作業用鋅片時，可不必用金鋼砂作研磨劑。

（×）267.為保持精密度，研磨前後鏡片之厚度應保持不變。

（○）268.眼鏡片專業研磨機具和一般研磨機具是不同的。

（×）269.為了加快眼鏡片研磨速度，放在研磨或拋光時壓力愈大愈好。

（×）270.眼鏡片粗、細磨與拋光時上軸的傾斜度與位置不必一致。

（○）271.眼鏡片二面曲度差異很大時，研磨時上軸的斜度應不相同。

（○）272.眼鏡片二面曲度差異很大時，研磨時曲度較大的鏡面其上軸斜度較大。

（○）273.轉速相同時曲率半徑大的磨皿較半徑小的磨皿因邊緣速度較中心快，所以容易在邊緣磨損。

（○）274.眼鏡研磨師要注意眼鏡制作相關精度要求的原理。

（×）275.磨皿一般都是鋼料車製而成的。

（×）276.在光學工場中，由於玻璃比塵土硬，所以研磨時不必注意不作環境的清潔與塵土。

（○）277.眼鏡片的安全倒角，除了避免意外割傷之外，對鏡片本身也有保護作用。

（×）278.研磨時磨皿必須與透鏡中央接觸方正確。

（×）279.工作中，如因燙傷起了水泡應立即將之弄破。

（×）280.拋光研磨時，鏡片厚度研削量要比粗磨時多。

（×）281.室溫下黏貼用合金通常是液態。

（○）282.研磨較拋光更能影響透鏡之厚度。

（○）283.研磨時透鏡的邊緣應倒角，以防止尖銳的邊緣破損。

（×）284.研磨時控制品質的因素計有磨皿壓力、磨皿衝程、磨砂等，而與工作者的經驗無關。

（×）285.拋光皿與研磨皿皆為鑄鐵製成，但研磨皿內另加一層二氧化鈰。

（×）286.不論透鏡材質如何變化研磨手續、時間和研磨劑都是一樣。

（×）287.研磨時透鏡的曲率半徑是要隨時注意變化的，但是拋光時不要隨時注意。

（×）288.研磨的法則是使工作物與磨皿有相對運動就可以了。

（○）289.細磨的目的在於作出曲率正確而均勻的表面，以便於拋光。

（○）290.一般玻璃鏡片的球面磨具依其用途可分成貼著皿、粗磨皿、細磨皿及拋光皿四類。

（○）291.鏡坯邊緣至貼著皿邊緣之距離應相等。

（○）292.鏡片的厚度是在磨第一面時就要控制。

（×）293.若欲磨製的透鏡表面為球形，方可使用柱狀貼著皿。

（○）294.保護膜的作用可防止加工好的鏡面受損。

（×）295.使用於鏡片細磨與拋光的模具應選用膨脹係數較高的材料，以避免因磨拋的過程中，因溫度的上升面影響鏡片屈光度的精度。

（×）296.從事研磨工作的場所若有粉塵產生必須裝置抽風機將粉塵抽出工作場所即可。

（○）297.安全鏡片（PC）的研磨程序中，最理想應以大量且非循環的清水冷卻，以避免高溫影響鏡片的精度。

（○）298.安全鏡片（PC）的研磨製程，必須確定第一道細磨手續已即將切削痕跡完全磨去。

（×）299.研磨用碳化矽的顏色是淺灰色。

（○）300.玻璃鏡片在粗磨階段時，需加冷卻液，以降低溫度。

（×）301.玻璃鏡片與樹脂鏡片，其粗、細磨的研磨材料都是一樣的。

（○）302.玻璃鏡片細磨用之研磨粉可用氧化鋁。

（×）303.使用於研磨鏡片的模具材料只有鑄鐵。

（×）304.使用於研磨樹脂鏡片的模具材料只有塑膠。

（×）305.鋅片研磨鏡片時，本身並不損耗。

（○）306.一般研磨玻璃鏡片，所施加座力在 $2\sim3Kg/cm^2$ 較適當。

（○）307.凸形研磨模具的曲率半徑，應較欲加工鏡片之曲率半徑為大。

（×）308.鋅片之直徑送用應大於模具。

（×）309.鋅片之厚度與所研磨鏡片之曲率無關。

（×）310.研磨樹脂鏡片之前，在鏡片凸面貼膠布或塗層為了是要避免鏡片被切削冷卻劑染色

（×）311.研磨時透鏡邊緣倒角，最好超過 3 mm。

（×）312.只要是買名廠的鏡片磨製設備都不必作保養作業。

（×）313.為了節省鏡片的製作成本，使用的研磨砂永遠都不換新。

（○）314.鏡片研磨用的液體，一般都是循環使用，如能用細網加以過濾則鏡面刮傷的機會可減少很多。

（○）315.使用於鏡片細磨與拋光的模具應選用膨脹係數較低的材料，以避免因磨拋的過程中，因溫度的上升面影響鏡片屈光度的精度。

（×）316.眼鏡片拋光作業時，用鋅片直接拋光最為理想。

（×）317.拋光時所用之水必須為蒸餾水。

（×）318.拋光後的眼鏡片，拿取方法以方便為主，不必注意鏡面是否會留有指紋。

（○）319.標準樣板（test plate）檢驗鏡面時，如果配合良好，其牛頓圈應該漸漸減少。

（×）320.拋光劑愈濃，在相同條件下其拋光速度愈快。

（×）321.透鏡製作之手續為先拋光後細磨。

（×）322.大量生產之一般眼鏡鏡片的球面度數公差為 ±3 屈光度（Diopter）。

（×）323.不論硬質與軟質光學玻璃以及塑膠鏡片之拋光，皆以氧化鈰拋光劑為佳。

（×）324.使工件從磨皿上剝離下來應用鐵槌頭敲下。

（×）325.球面牛頓圈各圈之間隔在視覺上都是一樣的。

（○）326.普通鏡面擦拭會造成鏡面帶電，這樣常會使表面有灰塵。

（×）327.製作光學透鏡的玻璃都是不怕水的。

（×）328.以標準檢驗樣板（test plate）直接接觸鏡片作檢驗，在檢驗前不須擦拭乾淨。

（×）329.拋光過程中需用卡尺檢驗透鏡上每一點之精度。

（○）330.凸透鏡在研磨之拋光過程中，若以檢驗樣板（test plate）檢驗發覺干涉環在邊緣出現很多，則應磨掉磨皿之中央。

（○）331.牛碩圈的第一個暗紋表示被測試面與標準面相差 1/2 個波長。

（×）332.拋光粉在使用時其濃度愈高，愈有拋光之作用。

（○）333.球面拋光之機器與球研磨之機器很近似。

（○）334.優秀的工作人員應養成一手保持清潔，以便取樣板（test plate）、量具等。

（○）335.觀看樣板（test plate）和鏡面所產生的牛頓圈最好要用單色光。

（○）336.拋光完成後，利用冰箱冷卻可以使透鏡與加工貼著模分離。

（○）337.工件在樣板（test plate）檢驗下所出現的牛頓圈少過藍圖規定圈數之內，就可以合格。

（×）338.精密銲片拋光時，如果被磨表面沒有了雲霧或灰塵時，就表示一切完成了。

（○）339.研磨砂一般可分為石榴石粉，碳化矽、氧化鋁。

（○）340.光學表面曲率之精度往往以干涉條紋數表示之。

（×）341.透鏡的擦拭用任何方式擦都可以。

（○）342.拋光研磨的目的在於消除由細砂留下的砂孔和細痕。

（○）343.製作塑膠透鏡時，比玻璃透鏡更須重視清潔。

（○）344.眼鏡片拋光時，常用三氧化二鐵（紅丹）或氧化鈰為拋光劑。

（○）345.瀝青是很好的拋光材料。

（○）346.所謂拋光即把玻璃面完成到滿足光學上精度的工程總稱。

（○）347.拋光磨具可分絨布拋光磨具，塑膠拋光磨具，拋光用鑽石磨具及其他的拋光磨具等。

（×）348.氧化鐵拋光粉比氧化鈰拋光粉之拋光能力強，且污染情況也少，為其優點。

（○）349.拋光材料的拋光加工量，隨拋光液的粒度及濃度而改變。

（○）350.安全鏡片的半成品通常鏡片的一面已經是精度良好的光學平面，所以只需要研磨加工另一面。

（○）351.安全鏡片的研磨、拋光製程中即使所使用的設備製造廠家不同，製程中直接施加在鏡片工件上的壓力設定不要超過 5 kg/cmk^2。

（×）352.鏡片拋光時為求品質佳，拋光時間愈長愈好。

（○）353.用於玻璃拋光之研磨機壓力可以高過玻璃細磨時之壓力。

（×）354.軟的拋光片（pad）會比硬的拋光墊得到更光滑的的拋光面。

（○）355.為了避免水斑點，鏡片脫模後應該即刻拭乾。

（×）356.樹脂鏡片所使用之氧化鋁拋光劑是淡黃色的。

（×）357.玻璃鏡片用之拋光片（pad）可用於樹脂片之拋光。

（○）358.鏡片的拋光粉在使用過相當數量後必需換新，否則拋光的時間會延長。

（○）359.拋光材料的拋光加工量，隨拋光液的 pH 值而改變。

（×）360.眼鏡鏡面之精確度至少在 1/10λ（λ為納光燈之波長）以內，若未達到精確度則不合格。

（○）361.鏡片度數檢查之前，必須校驗儀器零度的正確性。

（×）362.眼鏡片屈光度係與曲率成反比。

（×）363.有應力（Stress）出現的玻璃，不合任何光學用品應用，但只要不明顯就可當眼鏡片用。

（×）364.鏡片強化後不必用偏光檢查，以免增加成本。

（×）365.只有工業用安全眼睛的鏡片，對其耐衝擊力有一定之要求，普通配戴的眼鏡鏡片則無特殊安全規定。

（×）366.標準模板是經過精密檢驗才製作完成的，所以可以長期重複使用，不必著重定期的校驗或更換。

（×）367.被淘汰的不良品鏡片，可以隨意丟棄。

（○）368.將兩枚相同曲率之凹凸球面透鏡疊置在一起，會形成干涉條紋稱為牛頓色環。

（×）369.玻璃內是否有應力存在，用肉眼即可判定。

（○）370.鏡片拋光生產線上檢查曲率，一般均用標準樣板（test plate）。

（○）371.球徑計是用來檢查鏡面曲率用的量具。

（○）372.透鏡的擦拭可使用無水酒精。

（×）373.眼鏡片的標示中，無測厚點這一項，即不必標示應在何處測厚度。

（×）374.兩個屈光度相同的凸透鏡，厚度不同，其厚度較厚的一片焦距較長。

（○）375.在核對眼鏡片及磨碗曲線的精確度的樣板規，其精確度必需在 0.125D 以內。

（×）376.游標尺若生銹、生垢均會影響量讀之精度，故防銹潤滑油塗得愈多愈好。

（○）377.落球試驗是目前測試強化鏡片良窳的最佳方法。

（○）378.在標示透鏡時，必須從透鏡的正上方看。

（○）379.落球測試鏡片，一般鏡片得通過 22mm（φ）的鋼珠由 1.27m（50 吋）高度自由落下而不破損。

（×）380.使用同一球徑計（Spherometer）量測眼鏡片曲率，則曲率半徑愈大，精度愈高。

（○）381.光學表面的精確性應包含曲率半徑的精度和表面平整度兩者。

（×）382.眼鏡片是矯正眼睛用的，因為眼睛經常在轉動，故眼鏡片的定中心點（Centering）規定不重要。

（○）383.美國食品藥物管理局（F.D.A.）所規範的鏡片耐撞擊落球試驗規定撞擊鋼球重量為 16 公克。

（○）384.美國食品藥物管理局（F.D.A.）所規範的鏡片耐撞擊落球試驗規定撞擊鋼球落下高度為 127 公分。

（○）385.雙光鏡片的下光加入度（ADDITION）的計算為看近的下光度數減去看遠的上光度數。

（×）386.雙光鏡片的上光遠用光學與下光近用光學中心在垂直方向應成一直線。

（○）387.一般處方之多焦鏡片其下光加入度他（ADDITION）應該兩眼相同。

（○）388.圓柱鏡片之最大折射力產生在與其軸成 90° 子午線上。

（○）389.使用鏡片測度儀（Lens meter）時首先要調整目鏡至最適合的位置。

（○）390.檢驗成品鏡片之物理瑕疵方法僅有一種。

（○）391.鏡片材料之瑕疵包括顏色，應力、氣泡、脈理與裂紋等。

（○）392.正常狀況下，任何鏡片中心厚度之允許公差，都不應增減為宜。

（×）393.鏡片屈光度的公差，屈光度低，公差大；屈光度高，公差小。

（×）394.鏡片有刮痕、凹凸、氣泡，對視覺是沒什麼大礙的。

（○）395.限用玻璃鏡片如有應力存在應予消除或為不良品。

（○）396.用於檢驗鏡片應力瑕疵的偏光片是利用光柵原理。

（○）397.使用測度儀（Lens meter）檢驗鏡片，除了須定期使用標準鏡片校正外，另外必須依操作人員的視況差異調整接目鏡誤差。

（×）398.樹脂鏡片加工後檢驗鏡片屈光度足否有誤差與溫度無關。

（○）399.使用透鏡球面儀，測量曲面時應與曲面垂直方為正確。

（○）400.使用測量儀（Lens meter）前，應先歸零再使用。

（○）401.落球試驗是在測驗透鏡之耐撞擊度。

（○）402.眼鏡片在做外觀檢驗時，可以黑布為背景。

（×）403.鏡片檢驗儀器原廠必已校驗過，故永遠都不必作保養或檢測的作業也會精密準確。

（×）404.精密鏡片的量測單位也常用眼鏡片的量測單位表示。

（○）405.兩個屈光度相同的凸透鏡，厚度不同，其厚度較厚的一片焦距較短。

（○）406.使用同一球徑計（Spherometer）量測眼鏡片曲率，則曲率半徑愈大，精度愈低。

（○）407.鏡片屈光度的公差，屈光度低，公差小；屈光度高，公差大。

（○）408.上班時間如有私事須離開工作崗位時，應依規定請假並告知作業情形。

（×）409.作業中如有不符工程圖說之要求且工程檢驗人員亦未能發現時，即可繼續下一階段之作業。

（×）410.為了在職場上能超越別人，只要學習尊重自己即可，不必學會尊重別人。

（○）411.公司員工有不得洩露公司營業上或製造上秘密的義務。

（×）412.應徵工作時，為了保有私密性，不必據實填報個人之隱疾或不良記錄。

（○）413.做自己喜歡又能夠勝任的工作，是最容易有成就，發展也最好。

（×）414.儀容之整潔及工作場所之是否清潔，對工作品質及安全並無任何關係。

（○）415.所謂「敬業」就是把工作本身當作是一件神聖的事情，非常謹慎小心、誠懇認真、全力以赴的去達成。

（×）416.勞動者只要注意縱向的層級分工不必在意橫向的事業分工以提高工作效率。

（×）417.若工作效率與職場安全有所衝突時，可暫時忽視安全而就效率。

（○）418.企業徵募或考核員工時，最重視的是員工對職業倫理和工作責任感所表現的態度，其次才是員工的專業知識和技能。

（×）419.據調查有七成的企業家或管理者認為，目前企業幹部最需加強的是「專業知能」，而不是「敬業精神」。

（○）420.具備豐富的專業知識與熟練高明的工作技術，雖是完成工作必備的條件，但若缺乏良好的工作態度，也不能保證成功。

（×）421.員工與公司之勞動契約結束時，業務要移交清楚，契約結束後則可馬上與原公司作營業之競爭。

（○）422.評估員工是否稱職的指標包括守時、可信任、誠實、高的工作意願、樂觀及樂於與人相處等事項。

（×）423.為求提高公司之獲利，必要時可以聯合同業提高產品售價。

（×）424.企業為求快速成長，只要員工有高度專業技能即可，不需具備工作責任感。

（○）425.危險地點作業時，須先利用氣體偵檢器及氧氣測定器測定，若缺氧時，應立即通風，以增加氧之濃度。

（○）426.雇主於僱用勞工之際或變更作業內，應對該作業勞工立即實施從事與該作業有關之必要安全或衛生教育。

（○）427.勞工工作場所有立即發生危險之虞時，僱主或工作場所負責人應立即令停止作業，並使勞工退避至安全場所。

（○）428.勞工安全衛生法係以防止職業災害為原則之法令。

（×）429.雇主不得使女工從事散佈有害輻射線場所工作，但坑內工作不在此限。

（×）430.在勞動安全上所謂「缺氧」，係指空氣中沒有氧氣。

（×）431.勞工安全法所稱之雇主係受僱從事工作獲致工資者。

（×）432.勞工安全法所稱危險機械指移動式起重機，人字臂起重桿則不包含在內。

（×）433.手提工具及機器每日使用，毋須於每日啟用前作安全檢查，稍有缺點、損壞亦無大礙。

（○）434.勞工進入工作場所應著工作服、安全帽，安全鞋、安全帶及有關之防護工具。

（○）435.良好之施工場地應懸掛警示牌、臨時柵欄、夜間警示燈及其他交通安全器具，以維公共安全。

（B）436.眼鏡片如果超過±4屈光度（Dpt.）其中心或邊緣就會很厚，重量太大而致不適，故最好使用　(A)降低中心厚度　(B)高折射率片　(C)低折射率片　(D)沒辦法。

（C）437.光線由空氣斜向進入玻璃時，會　(A)沿法線　(B)沿水面　(C)偏向法線　(D)偏離法線。

（A）438.超薄眼鏡片之玻璃材質為　(A)高 nd 低v值　(B)高 nd 高v值　(C)低 nd 低v值　(D)低 nd 高v值。

（A）439.雙焦點眼鏡閱讀用部分之玻璃折射率（n）最好比上光部分之n　(A)大　(B)小　(C)相等　(D)無所謂。

（B）440.光產生繞射現象的條件是某尺寸　(A)大於　(B)小於　(C)等於　(D)只要不等於，波長就可。

（C）441.眼鏡之度數與其焦距成　(A)平方比　(B)正比　(C)反比　(D)無關。

（C）442.一般玻璃能透過光線的 50%，則　(A)4　(B)5　(C)6　(D)7　塊玻璃能使光線透過 64 分之 1。

（A）443.眼鏡片的阿貝數（Abbe Number ν）數值應選用　(A)大於 50　(B)40 至 50 之間　(C)30 至 40 之間　(D)小於 30　者為佳。

（D）444.吾人無論從任何方向都能看見物體，是靠物體的　(A)折射　(B)單向反射　(C)透射　(D)漫射　作用。

（C）445.在陽光下隔一片透明體看物體，若該物體呈紅色，則所見為　(A)紅色通過　(B)紅色吸收　(C)紅色反射　(D)紅色以外者反射。

（D）446.長時間（30 分鐘以上）注視紅色物體後，立刻凝視白牆，則所見為　(A)白　(B)紅　(C)黑　(D)藍綠色。

（C）447.在工廠工作時，如有切傷或擦傷時應　(A)用手指壓住傷口　(B)在傷口上塗消毒劑　(C)立即用肥皂和冷開水由內向外清洗傷口及其周圍皮膚　(D)打針。

（B）448.適當的止血帶可取用　(A)電線　(B)強度和寬度足夠的布　(C)繩索　(D)鬆緊帶。

（B）449.令真空中之光速為C，介質中之光速為V，則折射率的定義為　(A)V/C　(B)C/V　(C)C2/V2　(D)V2/C2。

（C）450.吾人平時所見水中物體的深度較實際深度為淺，可用下列何種作用解釋？　(A)散射　(B)繞射　(C)折射　(D)干涉。

（C）451.眼球調視是靠　(A)瞳孔　(B)眼角膜　(C)水晶體　(D)視網膜　的變化。

（B）452.小角度計算時，下列何者為正確　(A)$\sin\theta = \cos\theta$　(B)$\sin\theta = \tan\theta$　(C)$\cos\theta = \tan\theta$　(D)$\sin\theta = \cos\theta = \tan\theta$。

（A）453.若光在真空中的傳播速率為 300000 km/sec，那麼光在折射率為 1.5 的玻璃中之傳播速率應為　(A)200000 km/sec　(B)300000 km/sec　(C)450000 km/sec

(D)675000 km/sec。

（B）454. 下列波長的光何者為可見光（μm＝10^{-6}m）？　(A)0.05μm　(B)0.5μm　(C)5μm　(D)50μm。

（B）455. 就玻璃的色散性質而言，在一特定玻璃中，紅光的折射率比藍光的折射率　(A)高　(B)低　(C)一樣　(D)視玻璃的特性而異。

（A）456. 光入射未處理之玻璃時，其反對量，約為（玻璃折射率＝1.5）　(A)4%　(B)3%　(C)2%　(D)1%。

（A）457. 遠點在眼睛前方2公尺，近點在眼睛前方40cm處，則眼睛調節力為　(A)2D　(B)1.5D　(C)1D　(D)0.5D。

（C）458. 眼睛因注視一點所看到的所有區域，稱之　(A)P.D　(B)焦點　(C)視野　(D)視力值。

（A）459. 處方 OD-2.00D sph，OS-1.50D sph 是表示　(A)右眼近視 2.00 屈光度，左眼近視 1.50 屈光度　(B)左眼近視 2.00 屈光度，右眼近視 1.50 屈光度　(C)右眼遠視 2.00 屈光度，左眼遠視 1.50 屈光度　(D)左眼遠視 2.00 屈光度，若眼遠視 1.50 屈光度。

（B）460. 一個 2D 的眼鏡片，其焦距應為　(A)50mm　(B)500mm　(C)1000mm　(D)2000mm。

（A）461. 若某單色光在真空中、水中、玻璃中折射率依次為 1、1.33、1.5，那麼在何者之中光速度最大？　(A)真空中　(B)水中　(C)玻璃中　(D)一樣。

（A）462. 一光束通過稜鏡而發生色散現象，請問那一光線之波長較長？　(A)(1)　(B)(2)　(C)(3)　(D)(4)。

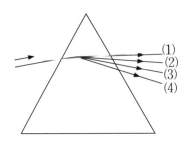

（A）463. 光線由空氣折射進入水時，則光的　(A)頻率不變　(B)速度不變　(C)波長不變　(D)都不變。

（C）464. 一折射率為 1.5，兩邊曲率半徑為 100 cm 的雙凸薄透鏡，其焦距長　(A)33.30 cm　(B)50 cm　(C)100 cm　(D)150 cm。

（C）465. 人的眼睛在　(A)陽光下　(B)燈光下　(C)熔焊工作　(D)水中　的環境最容易遭受紫外線之傷害。

（A）466. 光是直線進行的，是屬於　(A)幾何　(B)波動　(C)量子　(D)偏極　光學的學術範疇。

（A）467. 強烈光線進入瞳孔時，瞳孔會　(A)收縮　(B)放大　(C)不變　(D)隨遇而安。

（C）468. 眼球的顏色因人種而有不同，是因為眼球中那一部分顏色不同而不同？　(A)網膜　(B)水晶體　(C)虹彩　(D)角膜。

（B）469. 調適眼內水晶體曲率之能力一般人會隨著年齡之增加而　(A)增力　(B)減少　(C)不變　(D)可增可減。

（D）470. 對眼睛最敏感光線之波長約等於　(A)0.5 mm　(B)0.05 mm　(C)0.005 mm　(D)0.0005 mm。

（C）471. 成像時，當成像面不為平面時，其現象通稱為　(A)慧星差　(B)像散　(C)像場彎曲　(D)色像差。

（C）472. 透過鏡片觀看十字線所見影像如圖表示有稜鏡效應，其稜鏡底應在　(A)1　(B)2　(C)4　(D)4　的部位。

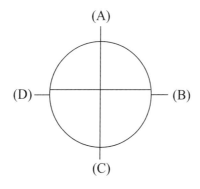

（B）473. 鏡片鍍膜是依據光的何種性質　(A)直進性　(B)干涉　(C)繞射　(D)折射。

（B）474. 遠視眼是因為平行入射光線在　(A)網膜前　(B)網膜後　(C)網膜上　(D)角膜前　成像之稱謂。

（C）475. 一人立於鏡而能見到自己的倒立像，則此鏡必為　(A)平面鏡　(B)凸面鏡　(C)凹面鏡　(D)凸透鏡。

（C）476. 設焦距為 f，物距為 O，像距為 I，則下列何者公式為正確　(A)$1/I \times 1/O = I/f$　(B)$1/I + 1/O = 2/f$　(C)$1/I + 1/O = 1/f$　(D)$I + O = f$。

（B）477. 下列物體何者折射率最高？　(A)空氣　(B)水　(C)光學玻璃　(D)鑽石。

（B）478. 眼睛視網膜對外界的反應有三，即形狀、顏色及　(A)光速　(B)亮度　(C)速度　(D)折射。

（B）479. 目前公認的光速是　(A)3×10^{10} m/sec　(B)3×10^8 m/sec　(C)3×10^8 m/sec　(D)3×10^8 m/sec。

（A）480. $D = I/f$（公尺）其中 D 是　(A)屈光度　(B)焦距　(C)焦點　(D)焦面。

（A）481. 欲產生放大 2 倍的虛像，物應置於凹面鏡前之何處　(A)$(1/2)f$　(B)$(1/2)^2 f$　(C)$2f$　(D)$\sqrt{2} f$。

（A）482. 鏡片的前表面為 4.00 屈光度，玻璃折射率為 1.6，則該面的曲率半徑為　(A)15 cm　(B)15 mm　(C)40 cm　(D)40 mm。

（D）483. 雙凸單片透鏡會產生　(A)球差　(B)色差　(C)彗形差　(D)球差、色差、彗形差都會產生。

（B）484. 牛頓環一圈代表　(A)1/4　(B)1/2　(C)1　(D)2　的光程誤差。

（D）485. 光波中 550nm 波長的光對人眼較敏感，它是屬於可見光的　(A)藍光　(B)紅光　(C)紫光　(D)黃光。

（B）486. 一般而言，日常配戴樹脂的近視眼鏡片之光學中心厚度最適合　(A)1mm　(B)2mm　(C)3mm　(D)4mm。

（C）487. 具有一稜鏡度（$1\triangle$）的稜鏡，會使光線在距離稜鏡一公尺的地方產生　(A)1m　(B)1"　(C)1cm　(D)1mm 的偏離。

（A）488. 左右眼各為 4D 與 5D 的近視眼鏡片，其焦距長相差　(A)50mm　(B)100mm　(C)500mm　(D)1000mn。

（A）489. 眼睛的構造中，何者的功能是將進入眼睛的影像聚焦於網膜的上面？ (A)水晶體 (B)玻璃體 (C)鞏膜 (D)虹彩。

（B）490. 研磨砂的種類中符號 D 代表 (A)合成鑽石 (B)天然鑽石 (C)人工鑽石 (D)金屬被覆之合成鑽石。

（C）491. 色覺乃是由 (A)水晶體 (B)鞏膜 (C)網膜 (D)角膜 負責。

（C）492. 下列敘述何者錯誤 (A)凸透鏡可成實像 (B)凸透鏡可成虛像 (C)凹透鏡可成實像 (D)凹透鏡可成虛像。

（B）493. 兩個厚度相等，曲率半徑相同但材質不同的鏡片，A 鏡片折射率 1.5/7，B 鏡片折射率 1.620，那麼何者度數（屈光度）較大？ (A)A 鏡片 (B)B 鏡片 (C)相等 (D)視形狀而定。

（D）494. 在水中同一深處排列四種色球，由水面上方垂直俯視下去，覺得置於最淺者為 (A)綠色球 (B)黃色球 (C)紅色球 (D)紫色球。

（A）495. 在有光線的地方看鏡子能看到自己是由於什麼現象 (A)反射 (B)折射 (C)繞射 (D)散射。

（D）496. 直徑為 56 mm 而且必須在 180°子午線上偏心 5mn 的眼鏡片，則該鏡片於何種未偏心之鏡片直徑？ (A)小於 56 mm (B)56 mm (C)61 mm (D)66 mm。

（D）497. 眼鏡片鍍上多層膜主要目的是 (A)增加硬度 (B)增加折射率 (C)美觀 (D)減少反射率。

（D）498. 凸透鏡由原位置向下移動時產生 (A)基底朝上之稜鏡作用 (B)焦距變短 (C)焦距變長 (D)基底朝下之稜鏡作用。

（D）499. 下列那一條件存在時，透鏡不容易產生色像差 (A)軸不對 (B)透鏡傾斜過度 (C)存在色散現象 (D)變為針孔。

（A）500. 當鏡片做好記好預備切邊時，通常要把鏡片按照病人之瞳孔距離來移中心點，其理由是因為 (A)避免產生稜鏡作用 (B)為美觀需要 (C)減少反光鏡片 (D)避免鼻側之鏡片邊過厚。

（D）501. 光線照射在眼鏡片之表面時 (A)全都折射 (B)部分被反射，其餘則折射 (C)部分吸收，其餘折射 (D)部分吸收，部分反射，部分折射。

（B）502. 光線以入射角 40°射在反射面上，其反射角必與法線成幾度？ (A)20° (B)40° (C)60° (D)45°。

（C）503. 鏡片之鍍膜（Coating）是用氟化鎂鍍於鏡片表面，其厚度應為 (A)白光波長的二分之一 (B)黃色光波長的二分之一 (C)綠光波長的四分之一 (D)白光波長的四分之一。

（A）504. 使白光分散為各組色光之原理為 (A)繞射或折射 (B)反射 (C)漫射 (D)吸收。

（B）505. 鏡片鍍膜（Coating）乃是由下列那一種作用來達到其目的 (A)折射作用 (B)反射作用及干涉作用 (C)繞射作用 (D)干涉作用。

（C）506. 平面鏡之成像是 (A)倒立 (B)原物體之一半 (C)位於鏡後，其與鏡面之距離等於物體與鏡面之距離 (D)原物體之二倍。

（B）507. 光速在何物質最小 (A)水 (B)鉛玻璃 (C)眼球之前房水 (D)空氣中。

（A）508. 透鏡上二點，光線若通過其中一點時會聚焦於另一點，此二點稱為 (A)共軛 (B)互補 (C)互相 (D)互助。

（A）509. 微細之辨別力在那一種光線之下最佳 (A)黃色光 (B)白色光 (C)紅色光 (D)藍色光。

（B）510. 光線通過稜鏡後偏向 (A)頂端 (B)底部 (C)其偏向角等於頂角 (D)不會偏向。

（B）511. 透明介質之折射率等於光在真空之速率與何者之比 (A)該介質之折射率 (B)光折射入介質後之速率 (C)光在真空的速率 (D)光離開介質之速率。

（D）512. 光在針孔照相機孔口周圍彎曲之現象是 (A)反射 (B)折射 (C)色散 (D)繞射。

（B）513. 所有色光在真空中速率一樣，但在那一種情形下則不同 (A)被凸面鏡反射回真空後 (B)在較密的介質中 (C)被平面鏡反射回真空後 (D)被凹面鏡反射回真空後。

（C）514. 波峰與波峰之間的距離叫做 (A)波前 (B)波束 (C)波長 (D)波輻。

（A）515. 稱為可視光的波長範圍的在 (A)400 至 700nm (B)560 至 700nm (C)300 至 400nm (D)400 至 800nm。

（B）516. 假設你手持一平面鏡與光線成直角，則光線反射會　(A)與光源成 90°　(B)循光之原路折回　(C)集中成一點　(D)與入射光成直角。

（B）517. 入射線、反射線及法線全部位於　(A)折射之對側　(B)同一平面　(C)入射角之相同角度上　(D)對側之平面。

（C）518. 入射線與反射線之夾角等於何者之和　(A)入射角及法線　(B)曲率半徑和焦點　(C)入射角及反射角　(D)反射角與垂直線。

（A）519. 來自無窮遠方之點狀光源之光束可視為　(A)平行的　(B)折射的　(C)會聚的　(D)發散的。

（D）520. 光線由某介質進入另一介質時產生偏折，稱為　(A)擴散　(B)反射　(C)繞射反射　(D)折射。

（A）521. 光線由較密的介質進入較疏的介質時會偏向　(A)遠離法線之方向　(B)臨界角　(C)垂直法線之方向　(D)法線之方向。

（A）522. 法線為一假設之直線在入射點與表面　(A)成直角　(B)成 45°　(C)等於臨界角　(D)成 180°。

（B）523. 下列那一項符合折射定律之一部分　(A)入射角等於折射角　(B)光由較疏之介質進入較密之介質時，其折射線偏向法線　(C)入射角與折射角不在同一平面上　(D)折射角等於反射角。

（A）524. 介質絕對折射率等於光在真空的速度除以　(A)光在該介質之速度　(B)光在真空的速度　(C)伽瑪（γ）射線的速度　(D)貝塔（β）射線的速度。

（B）525. 透鏡邊緣部對光線的焦距較短，而中央部分的焦距較長，這種透鏡像差叫做　(A)像扭　(B)球面像差　(C)視野扭曲　(D)色像差。

（C）526. 在光學上，可逆定理表示當光在進行當中將其方向相反時，光線將　(A)不會循原路而回　(B)只有在某段距離內才能循原路而回　(C)恰巧循原路而回　(D)不循原路但與原路平行而回。

（C）527. 假設垂直於透鏡兩表面之直線叫做　(A)中心線　(B)有效之光線　(C)光軸　(D)臨界角。

（A）528. 穿過透鏡而不會折射之光線稱為　(A)軸線　(B)中心線　(C)放射線　(D)反射線。

（C）529.球面鏡之曲率中心及鏡子頂點之一半距離叫做　(A)物點　(B)像點　(C)焦點　(D)入射點。

（D）530.物在凸透鏡焦點之外所形成之像為　(A)直立實像　(B)直立虛像　(C)倒立虛像　(D)倒立實像。

（A）531.平面鏡所成之像為　(A)直立、左右相反之虛像　(B)直立、左右相反之實像　(C)倒立實像　(D)倒立虛像。

（A）532.凸面的汽車後視鏡形成　(A)較廣的視野和較小的像　(B)較廣的視野和較大的像　(C)較小的視野及較小的像　(D)較小的視野及較大的像。

（C）533.屈光度為 +2D 透鏡之焦距為　(A)10 吋　(B)5 吋　(C)50cm　(D)25cm。

（A）534.厚透鏡之焦點決定於　(A)曲面之曲率半徑、透鏡厚度及其折射率　(B)反射面之曲率半徑及透鏡之厚度　(C)物體光線之強淺、入射角及物距　(D)物體光線之強度、反封角及物距。

（A）535.白光照射到稜鏡時　(A)使白光色散形成光譜，且使光線偏向底部，使成像偏向頂部　(B)色散形成光譜，使成像偏向底部光線偏向頂部　(C)波長較長的光線偏位大於波長短的光線　(D)以上皆不會發生。

（C）536.球面計用於量測　(A)直線距離　(B)散光度數　(C)曲面之曲率半徑　(D)鏡片厚度。

（D）537.要計算透鏡厚度所產生的影響，必須考慮的因素為　(A)前弧、厚受及折射率　(B)後弧、厚度及折射率　(C)前弧、後弧及厚度　(D)前弧、後弧、厚度及折射率。

（C）538.單焦透鏡之主軸必通過　(A)幾何中心　(B)機械中心　(C)光學中心　(D)稜鏡之最薄點。

（B）539.測驗熱處理透鏡之強度最佳方法是　(A)偏光鏡　(B)落球試驗法　(C)膨脹試驗法　(D)厚度測量。

（D）540.製造屈光度為 −10D 眼鏡片之較佳材質是　(A)CR-39 樹脂鏡片　(B)用雙凸透鏡　(C)增加中心之厚度　(D)使用高折射率之材料。

（A）541.如果一玻璃棒被相同衍射率的同色介質所包圍，則玻璃棒會　(A)看不見　(B)部分可見　(C)可以看見　(D)部分看不見，依看的角度而定。

（A）542. 凸透鏡成虛像時，若物向鏡面移近則像　(A)變小　(B)變大　(C)不變　(D)無定則。

（C）543. 空氣中一發光體經下列光學系統時，何者不能產生直立虛像　(A)凸透鏡　(B)凹透鏡　(C)針孔　(D)凹面鏡。

（C）544. 平面三角形中，下述何者是正確　(A)三個角的和為 90°　(B)三個外角的和為 180°　(C)三個內角的和為 180°　(D)三個角的和為 120°。

（C）545. 鏡片材質的適用與否應該在　(A)製作前　(B)製作後　(C)製作前後都要　(D)不必檢查。

（B）546. 屈光度 +50D 的眼鏡片，其焦距為　(A)100mm　(B)200mm　(C)300mm　(D)400mm。

（D）547. 屈光度是焦點倒數之謂，其焦距以下列何種為單位　(A)微米　(B)毫米　(C)奈米　(D)米。

（B）548. 曲率半徑和屈光度成　(A)正比　(B)反比　(C)平方正比　(D)平方反比。

（D）549. 物在正透鏡焦點外所形成的像是　(A)直立之虛像　(B)倒立之虛像　(C)直立實像　(D)倒立之實像。

（C）550. 物距為 2 公尺，焦距為 +1 公尺，像距為　(A)1/2　(B)1　(C)3　(D)4 公尺。

（B）551. 一般研磨玻璃用之磨皿材料是　(A)塑膠鋼　(B)鑄鐵　(C)鋁合金　(D)不銹鋼。

（A）552. 紅光比黃光之波長　(A)長　(B)短　(C)相等　(D)可長可短。

（A）553. 一般凹透鏡眼鏡為　(A)近視用　(B)遠視用　(C)散光用　(D)近遠視兩用。

（C）554. 空氣之折射率比一般玻璃　(A)大 1 倍　(B)相等　(C)小　(D)大 2 倍。

（B）555. 設圓之半徑為 r，則其面積為　(A)πr　(B)πr^2　(C)$2\pi r$　(D)$2\pi r^3$，此 π 為圓周率 $\pi = 3.1416$。

（A）556. 玻璃眼鏡片最怕遇到的酸系　(A)氫氟酸　(B)鹽酸　(C)硫酸　(D)硝酸。

（A）557. 透鏡一面為凹形球面，而另一面為凸形球面者稱　(A)彎月透鏡　(B)複曲面透錢　(C)寬平球面透鏡　(D)雙焦片。

（A）558. 光是一種　(A)電磁波　(B)電子波　(C)原子波　(D)核子波。

（C）559. 下列透鏡何者具有聚光性質　(A)雙凹面　(B)2 凹面和 1 平面　(C)凸面弧度

大於凹面　　(D)凹面弧度小於凸面的透鏡。

（C）560. 下列何者為正確　(A)△　(B)△　(C)△　(D)△。

（A）561. 圓周率π是指　(A)圓周長除以直徑　(B)圓周長除以半徑　(C)直徑除以圓周長　(D)半徑除以圓周長。

（B）562. 玻璃的主要原料　(A)SiO^4　(B)SiO^2　(C)SO^2　(D)S^{2}O。

（C）563. 矯正用眼鏡的功能是將物體最後成像於屈光異常眼睛之　(A)近點　(B)遠點　(C)網膜　(D)瞳孔　上。

（A）564. 太陽照射鏡子和衣服時　(A)衣服吸光多　(B)鏡子吸光多　(C)一樣多　(D)衣服反光多。

（B）565. 無線電波之波長　(A)比紅光短　(B)比紅光長　(C)比綠光短　(D)介於紅光與綠光之間。

（D）566. 縱向色差（Longitudinal Chromatic Aberration）產生不同光於光軸上有不同之焦距，何者應最靠近凸透鏡鏡片　(A)紅　(B)黃　(C)綠　(D)紫。

（C）567. 由二處對同一光源所測得之照度比為 16：25，則其距離比為　(A)25：16　(B)16：25　(C)5：4　(D)4：5。

（C）568. 設若眼軸的長度為 A，其晶狀體焦距為 B，則下列者為近視眼之原因　(A)A 太短 B 太短　(B)A 太長 B 太長　(C)A 太長 B 太短　(D)A 太短 B 太長。

（C）569. 近視和遠視的矯正，應用下列那種透鏡組　(A)近用凸遠用凹　(B)近用凹遠用凹　(C)近用凹遠用凸　(D)近用凸遠用凸。

（A）570. 圓周率之值為　(A)3.14　(B)360°　(C)$\sqrt{3.1416}$　(D)$(3.1416)^2$。

（C）571. 一般手持放大鏡之放大倍率，以下何值為準　(A)物與像之大小相乘　(B)像與物之大小相減　(C)25cm與同單位之焦距比值　(D)1cm與同單位之焦距比值。

（D）572. 平面三角上某角的餘弦函數定義　(A)對邊比底邊　(B)斜邊比底邊　(C)斜邊比對邊　(D)底邊比斜邊。

（B）573. 老花眼和遠視眼的生理缺陷現像　(A)完全一樣　(B)完全不同　(C)類同　(D)經醫師檢定才能斷定。

（B）574. 若有一直角三角形其一股為 a，另一股為 b，其斜邊為 c，則　(A)$c^2 = a^2 - b^2$　(B)$c^2 = a^2 + b^2$　(C)$c = a + b$　(D)$a^2 + b^2 + c^2 = 1$。

（B）575. 目視凸透鏡時，成倒像者即物在焦點　(A)以內　(B)以外　(C)正焦點位置　(D)可前可後。

（A）576. 一般眼鏡片基弧依規定有其定值的為　(A)前表面　(B)後表面　(C)厚度　(D)折射率。

（A）577. 下列折射公式何者為正確　(A)n1 sini1 = n2 sini|2　(B)b1 cosi1 = n2 cosi2　(C)n1/cosi1 = n$\overline{2}$/cosi$\overline{2}$　(D)n1/sini1 = n$\overline{2}$/sini$\overline{2}$。

（B）578. 凸透鏡鏡片為　(A)近視用　(B)遠視用　(C)散光用　(D)近遠視兩用型。

（A）579. 所說複曲面（Toric）其形狀有如　(A)輪胎面　(B)圓柱面　(C)圓錐面　(D)球面。

（A）580. 表面曲率半徑愈短者，其屈光度數愈　(A)高　(B)不受影響　(C)低　(D 依鏡片大小來換算。

（B）581. 雙凸薄透鏡第一面半徑 r1 = 2 公尺，第二面 r2 = 3 公尺，n = 1.60 則 I/f =　(A)2D　(B)0.5D　(C)0.6D　(D)0.3D 屈光度。

（B）582. 處方上凹面之屈光度（Diopter）為　(A)正　(B)負　(C)依鏡片直徑而定　(D)視其他註解而定。

（B）583. 凸透鏡的邊緣比中心　(A)厚　(B)薄　(C)相等　(D)視大小而定。

（A）584. 光在真空中的速度比在玻璃中的速度　(A)快　(B)慢　(C)相等　(D)視溫度而定。

（A）585. 兩垂直線之夾角為　(A)90°　(B)60°　(C)180°　(D)360°。

（C）586. 眼鏡用之玻璃其折射率通常　(A)小於 1　(B)大約 1 小於 1.5　(C)大於 1.5 小於 2　(D)大於 2。

（A）587. 鏡片化學強化用之藥品為　(A)硝酸鉀　(B)硫酸鉀　(C)碳酸鉀　(D)氰酸鉀。

（B）588. 萬一有人觸電時，第一步驟是　(A)趕緊拉他脫離電源　(B)立即切斷電源　(C)呼叫求助　(D)急救。

（A）589. 處理傷口時　(A)以預防感染最重要　(B)塗敷抗生素　(C)對傷口吹氣　(D)包紮。

（B）590. 意外災害　(A)不可預防　(B)幾乎所有的意外災害都能加以預防　(C)不必預防　(D)必有很多的設備及人力才能預防。

（C）591. $\sqrt{-1}$ 是　(A)自然數　(B)參數　(C)虛數　(D)變數。

（A）592. 直角三角形一定符合　(A)畢氏　(B)牛頓　(C)馬克　(D)歐氏　定理。

（B）593. 平面三角上某角的正弦函數定義　(A)對邊比底邊　(B)對邊比斜邊　(C)底邊比斜邊　(D)斜邊比對邊。

（B）594. 依 Mohs 硬度標準，光學玻璃的平均硬度為　(A)5　(B)6　(C)7　(D)8。

（C）595. 鏡片擦拭最好使用　(A)酒精　(B)乙醚　(C)酒精、乙醚混合液　(D)丙酮。

（A）596. 半成品樹脂鏡片若儲放過久則會　(A)顏色變黃　(B)顏色變藍　(C)不會因時間而改變品質　(D)顏色變綠。

（D）597. 顏色變黃的樹脂半成品鏡片其　(A)透光率較差　(B)機械性質變差　(C)染色加工不均勻　(D)以上皆是。

（B）598. 玻璃鏡片若儲放太久且庫房無特殊溫溼度調節則鏡片　(A)無所謂　(B)鏡片表面容易因溼度而產生霉斑　(C)鏡片變軟　(D)鏡片變形。

（D）599. 眼鏡片儲存時，鏡片放置應當　(A)凹面朝下凸面朝上　(B)凸面朝下凹面朝上　(C)沒有特別要注意的　(D)保持直立。

（D）600. 屈光度為球面 -18.00D，散光 -3.00D，則　(A)若機具許可可作單凹鏡片　(B)可將散光磨製在第一面，球面磨製在第二面　(C)可以利用凸面散光的半成品磨製單凹鏡片　(D)以上皆可。

（A）601. 散光軸度與稜鏡度之軸度在同一鏡片　(A)可能為同一軸度　(B)永遠不相交　(C)根本沒有關係　(D)不可能為同一軸度。

（B）602. 樹脂鏡片的加工程序，A 研磨加工，B 表面硬化處理，C 染色處理，D 多層膜加工，其順序為何則品質會較較，且符合各種加工特性　(A)ABCD　(B)ACBD　(C)CABD　(D)DACB。

（A）603. 已經做多層膜加工的鏡片，可否做染色加工　(A)不可以　(B)可以　(C)染色溫度低一些就可以　(D)染色溫度高一些才可。

（D）604. 一般冕牌玻璃，SiO_2 的成份大約含量為多少　(A)55%　(B)60%　(C)80%　(D)70%　左右。

（A）605. 酒精與水何者折射率較大？ (A)酒精 (B)水 (C)相同 (D)視情形而定。

（B）606. 水中的魚看鳥時比實際位置 (A)低 (B)高 (C)不變 (D)視情形而定。

（A）607. 一偏心凹透鏡邊緣最薄部分，在最上緣，則其光學中心應偏向 (A)上邊 (B)下邊 (C)左邊 (D)右邊。

（B）608. 折射率為 1.523 之玻璃毛胚其凸面彎度 +6.25D，欲製作 +0.50D（CT：2.3mm）之鏡片，應使用下列何模具 (A)+6.75D (B)+5.75D (C)+6.00D (D)+6.25D。

（B）609. 折射率為 1.523 之玻璃毛胚其凸面彎度 +6.25D，欲製作 +0.50D（CT：2.3mm）之鏡片，請選用適當之毛胚來製作 (A)6.75/5.50（CT：2.3mm）(B)6.00/5.50（CT：3.0mm） (C)6.00/5.50（CT：4.5mm） (D)6.75/5.50（CT：4.5mm）。

（A）610. 變色玻璃變色之原因是因為加入何種化學物 (A)鹵化銀 (B)氧化鋁 (C)三氧化二鐵 (D)氧化鋯。

（C）611. $+2.00+1.25\times15$ 與 (A)$+2.00-1.25\times15$ (B)$+3.25-1.25\times15$ (C)$+3.25-1.25\times105$ (D)$-2.00+3.25\times105$ 為等值。

（B）612. 處方 $-3.75+1.50\times175$ 可以轉換成 (A)$-2.75-1.25\times850$ (B)$-1.25-1.25\times85$ (C)$-1.225+1.25\times85$ (D)$+2.75-1.50\times85$。

（A）613. 假如度數為 +3.00D 之鏡片偏離眼睛中心 5mm，則將會產生多少的稜鏡度？ (A)1.5△| (B)15△ (C)3△ (D)5△。

（A）614. 如果一片稜鏡度為 1△ 及基底內之鏡片用於右眼，其稜鏡軸度應為幾度？ (A)0 (B)90 (C)180 (D)270 度。

（C）615. 如果一稜鏡度為 1△ 及基底內之鏡片用於左眼，其稜鏡軸度應為幾度？ (A)0 (B)90 (C)180 (D)270 度。

（D）616. 一處方指出右眼需要 1△BI（基底朝內）與 2△|BU（基底朝上），在工廠參考系統（Laboraory Reference System）應如何表示？ (A)1△×180，2|△×270 (B)1△×90，2 △|×180 (C)1△×180，2△×90 (D)1△×0，2 △|×90。

（B）617. 一鏡片之焦點位於鏡片後方 40mm，該鏡片之屈光度應為？ (A)+25D (B)

+2.5D (C)-25D (D)-2.5D。

（B）618. 一鏡片之焦點位於鏡片前方 10mm，此鏡片之屈光度應為？ (A)+10D (B)-10D (C)+100D (D)-100D。

（D）619. 在下列何種情況下圓柱屈光度才會出現在處方上？ (A)近視 (B)遠視 (C)白內障 (D)散光。

（B）620. 如果透過正球面鏡片觀看一目標而且同時左右移動鏡片，則目標之影像將如何移動？ (A)影像將會與鏡片同方向移動 (B)影像將會與鏡片相反方向移動 (C)影像將維持不動 (D)影像上下移動。

（B）621. 假如 -7.00D 之鏡片中心偏心 4mm，則在原來之光學中心處會產生？ (A)28 △ (B)2.8 △| (C)1.25△| (D)1.75△。

（A）622. 屈光度 +4.00 之鏡片為了要產生 2△，則鏡片必須偏心 (A)0.5cm (B)0.5m (C)0.5m (D)0.05"。

（C）623. 假如一稜鏡之基底朝右（配戴者之右眼），對配戴者之右眼而言，此稜鏡之基底朝向是 (A)基底朝下 (B)基底朝上 (C)基底朝內 (D)基底朝外。

（D）624. 假如一稜鏡之基底朝右（配戴者之左眼），對配戴者之左眼而言，此稜鏡之基底朝向是 (A)基底朝下 (B)基底朝上 (C)基底朝內 (D)基底朝外。

（A）625. 一處方之右眼稜鏡度為 2△BI，在 360 度之工廠參考系統應如何表示？ (A)2△×0 (B)2|△×180 (C)2△ (D)2△|×270。

（A）626. 沃加氏（Vogel's）之鏡片彎度計算公式，對凹透鏡而言，其公式應為？ (A)彎度＝球面等值÷2＋6.00D (B)彎度＝球面值×2＋6.00D (C)彎度＝球面等值÷4＋4.00D (D)彎度＝球面值÷2＋6.00D。

（C）627. 利用沃加氏（Vogel's）公式，求出 +2.00D 球面鏡片基弧應為 (A)+6.00D (B)-6.00D (C)+8.00D (D)-8.00D。

（A）628. 假設一鏡片之處方為 +5.50－1.00×70 利用沃加氏（Vogel's）公式，其基弧為 (A)+8.50D (B)+9.00D (C)+10.00D (D)+11.00D。

（C）629. 一凹面鏡之度數為 -6.00－2.00×170，利用沃加氏（Vogel's）公式，其基弧為 (A)+6.25D (B)-6.25D (C)-2.50D (D)+7.25D。

（D）630. 計算未切削單光鏡片之最少毛坯尺寸 MBS（minimum blank size）之計算公

式為　(A)MBS＝鏡架之有效直徑（ED）＋2×（每一鏡片之偏心距離）
＋1mm　(B)MBS＝鏡架之寬度＋2×（每一鏡片之偏心距離）＋2mm　(C)
MBS＝鏡架之高度＋每一鏡片之偏心距離＋2mm　(D)MBS＝鏡架之有效直徑
（ED）＋2×（每一鏡片之偏心距離）＋2mm

（A）631. 鏡片偏心之計算公式為鏡片偏心＝　(A)[(A＋DBL)－PD]÷2　(B)[(A－DBL)
－PD]÷2　(C)[(A＋DBL)＋PD]÷2　(D)[(A＋DBL)＋PD]×2。

　　　　註：A 為鏡框水平最大尺寸、DBL 為鼻橋距離、PD 為瞳孔距離。

（B）632. 計算半成品單光鏡片之最少毛坯尺寸（Minimum Blank Size）MBS 之公式為
(A)MBS＝A＋2×（鏡片偏心距離）－PD　(B)MBS＝鏡架之有效直徑＋2×
（鏡片偏心距離）－PD　(C)MBS＝鏡片之有效直徑＋鏡片偏心距離－PD
(D)MBS＝鏡架之有效直徑＋（鏡片偏心距離）÷2－PD

　　　　註：A 為鏡框水平最大尺寸、DBL 為鼻橋距離、PD 為瞳孔距離。

（D）633. 一處方為：Rx＋6.00－1.00×180；A（鏡框水平最大尺寸）＝54mm；B（鏡
框垂直最大尺寸）＝49mm；ED（鏡框最大有效直徑）＝57mm；DBL（鼻橋
距離）＝18mm；PD（瞳孔距離）＝64mm；若鏡片被研磨成無稜鏡無偏心，
則最小的單光鏡片尺寸應為　(A)54mm　(B)55mm　(C)49mm　(D)59mm。

（D）634. 一處方為：Rx＋6.00－1.00×180；A（鏡框水平最大尺寸）＝54mm；B（鏡
框垂直最大尺寸）＝49mm；ED（鏡框最大有效直徑）＝57mm；DBL（鼻橋
距離）＝18mm；PD（瞳孔距離）＝64mm；若鏡片被研磨成稜鏡並給予正確
之偏心，則最小的單光鏡片尺寸應為　(A)54mm　(B)55mm　(C)49mm　(D)
59mm。

（A）635. 一處方為：Rx＋6.00－1.00×180；A（鏡框水平最大尺寸）＝54mm；B（鏡
框垂直最大尺寸）＝49mm；ED（鏡框最大有效直徑）＝57mm；DBL（鼻橋
距離）＝18mm；PD（瞳孔距離）＝71mm；下列那一個方法最快而且不容易
產生錯誤？　(A)研磨鏡片成無稜鏡無偏心　(B)研磨成有稜鏡無偏心　(C)研
磨鏡片成有稜鏡有偏心　(D)研磨鏡片成無稜鏡有偏心。

（C）636. 依照下列的處方與鏡架：Rx－5.00D（左眼）；PD（瞳孔距離）＝62mm；
　　　　A（鏡框水平最大尺寸）＝46mm；B（鏡框垂直最大尺寸）＝40mm；DBL

（鼻橋距離）＝20mm；ED（鏡框最大有效直徑）＝48mm；則需要多大的半成品單光鏡片尺寸能夠適當滿足上述之鏡架　(A)62mm　(B)46mm　(C)54mm　(D)48mm。

（D）637. 依照下列的處方與鏡架：Rx－5.00D（左眼）；PD（瞳孔距離）＝62mm；A（鏡框水平最大尺寸）＝46mm；B（鏡框垂直最大尺寸）＝40mm；DBL（鼻橋距離）＝20mm；ED（鏡框最大有效直徑）＝48mm；則需要多大的半成品鏡片尺寸就能夠適當滿足上述之鏡架　(A)62mm　(B)46mm　(C)48mm　(D)50mm。

（C）638. 一皇冠玻璃之基弧（BC）為＋6.25D，處方所要求之度數為＋1.50D，則需要何種基弧之工具？　(A)＋7.75D　(B)－4.75D　(C)＋4.75D　(D)＋9.25D。

（B）639. 一半成品皇冠玻璃鏡片之基弧為＋4.25D，處方所要求之度數為－3.00D，則需要何種彎度之工具去完成此鏡片？　(A)＋1.25D　(B)＋7.25D　(C)＋5.75D　(D)＋9.25D。

（C）640. 依照美國標準符合安全配戴之高度數凸透鏡，其鏡片邊之厚度（edge thickness）至少須　(A)1.8 mm　(B)22 mm　(C)2.5 mm　(D)3.0 mm。

（A）641. 一已知度數的鏡片，分別用各種度數的鏡片依順序來更換疊合，在－1.75D時才能中和，此鏡片的度數是幾度？　(A)＋1.75　(B)－3.50　(C)＋3.50　(D)－1.75。

（A）642. 針孔相機是利用光的何種性質？　(A)光直進性質　(B)光折射性質　(C)光繞射性質　(D)光反射性質。

（A）643. 針孔像機的洞孔加大時　(A)像呈模糊的現象　(B)像更清晰　(C)像變色　(D)像轉動方向。

（A）644. 一般單焦點眼鏡片的光學中心，一言以蔽之，應如何表示？　(A)無稜鏡作用的地方　(B)有稜鏡作用的地方　(C)鏡片的幾何中心　(D)鏡片最厚處。

（A）645. 在一塊厚為d的平行玻璃平板（其折射率n＝1.50）前15cm放置一小物體，人眼在板後透過該板且垂直於板觀察該物。求人眼看到該物的位置較其實在位置向人眼　(A)移近了　(B)移遠了　(C)向左移　(D)向右移。

（A）646. 塔 50m，它在地面上陰影是 60m，在同時間內觀察者身高 1.75m。求觀察者

在地面上陰影長度是？ (A)2.1m (B)1.75m (C)3.5m (D)4.2m。

（D）647. 鏡片之 F1 ＝＋3.25D，F2| ＝＋3.25D，此鏡片一般稱為 (A)雙凸 (B)凹凸 (C)等凸 (D)平光 鏡片。

（D）648. 鏡片之 F1 ＝＋8.00D，F2| ＝8.00D，此鏡片一般稱為 (A)等凸 (B)等凹 (C)平凸 (D)雙凸 鏡片。

（C）649. 鏡片度數 －2.00D，其基弧為＋6.00D，此鏡片稱為 (A)等凹 (B)等凸 (C)凸凹 (D)平凹 鏡片。

（A）650. 眼鏡片較厚部分在受日光照射時會散發出各種彩色光這是因為 (A)折射 (B)反射 (C)透射 (D)繞射 現象。

（A）651. 眼鏡片在真空鍍膜後在白光下會呈現某種色彩這是因為 (A)干涉 (B)繞射 (C)透射 (D)折射 現象。

（A）652. 為矯正幼童斜視，會使用 (A)稜鏡 (B)超高正度數 (C)超高負度數 (D)平光 的鏡片。

（D）653. 鏡片鑽孔與鏡架結合時須注意 (A)原設計規格 (B)應力之產生 (C)膠黏劑之應用 (D)以上皆是。

（A）654. 粉紅色調鏡片可以透過以下之光線 (A)650nm 左右 (B)550nm 左右 (C)500nm 左右 (D)400nm 左右。

（C）655. 淡藍色調鏡片可以透過以下之光線 (A)650nm 左右 (B)550nm 左右 (C)500nm 左右 (D)400nm 左右。

（C）656. 近視眼鏡校正光度稍有不足時，將鏡片貼得更近眼球會使影像 (A)無變化 (B)更清楚些 (C)更模糊 (D)看不見。

（C）657. 依CNS標準球面折射力±20.00D之鏡片，其公差為 (A)±0.12 (B)±0.25 (C)±0.37 (D)±0.50。

（C）658. 依CNS標準圓柱面折射力超過1.50D之鏡片，其圓柱軸許可差為多少度（Degree） (A)±5 (B)±2.5 (C)±1.5 (D)±1.0。

（B）659. 測定無偏心鏡片時，其測定基準點為 (A)焦距 (B)幾何中心 (C)偏心之光心 (D)基底。

（B）660. 測定有偏心鏡片時，其測定基準點為 (A)焦距 (B)幾何中心 (C)偏心之光

心　(D)基底。

（C）661. 一般處方單所指之瞳孔距離是指距離角膜頂點為　(A)10　(B)11　(C)12　(D)14　mm 之左右雙鏡片之光心間的距離。

（C）662. 正視眼的人其明視範圍為　(A)150 公尺到 30cm　(B)無窮遠到 30cm　(C)無窮遠到他的近點　(D)50 公尺到 25cm。

（A）663. 如果透過負球面鏡片觀看一目標而且同時左右移動鏡片，則目標之影像將如何移動？　(A)影像將會與鏡片同方向移動　(B)影像將會與鏡片相反方向移動　(C)影像將維持不動　(D)影像上下移動。

（B）664. 球面鏡片曲率研削時，鏡片與磨皿之接觸情形係鏡片邊緣與磨皿之接觸部分，約佔半徑的　(A)< 1/3　(B)1/3　(C)4/5　(D)全部。

（A）665. 大量生產用玻璃毛胚，多用　(A)壓胚　(B)切割　(B)燒成　(D)研磨　法形成。

（A）666. 下料後玻璃塊須鋸成玻璃片，此玻璃片厚度應等於將來要磨成透鏡鏡厚度加上　(A)1.5mm　(B)5.0mm　(C)0mm　(D)10mm。

（B）667. 在計算屆光度時，薄透鏡的厚度是　(A)計算在內的　(B)不計算在內的　(C)凸透鏡要算，凹透鏡不計　(D)可計也可不計。

（A）668. 鏡片曲面成型時切削輪之直徑應　(A)大於　(B)等於　(C)小於　(D)無關　其鏡片半徑。

（B）669. 裁毛胚料時，劃線間隔距離決定　(A)僅決定於透鏡直徑大小　(B)透鏡之直徑大小與兩面曲率半徑及厚度　(C)透鏡直徑大小與透鏡厚度　(D)僅決定於厚度。

（D）670. 玻璃眼鏡片中心厚度之規定，主要原因是為了　(A)加工　(B)經濟　(C)測量　(D)安全。

（D）671. 光學樣板（test plate）一般採用　(A)CR-39　(B)透明塑膠　(C)軟玻璃　(D)硬玻璃　為材料。

（A）672. 凸面鏡曲率成形後的曲率半徑與模具的曲率半徑相比較，應　(A)略大　(B)略小　(C)相等　(D)略大略小皆可。

（A）673. 一透鏡之邊緣厚度為5mm，前表面（凸面）之頂點深度為4mm，後表面（凹

面）之頂點深度為 6mm，則該透鏡之中心厚度為　(A)3mm　(B)4mm　(C)5mm　(D)6mm。

（B）674. 研磨砂的粒度愈細，研削面的表面愈精細，但切削速度　(A)快　(B)慢　(C)適中　(D)時快時慢。

（A）675. 曲面成形切削磨輪的形狀是　(A)杯形　(B)多角形　(C)方形　(D)三角形。

（D）676. 曲面成形研削液的作用有　(A)潤滑性　(B)冷卻性　(C)切屑黏聚性　(D)以上皆是。

（C）677. 量測透鏡厚度，不論是凸透鏡或凹透鏡皆應使用　(A)尖頭量具　(B)平頭量具　(C)圓頭量具　(D)方頭量具　既不易刮傷，亦不損準確性。

（C）678. 切削磨輪所設定的角度誤差　(A)影響透鏡中心厚度　(B)影響透鏡表面的真球度　(C)影響透鏡之曲率半徑　(D)影響面精度。

（D）679. 切削作業時，磨輪與鏡片夾持軸速度的關係，何者為正確？　(A)磨輪迴轉速低，鏡片夾持軸高　(B)磨輪迴轉速低，鏡片夾持軸低　(C)磨輪迴轉速高，鏡片夾持軸高　(D)磨輪迴轉速高，鏡片夾持軸低。

（C）680. 樹脂鏡片（CR-39）切削加工後所產生的粉末，應如何處理　(A)與冷卻水同時流放　(B)稀釋後流放　(C)應過濾後以固體廢棄物方式處理　(D)回收重複使用。

（C）681. 玻璃鏡片切削加工後所產生的粉末，應如何處理　(A)與冷卻水同時流放　(B)稀釋後流放　(C)應過濾後以固體廢棄物方式處理　(D)回收重複使用。

（B）682. 樹脂鏡片（CR-39）加工後，報廢的鏡片應如何處理　(A)回收再製成新品　(B)以固體廢棄物方式處理　(C)融化成下腳料再集中處理　(D)回收重複使用。

（C）683. 聚碳酸酯材質（PC）的鏡片，在切削時所產生的廢棄物形狀是　(A)粉末狀　(B)塊狀　(C)絲帶狀夾雜粉末狀　(D)顆粒狀。

（A）684. 一般 CR-39 材質的鏡片，在切削時所產生的廢棄物形狀為　(A)粉末狀　(B)塊狀　(C)絲帶狀夾雜粉末狀　(D)顆粒狀。

（A）685. 眼鏡片拋光時要在拋光模上　(A)黏上拋光片或瀝青　(B)黏上鋅片　(C)黏上銅片　(D)加上一層石膏。

（C）686. 研磨片或拋光片之形狀，所以呈花狀主要原因是　(A)美觀　(B)撕貼作業容易　(C)得到較理想之曲面　(D)減少摩擦。

（C）687. 拋光片之黏貼作業時，必須貼在模皿之　(A)偏左　(B)偏右　(C)正中央　(D)隨機取位處。

（A）688. 鏡片黏貼之工作應在　(A)防塵或較清潔的工作室　(B)高溫室　(C)低溫室　(D)暗室內工作。

（B）689. 當－5.00D 的鏡片，偏心為 6mm 時，試求其稜鏡屈光度？　(A)2.5△　(B)3△　(C)3.5△　(D)4△。

（A）690. 以合金固定鏡片（Blocking）時，玻璃與樹脂鏡片，何者溫度較高？　(A)玻璃高　(B)樹脂高　(C)相同　(D)可高可低。

（D）691. 在合金固定鏡片（Blocking）時，鏡片塗上一層保護膠，其目的為何？　(A)黏合　(B)保護作用　(C)供檢查用　(D)產業機密。

（C）692. 以保護膠膜來做鏡片黏貼的工作時，則夾在鏡片表面與保護膜之間的氣泡　(A)不須理會　(B)有時間則清除　(C)必須完全除去否則會因氣泡的存在使研磨時鏡片表面受力不平均　(D)有礙美觀。

（D）693. 一般單焦鏡片貼著時必須注意夾持具軸向設定於　(A)球面軸向　(B)散光軸向　(C)偏光水平軸向　(D)不須特別注意。

（C）694. 偏光功能單焦鏡片貼著時必須注意夾持具軸向設定於　(A)球面軸向　(B)散光軸向　(C)偏光軸向設定於180°位置　(D)不須特別注意。

（A）695. 雙光（焦）鏡片貼著時必須注意　(A)下光部分設定於水平180°度位置，散光軸位設定於相對位置　(B)僅注意球面度數軸向　(C)僅注意散光度數軸向　(D)僅注意下光水平僅可。

（C）696. 漸進多焦點鏡片貼著時必須注意　(A)凸面的下光位置　(B)凸面的上光位置　(C)凸面的水平軸向、幾何中心與散光軸位設定於相對位置　(D)凹面的散光位置。

（C）697. 貼著的過程中不同的鏡片材料，是否必須考慮　(A)不必考慮　(B)可以忽略　(C)必須特別注意，不同的材料特性　(D)玻璃材料必須特別注意。

（C）698. 鏡片在研磨皿上移動時。在每一衝程末端，鏡邊應超出研磨皿邊緣？　(A)

0.2～0.3　(B)2～3　(C)20～30　(D)200～300　mm。

（C）699.眼鏡片研磨時在重複使用（循環回流）的液體中，必須加上過濾網的情形是在　(A)粗磨時　(B)細磨時　(C)拋光時　(D)鏡片刮傷後。

（C）700.用鋅片作眼鏡片粗磨時　(A)只需加水　(B)只需用金鋼砂　(C)必需用金鋼砂與水的調合液　(D)以上都不用，乾磨即可。

（B）701.以樣板規測量研磨皿時應　(A)將樣板規在研磨皿上施力旋轉　(B)垂靠在測定面表面　(C)45°斜靠在測定面表面　(D)60°斜靠在測定面表面，以觀察其吻合度。

（D）702.樹脂眼鏡片研磨時最適當之壓力（重力）為　(A)7～8公斤　(B)5～6公斤　(C)3～4公斤　(D)1～2公斤。

（A）703.曲度愈大的鏡面，研磨時上軸的傾斜度　(A)愈大　(B)愈小　(C)為零（垂直）　(D)可大可小。

（C）704.眼鏡片粗、細磨磨後在拋光之前　(A)不必清洗　(B)用油清洗　(C)必須認真清洗　(D)為節省時間用紙擦拭即可。

（A）705.眼鏡片研磨時，上軸偏右邊，用研磨液噴口應放在下模的　(A)左邊　(B)前邊　(C)前邊　(D)後邊。

（B）706.在高速研磨機上用鋅片加900號金鋼砂研磨液作粗、細磨時，時間約需　(A)14分鐘左右　(B)4分鐘左右　(C)40秒左右　(D)14秒左右。

（A）707.研磨砂之形狀最好成　(A)多角等邊形　(B)長方鈍角形　(C)長方尖銳形　(D)圓形。

（B）708.凹形研磨具的曲率半徑應較鏡片表面曲率半徑　(A)大　(B)小　(C)等於　(D)可大可小。

（C）709.鑽石的舊摩耗Mohs硬度為　(A)8　(B)9　(C)10　(D)11。

（D）710.鏡片產生傷痕的主要原因與　(A)溫度　(B)研磨速度　(C)壓力　(D)磨砂品質　有關。

（C）711.鏡片大量生產時細磨宜採　(A)塑膠　(B)金鋼砂　(C)鑽石碇（Diamond plate）　(D)拋光皮　等工具。

（A）712.大量生產時磨皿之擺動範圍可以由　(A)偏心軸　(B)貼著模　(C)轉速　(D)

壓力　調整之。

（A）713.研磨劑粒子直徑愈大，研磨後鏡片上所形成的痕跡　(A)愈大　(B)一樣　(C)愈小　(D)可大可小。

（D）714.加工光學玻璃之研磨劑其硬度最小應為舊磨耗Mohs　(A)4　(B)5　(C)6　(D)7。

（B）715.研磨完畢，貼著模表面黏附之研磨粉可用　(A)強鹼　(B)溫水　(C)鹽酸　(D)酒精　清洗再準備拋光。

（C）716.通常眼鏡片之研磨，第一面加工完成後其預留厚度較成品厚度約厚　(A)0.02mm　(B)0.03mm　(C)0.3mm　(D)3mm。

（A）717.所謂280號砂其顆粒之大小即係指　(A)每平方吋篩網可通過280顆體積相同的砂粒　(B)每平方公分篩網可通過280顆體積相同的砂粒　(C)每顆砂直徑約為280μ　(D)每顆砂直徑約為1/280mm。

（A）718.球面鏡片的面精度與厚度要同時達到標準必須考慮　(A)上軸的擺動，下軸的轉速以及磨皿間的配合　(B)磨皿間與折射率之配合　(C)轉速間的配合　(D)轉速、磨皿及折射率間之配合。

（A）719.眼鏡片細磨時得將粗磨金鋼砂所留下的刮痕磨除外，也得將鏡片磨至完工厚度的多少mm內？　(A)0.05　(B)0.5　(C)1　(D)2。

（B）720.粗磨磨碗允許的公差是　(A)0.2　(B)0.25　(C)0.3　(D)0.35　D屈光度。

（C）721.粒度#1500（約1μm）金鋼砂係屬　(A)粗磨　(B)中磨　(C)細磨　(D)拋光用研磨玻璃材料。

（B）722.眼鏡片粗磨，除了要磨出要求的表面曲線外，也得將完工厚度限在多少mm之內？　(A)0.1　(B)0.5　(C)1.0　(D)1.5。

（D）723.當驗光時發現在3和9點鐘的方向看得清楚，而在12和6點鐘的方向最模糊，則副圓柱軸應在　(A)45°　(B)90°　(C)135°　(D)180°　方向。

（B）724.粗磨厚度等於成品厚度加上多少磨去的厚度　(A)0.1　(B)0.5　(C)1.0　(D)1.5mm。

（A）725.鏡片研磨拋光時用的鏡片座，其材料一般最好用　(A)鋁或鋁合金　(B)木質材料　(C)銅質材料　(D)玻璃材料。

（C）726. 研磨用碳化矽的顏色是　(A)銀色　(B)綠色　(C)黑色　(D)紅色。

（B）727. 玻璃鏡片細磨所使用之鑽石粒（pellet）粒度何者較適當？　(A)600～800　(B)900～1200　(C)1300～1500　(D)1500 以上。

（D）728. 目前使用於研磨樹脂鏡片的模具材料有　(A)鑄鐵　(B)鋁合金　(C)硬質塑膠　(D)以上皆可。

（B）729. 眼鏡片粗磨研削量一般應預留多少較佳？　(A)0.1～0.2mm　(B)0.2～0.5mm　(C)0.6～1.0mm　(D)1.0mm 以上。

（A）730. 一般眼鏡片成品厚度公差為多少？　(A)±0.2　(B)±0.1　(C)±0.3　(D)±0.4 mm 以上。

（A）731. 鏡片使用鋅片粗磨時，應使用何種研磨劑？　(A)金鋼砂（氧化鋁）　(B)瀝青　(C)樹脂　(D)蠟。

（A）732. 研磨粒子大小與研磨面之粗細成　(A)正比　(B)反比　(C)無關　(D)可粗可細。

（B）733. 下列鏡胚彎度，那一個最適合製作−10.00D 屈光度？　(A)+6.00D 屈光度　(B)+0.50D 屈光度　(C)+8.00D 屈光度　(D)+4.00D 屈光度。

（D）734. 下述鏡片研磨時，最不重要之項目是　(A)良好的技術　(B)最精密的設備　(C)鏡片之佈置　(D)廠房設備之新舊度。

（C）735. 採用中心固定（on-centering blocking）方法，定出下列鏡片必須研磨多少稜鏡度以符合其偏心之要求，並指出稜鏡之方向。左右兩眼，度數＝2.50D 屈光度；A（鏡框水平最大尺寸）＝50mm；DBL（鼻橋距離）＝17mm；PD（瞳孔距離）＝62mm　(A)右眼，1.25|△×180；左眼，1.25△|×180　(B)右眼，1.25△×0；左眼 1.25△×180　(C)右眼，0.62△×180；左眼，0.62△×0　(D)右眼，0.62|△×0；左眼，0.62△×180。

（A）736. 採用中心固定（on-centering block）方法，定出下列鏡片必須研磨多少稜鏡度以符合其偏心之要求，並指出稜鏡之方向。左右兩眼，度數＝+1.50D 屈光度；（鏡框水平最大尺寸）＝54mm；DBL（鼻橋距離）＝18mm；PD（瞳孔距離）＝66mm　(A)右眼，0.45△×0；左眼，0.45△×180　(B)右眼，0.45△×180；左眼，0.45△×0　(C)右眼，0.90△×0；左眼，0.90△×180　(D)右

眼，0.90△×180；左眼，0.90△×0。

（A）737. 在凹面細磨過程，假如鏡片細磨是從鏡片中央向外，則此工具（tool）是 (A)較鏡片彎曲　(B)較鏡片扁平　(C)與鏡片彎度無關　(D)平面

（A）738. 鏡片研磨用的金鋼砂其形狀應該是　(A)多角球形　(B)尖稜形　(C)圓珠形 (D)扁平形。

（B）739. 鑽石的新磨耗 Mohs 硬度為　(A)10　(B)15　(C)20　(D)25。

（D）740. 拋光後眼鏡片中心出現波狀或磨紋表示　(A)研磨砂太多　(B)鏡片太硬　(C)鏡片太軟　(D)鏡片在研磨皿上移動太長。

（A）741. 拿取拋光過的眼鏡片方法應以下列那種方法最佳　(A)以二指夾著鏡片直徑二對邊之邊緣　(B)鏡片二面之中心　(C)鏡片二面之邊緣　(D)任何方法均可。

（A）742. 拋光完成後利用冰箱冷卻，使透鏡與貼著模分離之原理是利用　(A)熱膨脹係數不同　(B)壓力不同　(C)化學反應　(D)牛頓原理。

（A）743. 比較硬的研磨砂係　(A)碳化矽　(B)氧化鋁　(C)石榴石粉　(D)紅硃粉。

（B）744. 氧化鋯一般用來　(A)粗磨　(B)拋光　(C)溶解　(D)切割。

（A）745. 氧化鈦（TiO_2）呈　(A)白色　(B)紅色　(C)青色　(D)綠色。

（A）746. 當鏡片拋光時發現牛頓圈很好，但邊緣卻仍未拋到，修正方法為　(A)上軸擺動加大　(B)上軸不動　(C)上軸擺動減少　(D)上軸加壓。

（A）747. 氧化鈰（CeO_2）呈　(A)淡黃色　(B)紅色　(C)藍色　(D)青色

（C）748. 拋光用研磨劑顆粒平均直徑約為　(A)0.7mm　(B)0.07mm　(C)0.007mm　(D)0.0007mm。

（A）749. 易受濕侵蝕之透鏡其拋光表面，清洗乾燥後應　(A)塗保護膜　(B)包裝　(C)包入塑膠套內　(D)包拭鏡紙。

（C）750. 當拋光鏡片發現牛頓圈為馬鞍形時，應修拋光模的　(A)頂點　(B)邊緣　(C)中段　(D)重新做模。

（A）751. 牛頓環每一間隔表示光波波程之差異為　(A)1/2　(B)1/3　(C)1/4　(D)1/5光波長。

（C）752. 用標準樣板（test plate）測曲度時，條紋現象應為　(A)馬鞍紋　(B)粗寬直紋

(C)粗寬圓紋　(D)細紋　為佳。

（D）753. 氧化鉻（Cr₂O₃）呈　(A)白色　(B)紅色　(C)青色　(D)綠色。

（A）754. 眼鏡的研磨師，研磨拋光鏡片時，特殊訂製鏡片的依據是　(A)處方　(B)標準規格　(C)自行統一規格　(D)隨便磨好後，再測試分配。

（D）755. 保護膜乾燥後，將鏡片模置入冰箱中冷凍，其溫度應在零下　(A)5℃　(B)10℃　(C)15℃　(D)30℃　以下冷凍脫模。

（C）756. 拋光期間，下列何者較不容易造成瑕疵的原因之一　(A)研磨皿拋光片的表面摻有雜質　(B)拋光粉中摻有雜質　(C)拋光皿表面和鏡片面之間的表面完全吻合　(D)細磨時未能完全把較深的凹痕去除殘留的細孔。

（A）757. 拋光液中的粒度及　(A)濃度　(B)液面高度　(C)亮度　(D)重量　會影響拋光的加工量。

（C）758. 研磨材料的種類當中莫氏硬度最高的是　(A)三氧化二鐵（過氧化鐵）　(B)氧化鈰　(C)鑽石粒（pellet）　(D)氧化鋯。

（B）759. 拋光皿在上面使用時一般它的外徑為鏡片模外徑之　(A)60%　(B)90%　(C)120%　(D)150%。

（B）760. 拋光液中，拋光粉約佔總重量的　(A)1%　(B)10%　(C)20%　(D)30%　時附近拋光速度最大。

（D）761. 工業用安全玻璃鏡片最薄之部分不應少於幾毫米？　(A)1.5　(B)1.8　(C)2.0　(D)3.0。

（C）762. 拋光劑濃度應以何種方式測定　(A)目測　(B)重量測定　(C)比重計　(D)隨意，來測定。

（B）763. 假若拋劑之酸鹼度（PH值）為 10，此劑是　(A)酸性　(B)鹼性　(C)中性　(D)水性。

（B）764. 那一種拋光劑通常被稱為拋光紅丹（Polishing rouge）？　(A)氧化鋯　(B)氧化鐵　(C)氧化鈰　(D)氧化鋁。

（D）765. 那一種是拋光劑？　(A)氧化鋯　(B)氧化鐵　(C)氧化鈰　(D)以上皆是。

（B）766. 在混合粉狀拋光材料時，最好用　(A)沸騰的水　(B)溫水（90～95℉）　(C)冷水　(D)冰水。

（B）767. 與製造 CR-39 的傳統方法比較，用於細磨與拋光 PU（Polyurethane）鏡片之壓力需 (A)較大 (B)較小 (C)一樣 (D)隨機處理。

（B）768. PC（Polycarbonate）鏡片清洗劑最好使用 (A)酒精 (B)家用洗碗精 (C)丙酮 (D)醋酸。

（D）769. 當拋光塑膠鏡片時，假如拋光劑濃度過低時 (A)鏡片將會拋光得快些 (B)鏡片將會拋光得慢許多 (C)此拋光猶如第二次細磨 (D)鏡片表面將會出現「橘子皮」（Orange-peel）之瑕疵。

（C）770. 當拋光塑膠鏡片時，假如拋光劑濃度過高時 (A)鏡片將會拋光得快些 (B)鏡片將會拋光得慢許多 (C)此拋光面將會出現霧面 (D)鏡片表面將會出現「橘子皮」（Orange-peel）瑕疵。

（A）771. 拋光率為 (A)拋光去掉之厚度除以所需時間 (B)拋光去掉厚度乘以所需時間 (C)拋光去掉之厚度加上所需時間 (D)拋光去掉之厚度減去所需時間。

（D）772. 拋光率與下列何種因素有關 (A)溫度 (B)拋光劑 (C)拋光壓力 (D)以上皆是。

（B）773. 各類塑膠鏡片的第二面研磨，拋光過程中若溫度的控制良好則可以 (A)增加氧化鈰的比重加快工作速度 (B)鏡片的殘餘的內應力會相對降低 (C)可增加荷重壓力加快工作速度 (D)光學效果不會有幫助。

（B）774. 各類材料鏡片第二面拋光加工後若工作站上檢驗出表面仍有小瑕疵則 (A)此鏡片必須淘汰 (B)夾持具狀況良好，中心厚度仍足夠狀況下可再次拋光 (C)必須重新貼著後重新加工 (D)夾持具狀況良好，中心厚度仍足夠狀況下可重新粗磨後完成。

（C）775. 眼鏡片屈光度量測時，通常同時附有標示印點之設置，印點通常在鏡片上印 (A)1 點 (B)2 點 (C)3 點 (D)4 點。

（B）776. 眼鏡片屈光度量測時，附有標示印點以表示鏡片之 (A)幾何中心 (B)光學中心 (C)質量中心 (D)曲率中心。

（D）777. 眼鏡片屈光度量測時之標示印點須在 (A)屈光度量測之前 (B)研磨之前 (C)拋光之前 (D)屈光度量測之後。

（B）778. 稜鏡之屈光度為 2，表示使光線在 1 公尺遠時，偏移距離為 (A)1 公分 (B)

2 公分　(C)3 公分　(D)4 公分。

（B）779. 測量單光眼鏡片屈光度通常是將眼鏡片之　(A)凹面（內面）朝向目鏡　(B)凸面（外面）朝向目鏡　(C)凸面及凹面各測一次取平均值　(D)凸面及凹面各測二次取平均值。

（C）780. 用測度儀（Lens meter），量取眼鏡片屈光度時，是用　(A)收斂光　(B)發散光　(C)平行光　(D)繞射光。

（C）781. 眼鏡片研磨拋光後之屈光度標準公差應　(A)一律為 0.06D　(B)0.12D　(C)依鏡片之屈光度而異　(D)0.15D。

（C）782. +2.00D 的眼鏡片，其焦距為　(A)20　(B)50　(C)100　(D)200　公分。

（D）783. 鏡片光學中心位置的誤差會造成較嚴重的　(A)像差　(B)散光　(C)折射　(D)稜鏡　作用。

（C）784. 設前深度為 Tf，後深度為 TB，邊緣厚度為 TE，則眼鏡片的中心厚度等於 (A)$Tf + T\overline{B} + TE$　(B)$Tf + TB - FE$　(C)$Tf + TE - TB$　(D)$Tf_{-T}B_{-T}E$。

（B）785. 使用透鏡量規測凹面時，必須讓量規儘量垂直鏡面，而測得　(A)最大　(B)最小　(C)平均　(D)大約值，是使用上的通則。

（B）786. 游標尺生銹，必定會影響測量精度，故塗防銹潤滑油時用量　(A)愈多愈好　(B)愈少愈好　(C)一定要定質定量　(D)不必計較。

（C）787. 鏡片應力可用　(A)顯微鏡　(B)壓力表　(C)偏光鏡　(D)放大鏡　檢查出。

（A）788. 用球徑計計算曲率半徑時應該用　(A)幾何學　(B)物理學　(C)電子學　(D)機械學　上的原理。

（B）789. 透鏡之總屈光度為二面之屈光度　(A)相乘　(B)相加　(C)相除　(D)相減。

（A）790. 一偏心凸透鏡邊緣最厚部位在最上緣，則其光學中心應偏向　(A)上邊　(B)下邊　(C)左邊　(D)右邊。

（B）791. 以同一球徑計測量兩個不同凸面，則指針讀數愈大者，其曲率半徑　(A)愈長　(B)愈短　(C)一樣　(D)視玻璃材質而定。

（B）792. 利用球徑計算球面透鏡之曲率半徑之公式 $r = y\sqrt{2}/2S + S/2$，其中 S 為　(A)弦長　(B)矢高　(C)弧長　(D)直徑減矢高之距離。

（C）793. 圓柱面的基本曲線，是通過鏡片中心而正交曲線成　(A)30°　(B)60°　(C)90°

(D)120°。

（B）794. 將鏡片放在偏光鏡下觀察，若呈現明確的「十字」模樣，則表示該鏡片　(A)有脈理　(B)曾經過強化處理（toughened）　(C)含雜質　(D)拋光不良。

（B）795. 利用一般測度儀（Lens meter）測量屈光度，其精確度可達　(A)0.125D　(B)0.06D　(C)0.25D　(D)0.50D。

（B）796. 利用中和法測量鏡片度數時，經凹透鏡視物體時，則　(A)物體變小，物體移動方向與鏡片移動方向相反　(B)物體變小，物體移動方向與鏡片移動方向相同　(C)物體變大，物體移動方向與鏡片移動方向相反　(D)物體移動方向與鏡片移動方向相同。

（D）797. 利用中和法測量鏡片度數時，經凸透鏡視物體時，則　(A)物體變小，物體移動方向與鏡片移動方向相同　(B)物體變小，物體移動方向與鏡片移動方向相反　(C)物體變大，物體移動方向與鏡片移動方向相同　(D)物體變大，物體移動方向與鏡片移動方向相反。

（B）798. 散光眼鏡片加工時黏著用的物質為　(A)膠水類　(B)低溫合金類　(C)強力膠類　(D)漿糊。

（B）799. 處方+7.00－2.00×90 若厚度不計以+11.00D之球面鏡來磨製，其靠近眼睛之表面弧度為　(A)-2.00/-4.00　(B)-4.00/-6.00　(C)+2.00/+2.00　(D)-9.00/-11.00。

（B）800. +3.00D 眼鏡片凸面屈光度為+7.25D，則其近眼側表面之屈光度為　(A)+3.00D　(B)-4.25D　(C)-3.00D　(D)+4.25D。

（D）801. 偏極光鏡（Polariscope）用來檢查鏡片的　(A)球面屈光度　(B)柱面屈光度　(C)稜鏡屈光度　(D)應力。

（D）802. 透鏡之光學中心是　(A)位於幾何中心　(B)位於180°的線上　(C)透鏡最重要與最寬線之交點　(D)透鏡中折射為零之一點。

（C）803. 由於透鏡上每一同心圓表面之屈折力不同而形成的光學上的缺憾造成　(A)散光　(B)牛頓圈　(C)球面像差　(D)像扭。

（C）804. 下列何種透鏡像差基本上與稜鏡之色散性質效果相同　(A)球面像差　(B)像扭　(C)色像差　(D)散光。

（C）805. 欲製成48mm（φ）之透鏡，移中心4mm，則毛坯之直徑最少幾mm？ (A) 62　(B)72　(C)56　(D)58。

（A）806. 微細之辨別力在那一種光線之下最佳　(A)黃色光　(B)白色光　(C)紅色光 (D)藍色光。

（D）807. 採用偏心固定（off-center blocking）方法，定出下列鏡片之標記位置：鏡片 材料：半成品單光坯料；右眼鏡片度數＝2.00D；A（鏡框水平最大尺寸） ＝50mm；DBL（鼻橋距離）＝17mm；PD（瞳孔距離）＝62mm　(A)十字標 記位於坯料幾何中心右側5mm　(B)十字標記位於坯料幾何中心左側5mm (C)十字標記位於坯料幾何中心左側2.5mm　(D)十字標記位於坯料幾何中心 右側2.5mm。

（A）808. 採用偏心固定（off-center blocking）方法，定出下列鏡片之標記位置：鏡片 材料：半成品單光坯料；左眼鏡片度數＝-3.00D；A（鏡框水平最大尺寸） ＝54mm；DBL（鼻橋距離）＝18mm；PD（瞳孔距離）＝66mm　(A)十字標 記位於坯料幾何中心左側3mm　(B)十字標記位於坯料幾何中心右側3mm (C)十字標記位於坯料幾何中心左側6mm　(D)十字標記位於坯料幾何中心右 側6mm。

（B）809. 採用偏心固定（off-center blocking）方法，定出下列鏡片之標記位置：鏡片 材料：半成品單光坯料；右眼鏡片度數＝+0.05D；A（鏡框水平最大尺寸） ＝44mm；DBL（鼻橋距離）＝15mm；PD（瞳孔距離）＝55mm　(A)十字 標記位於坯料幾何中心左側2mm　(B)十字標記位於坯料幾何中心右側2mm (C)十字標記位於坯料幾何中心左側4mm　(D)十字標記位於坯料幾何中心右 側4mm。

（B）810. 用於檢驗鏡片是否有應力瑕疵的偏光片是利用何種原理　(A)光的繞射原理 (B)光柵原理　(C)光的折射原理　(D)光的色散原理。

（C）811. 檢驗鏡片之測度儀（Lens meter），在使用時除了須經常以標準鏡片校正外， 如果同一部測度儀更換操作人員　(A)無所謂繼續使用　(B)必須以標準鏡片 校正　(C)要調整操作人員接目鏡視差　(D)重新開機。

（A）812. PC聚碳酸酯鏡片在射出成型完畢後，檢驗屈光度時　(A)必須等到鏡片完全

冷卻以免誤差產生　(B)無所謂　(C)稍微冷卻即可　(D)以上皆可。

（B）813. 折射力檢驗方法是將被驗鏡片之後鏡面緊貼鏡片測度儀（Lens meter）而測定　(A)前頂點　(B)後頂點　(C)光心　(D)幾何中心　的屈光度。

（C）814. 一般測度儀（Lens meter）如無附加補助器稜鏡測度在多少以內？　(A)4△　(B)5△　(C)6△　(D)7△。

（D）815. 透鏡之光學中心是　(A)位於幾何中心　(B)位於180°的線上　(C)透鏡最長與最寬線之交點　(D)無稜鏡效應之一點。

（C）816. 工程期間應隨時注意避免誤用材料或不當之作業程序，倘若事後才發現有誤用或不當之情形，應如何處理？　(A)故做不知狀　(B)待運轉後再視情況而定　(C)立即提出修補要求　(D)掩飾過失。

（A）817. 工程作業中有任何過失都須提出改善，否則會因小過失造成重大災害，因此工程人員須特別要求具備何種精神？　(A)實事求是　(B)敷衍了事　(C)爭功諉過　(D)求快求變。

（C）818. 下列何者才是正確之作業方式？　(A)以最快速之方法完成作業　(B)以最經濟之方法完成作業　(C)以安全且符合規定之方法完成作業　(D)隨機緣之方法完成作業。

（A）819. 職業道德所表現的是　(A)行業精神　(B)人際關係　(C)學識地位　(D)技能水準。

（C）820. 一個工作對國家、社會、團體或他人所產生的正面效應，貢獻愈大幫助愈多，獲得的肯定如何？　(A)無限大　(B)無關　(C)愈大　(D)愈小。

（B）821. 一般而言，工作上所獲得的實際收入與報酬愈高，社會大眾對其工作意義與價值的肯定之關係為何？　(A)無關　(B)愈大　(C)不變　(D)愈小。

（B）822. 有高度專業知能而缺乏工作倫理和責任感者，對企業的長久經營而言是下列何者？　(A)無關因數　(B)負數　(C)正數　(D)加成作用。

（A）823. 下列那一種情況最容易表現敬業精神？　(A)自己喜歡又能勝任　(B)自己不喜歡又不勝任　(C)自己喜歡但不勝任　(D)自己勝任但不喜歡。

（D）824. 要做到敬業，必須掌握之最重要原則為下列何者？　(A)有健康身體　(B)專業知識與技術　(C)有實務經驗　(D)願意在工作全力投入、參與。

（D）825. 在工作態度上，傳統勞工比較重視下列何者？ (A)現實 (B)實力與成就 (C)自我表現 (D)年資經驗。

（A）826. 公司員工將公司的資料、圖表攜出給他人時，這員工是犯了刑法上之下列何罪？ (A)竊盜罪 (B)侵占罪 (C)背信罪 (D)工商秘密罪。

（B）827. 專業以脅迫、利誘或其他不正當方法，獲取他事業之產銷機器、交易相對人資料或其他有關技術秘密的行為，而有妨礙公平競爭之虞時，該事業是犯了下列何者？ (A)交易法 (B)侵害著作權罪 (C)工商秘密罪 (D)侵占罪。

（C）828. 公司員工如意圖為自己或他人之不法利益，或損害公司之利益，而無故洩漏公司的營業秘密，致生損害公司的財產或利益是犯了刑法上，下列何者？ (A)竊盜罪 (B)侵占罪 (C)背信罪 (D)工商秘密罪。

（B）829. 員工不兼職、完整履行勞動契約，契約結束時業務要移交清楚，契約結束後不與原雇主作營業之競爭是謂下列何者？ (A)忠誠 (B)誠信 (C)敬業 (D)守紀。

（A）830. 進出電梯時，下列何種方式為宜？ (A)裡面的人先出，外面的人再進入 (B)外面的人先進去，裡面的人才出來 (C)可同時進出 (D)爭先恐後。

（C）831. 服從公司職場安全所制定之規範，以維護工作安全，避免意外事件之發生，為下列何者？ (A)敬業 (B)協同 (C)守紀 (D)服務。

（D）832. 工作帶來在專業知識、技術、實務經驗及個人能力等的增進，並因而帶來身份與地位的提昇，成長愈多，所獲得之自我肯定如何？ (A)不變 (B)靠關係 (C)愈小 (D)愈大。

（D）833. 以有禮貌的行為善待顧客，作必要的說明、指導及交付勞務或貨品稱之為下列何者？ (A)守紀 (B)協同 (C)敬業 (D)服務。

（C）834. 凡具有「秘密性、商業價值性及已盡合理保密措施」的資訊，其所有人不論是下列何者，均可做營業秘密法主張權利？ (A)自然人 (B)禁治產人 (C)自然人或法人 (D)法人。

（B）835. 在濕度較大之環境中作業時，為防止觸電麁事故發生，應穿著 (A)長統皮鞋 (B)長統橡膠鞋 (C)塑膠拖鞋 (D)布鞋。

（A）836. 燙傷依其程度可分為三級，倘皮膚再遇到熱僅紅腫而不起水泡之程度亦毋需

醫生之治療，長時間沖水可使疼痛消失者，係屬　(A)第一級燙傷　(B)第二級燙傷　(C)第三級燙傷　(D)不屬燙傷之列。

（B）837. 我國法令規定作業場所內，其聲響不得超過　(A)80 分貝　(B)90 分貝　(C)100 分貝　(D)110 分貝。

（D）838. 人工呼吸法之速率應以每分鐘　(A)60 次　(B)30 次　(C)20 次　(D)12 次為準。

（A）839. 雇主對作業勞工人數在　(A)100 人　(B)200 人　(C)300 人　(D)400 人以上規模之工程、工廠，應選用安全衛生業務主管。

（C）840. 僱用勞工人數在　(A)30 人　(B)50 人　(C)100 人　(D)150 人　以上之事業單位，應就具有資格人員中選任衛生管理人員及業務衛生醫師。

（C）841. 噪音在　(A)65　(B)75　(C)85　(D)95　分貝以上之作業，稱特別危害健康之作業。

（C）842. 在高溫場所工作之勞工雇主，不得使其每日工作時間超過　(A)1 小時　(B)5 小時　(C)6 小時　(D)7 小時。

（D）843. 勞工安全衛生法所稱之主管機關在中央　(A)經濟部　(B)法務部　(C)內政部　(D)勞工委員會。

（B）844. 防止墜落事故發生，使用梯子作業時，其寬度應　(A)20　(B)30　(C)40　(D)50　公分以上。

作者發表研磨鏡片論文及相關榮譽報導

Highly accurate flatness and parallelism in the manufacture of thin sapphire flat lenses

Rong-Seng Chang, MEMBER SPIE
Der-Chin Chern
National Central University
Institute of Optical Sciences
Chung-Li, Taiwan 32054

Abstract. Electro-optic products sometimes require sapphire plate lenses of high quality that are highly accurate in terms of flatness and parallelism and are in a scratch-free condition. This is difficult to achieve by conventional methods (for example, with a general polishing machine, single-sided polishing machine, etc.). In addition, the preparation of the laps and the lapping process are inconvenient and time consuming. We have designed a new method for lapping sapphire flat lenses that is based on the mechanism of the correction of a double-sided lapping machine's lapping plate and the measurement of highly accurate parallelism by means of lateral shearing interference. This method can accurately and efficiently lap extremely hard sapphire flat lenses.

Subject terms: sapphire flat lenses; lapping processes; lateral shearing interference; parallelism.

Optical Engineering 33(2), 620–626 (February 1994).

1 Introduction

It is always desirable for lapping to generate a shape as close as possible to the final geometry, not only to reduce the difficulty of final figuring, but also to minimize the thickness of the relief layer. Lapping plates are machined and surface ground and then either machine or hand flattened. To check the flatness at intervals, the grayish surface is brightened and an optical flat and monochromatic light source is used to show the fringe pattern. Here, we present a new method to replace the former technique for lapping sapphire flat lenses. Special features of this method are as follows: (1) It requires a high degree of surface flatness, thus, we need a special skill to correct the upper and lower lapping plate; (2) the high degree of accuracy of parallelism is measured by means of a lateral shearing interference; (3) no excessive force is given to the carrier because of the four-way system, therefore, the machine permits the use of a carrier as thin as 0.03 mm, which is suited to lapping thin objects; (4) a lens block is not needed because of double-sided lapping, so when the workpiece is removed from the lapping machine, the surface flatness does not change; (5) a scratch-free and smooth surface is produced on the basis of chemomechanical polishing; and (6) because surface damage is easily produced during lapping, a clean working environment is maintained.

Paper 34112 received Nov. 18, 1992; revised manuscript received April 17, 1993; accepted for publication April 17, 1993.
© 1994 Society of Photo-Optical Instrumentation Engineers.
0091-3286/94/$6.000.

2 Principle of the Double-Sided Lapping Machine

2.1 Optical Figuring

If two materials with relative motion are held in contact by a force F, the wear at any point on one of the surfaces depends on the relative velocity V_p and the pressure P_f at that point. In Refs. 1 and 2, the wear W is given as

$$W = \int K_{\text{wear}} P_f V_p \ dt \ , \qquad (1)$$

where K_{wear} is a constant of proportionality that, in general, depends on pressure, relative velocity, and material properties. In the calculations that follow, we make two simplifying assumptions. First, we consider the pressure to be constant at every point for the entire period under study. This allows the pressure to be taken outside the integral of Eq. (1). Second, we assume that K_{wear} is independent of velocity. Then the wear can be written as

$$W = K_{\text{wear}} \int P_f V_p \ dt \ . \qquad (2)$$

Notice that K_{wear} is not necessarily independent of pressure and is held constant throughout. These two assumptions form the basis of the theoretical model. If the integral in Eq. (2) can be evaluated at each point on the workpiece, the shape of the surface will be determined. Individual experiments[3] show that each of the parameters that follow is related to the

MANUFACTURE OF THIN SAPPHIRE FLAT LENSES

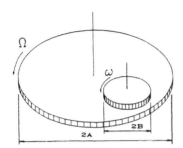

Fig. 1 Kinematics of a typical optical-surfacing machine.

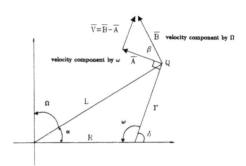

Fig. 2 Motion of the lapping plate and the workpiece.

polishing rate by a linear function, at least in the range of values for these parameters usually encountered in the manufacture of precision optical elements. We can rewrite this in another form:

$$W = \text{const}(P_f V_p A t) \ , \qquad (3)$$

where

P_f = pressure between the tool and workpiece

V_p = velocity of the tool with respect to the workpiece

A = area of the tool in contact with the workpiece

t = time that the tool is over a given portion of the workpiece

const = a function of the polishing compound and polishing pad.

These variables can be used in combination, in the ways in which they happen to combine in normal optical shop procedures, or can be used individually when one wishes to introduce some degree of precise determination into the procedures of figuring optical surfaces. In fact, one could elect to complete the figuring of the optical surface by nonpolishing procedures after the element has been completed or even after it has been incorporated into an optical system—a technique exemplified by the term *active optics*. It is worth looking briefly at the traditional method and then at how to control figuring by a specific variation of each of the previous variables. If the wear in Eq. (3) can be evaluated at each point on the workpiece, the shape of the surface will be determined. This is precisely what has been done for a typical optical-surfacing machine with kinematics, as shown in Fig. 1. A workpiece of diameter $2B$ rotates at a constant angular velocity, and a tool of diameter $2A$, which assumes $2B < A$, rotates at a constant angular velocity. The tool is held in contact with the workpiece by a force F. The approach to evaluating the wear of Eq. (3) by means of these kinematics is summarized as follows. The relative velocity between the tool and the workpiece is found as a function of time for each point on the workpiece and for one cycle of the tool originating at point Q [described in polar coordinates by $(L, 0)$]. Considering the tool as a frame of reference, the relative velocity V_p between the tool and the workpiece can be obtained from the two velocity components. These components are B', the velocity of the center of the workpiece relative to

the tool, and A', the velocity of a point on the workpiece relative to the center of the workpiece. The two velocity components can be found by considering the position of the workpiece on the tool as a function of time. If the lower lapping plate and carrier rotate in a clockwise fashion, then the workpiece will spin by itself. From the construction and the geometry calculation, the value of the velocity can be calculated as (Fig. 2):

$$V' \to V, \ A' \to A, \ B' \to B \ , \qquad (4)$$

$$V^2 = A^2 + B^2 - 2AB \cos(\beta) \ , \qquad (5)$$

$$= \Omega^2 L^2 + \omega^2 r^2 - 2\Omega L \omega r \cos(\beta) \ . \qquad (6)$$

Here,

$$\beta = \theta - \alpha \ , \qquad (7)$$

$$\cos(\beta) = \cos(\theta - \alpha) \ , \qquad (8)$$

$$= \cos(\theta) \cos(\alpha) + \sin(\theta) \sin(\alpha) \ , \qquad (9)$$

$$= \cos(\theta) \ [R + \cos(\theta)r]/L + \sin(\theta) \ [\sin(\theta)r]/L \ , \qquad (10)$$

$$= [R \cos(\theta) + r]/L \ . \qquad (11)$$

Substituting Eq. (11) for (6),

$$V^2 = \Omega^2 L^2 + \omega^2 r^2 - 2\Omega L \omega r[R \cos(\theta) + r]/L \ , \qquad (12)$$

$$= \Omega^2 L^2 + \omega^2 r^2 - 2\Omega \omega r[R \cos(\theta) + r] \ . \qquad (13)$$

Here,

$$L^2 = R^2 + r^2 - 2Rr \cos(\pi - \theta) \ , \qquad (14)$$

$$= R^2 + r^2 - 2Rr \cos(\theta) \ . \qquad (15)$$

Substituting Eq. (15) for (13),

$$V^2 - \Omega^2[R^2 + r^2 - 2Rr \cos(\theta)] + \omega^2 r^2 - 2\Omega \omega r[R \cos(\theta) + r] \ , \qquad (16)$$

$$= R^2 \Omega^2 + r^2(\Omega - \omega)^2 + 2Rr\Omega(\Omega - \omega) \cos(\theta), \qquad (17)$$

$$V = [R^2 \Omega^2 + r^2(\Omega - \omega)^2 + 2Rr\Omega(\Omega - \omega) \cos(\theta)]^{1/2} \ . \qquad (18)$$

CHANG and CHERN

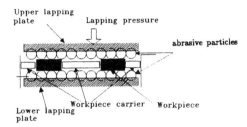

Fig. 3 Double-sided lapping.

2.2 Four-Way Double-Sided Lapping Machine

Double-sided lapping and polishing machines are capable of simultaneously lapping or polishing both sides of a sample (Fig. 3). The workpiece is located between the upper and lower lapping plates and lapped by the abrasive particles of slurry, as the lapping plates are rotated in opposite directions. In this manner, the flatness of each lapping plate will be copied onto the surface of the workpiece. The mechanism of this machine is designed so that the upper lapping plate and lower lapping plate rotate in the opposite direction and in between the carrier containing a workpiece. If the upper lapping plate rotates clockwise, then the lower lapping plate and carrier will rotate counterclockwise and the workpiece will spin by itself. By using these four directions and both sides that are lapping, we can always obtain high-quality uniform lapping. Also, the lapping speed is very good and work efficiency is very high. The uniform rotation and satellites force the workpiece to contact the lapping plate tightly, thus providing extreme accuracy in the parallelism and flatness. The double-sided lapping machine features a four-way system, pressure control cylinder, stepless change gear, etc., as shown in Fig. 4. Special features of the four-way double-sided lapping machine are as follows: (1) It provides reduced machining time in comparison to conventional machines; (2) because of the minimal machining stresses on the workpiece, we obtain precision parallelism and flatness of the lapped surfaces; and (3) because the machining pressure applied to the workpiece is at a minimum during the lapping process, very thin and fragile materials can be lapped.

3 Procedure of Fabrication

3.1 Preparation Work: Grinding

At least three grinding preparation operations are needed before double-sided lapping can proceed from a rough grinding grain to a fine grinding grain. This preparation operation needs positive-contact tools and loose abrasive grinding compounds such as boron carbide. Table 1 lists these materials.[4–6] These hand methods could be replaced by sintered diamond tools for milling operations. The preparation quality is as follows: (1) the thickness of each lot sample is made to a tolerance of 5 μm and (2) the parallelism of each sample is made to a tolerance of 5 μm.

3.2 Formal Work: Lapping and Polishing

Three double-sided lapping procedures are needed: two lapping procedures (coarse lapping and fine lapping) and che-

Fig. 4 Double-sided lapping machine: 1, pressure control cylinder; 2, upper lapping plate moving speed controller; 3, timer; 4, power lamp; 5, timer switch; 6, motor lamp; 7, powder switch; 8, start switch; 9, stop switch; 10, speed controller; 11, lower lapping plate moving up/down lever; 12, upper lapping plate; 13, upper lapping plate moving up/down lever; 14, automatic adjusting mechanism.

Table 1 Material sheet for preparation grinding a lot sample (*1) of a sapphire plate.

grinding abrasive-coarse :	B_4C 400 (about 30μm)
grinding abrasive-middle :	B_4C 600 (about 20μm)
grinding abrasive-fine :	B_4C 1200 (about 12μm)
abrasive carrier :	detergent liquid (PH=?)
grinding lap-coarse ,middle :	cast iron
grinding lap-fine :	Aluminum
total time of grinding (normal rate of grind and pressure):	about eight hours.
*1: 7 pcs/lot	

momechanical polishing. This formal operation needs three sets of lapping plates and diamond powders (5 and 3 μm) (see Table 2).

The quality achieved is as follows: (1) the flatness of each workpiece of λ/4 (λ = 632.8 nm) and (2) the parallelism of each workpiece is 1 arc sec.

The steps for lapping and polishing are as follows:

1. Put the carriers on the lower lapping plate. The carrier (5 pieces) is allocated equal space on the lower lapping plate.

2. a. Put the workpiece in the carrier. (Each carrier has nine holes and one workpiece fits in one hole.) The thickness difference of each workpiece must be within 5 μm for both coarse and fine lapping.

   b. Coat the lower lapping plate with lapping liquid.

MANUFACTURE OF THIN SAPPHIRE FLAT LENSES

Table 2 Material data sheet for formal lapping a lot sample (*2) of a sapphire plate.

Material :	sapphire plate
Chemical formula :	Al_2O_3
Lapping abrasive-coarse :	5 μm
Lapping abrasive-fine :	3 μm
Abrasive carrier :	Oil-Kerosene and Oil Based Suspension fluid
Lapping lap :	copper plate
Final Polishing lap material :	Cloth is stickled stainless steel substrate
Polishing compound :	silica-sol (PH 9-10)
Rate of polish :	speed 4-6 about 30 minute
*2: 45pcs/lot	

c. Coat the workpiece with lapping liquid.

d. Coat the upper lapping plate with lapping liquid.

3. Turn on the lapping machine and start lapping (first coarse lapping for 120 min, then fine lapping for 30 min).

4. Inspection (after coarse and fine lapping). In the preparation operation, the workpiece is not transparent, so inspection by an optical flat method cannot be performed. However, after lapping the workpiece twice it becomes transparent, therefore, it can be inspected by an optical flat method. If the workpiece quality is not as good as λ/4, then adjustment (correction) for the upper and lower plates should be performed.

5. Correction of the upper and lower lapping plate (for coarse and fine lapping). Remove the upper (or lower) lapping plate on the standard plates and push and pull the upper (or lower) lapping plate along the contact surface of the standard plate. Inspect the wiper form of the lapping liquid. When the wiper lines are parallel this means the upper or lower plate is corrected.

6. Final polishing (chemomechanical).

a. Place cloth on the surface of the upper and lower flat plates.

b. Insert the standard tooth plates (4 pieces) between the upper and lower plates.

c. Turn on the polishing machines (30 min).

d. Remove the standard tooth plates.

e. Insert the workpiece between the upper and lower lapping plates.

f. Turn on the polishing machine and start polishing (30 min). The method of polishing is to use soluble powder, put powder from the powder ring in the upper plate, and polish the workpiece for 15 min/cycle.

7. Correction of the upper and lower polishing plate (for the final polishing machine).

Test the workpiece as in step 4. If the workpiece does not meet the standards, repeat steps 6a, 6b, and 6c.

4 Upper and Lower Lapping Plate Flatness Monitoring

Flatness monitoring is advisable so that someone is specifically responsible for the inspection and correction of the lapping machine by the appropriate adjustment of the ring position or by using the automatic forward/reverse mechanism.[7] A great deal of experience can be accumulated during this process and an almost intuitive forestallment of future

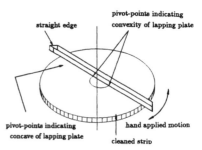

Fig. 5 Straight-edge behavior for various lapping plate profiles.

change becomes possible by observation of the recent trends of the standard plate. A stringent test of the flatness of the machine, and hence the work it will do, is carried out by running three of the arrangements described.

4.1 Check Air Gap Between the Lapping Plate and Straight Edge

The lapping plate form can be monitored directly by placing a straight edge across it (Fig. 5). A high-quality straight edge is required. The method may look a little crude—at least in terms of optical tolerances—but the test is quite sensitive when carried out with care. The lapping plate is removed from the lapping machine and a diametrical stripe is cleaned across the lapping plate. The straight edge is applied to the clean band, lightly held by one end, and given a 1-cm movement tangentially. The pivot point is ascertained from this motion: If it appears to pivot at its end, the lapping plate is concave; if it pivots centrally, then the machine is convex. Of course, the reliability of the test depends on the quality of the straight edge, and we can only quote from experience.

4.2 Inspect the Form of the Wiper Lines of the Lapping Liquid Between the Standard Plate and the Lapping Plate

With large continuous lapping plate surfaces, some form of grooving that retains and releases the abrasive slurry gradually has the advantages of speeding up the lapping process, preventing wringing, and extending the life of the lapping plate. In this paper, the surface of the copper lapping plate interrupted by a spiral groove can lead to an order of magnitude increase in lapping speed, and the standard plate surfaces are crisscrossed with a series of slots. A stringent test of the flatness of the machine, and hence the work it will do, is carried out by inspecting the form of the wiper lines of the lapping liquid between the standard plate and the lapping plate. This is initially lapped flat and coated with Al_2O_3 powder (particle size 3 μm) lapping liquid. It is stroked firmly across the lapping plate (Fig. 6) and produces a flat surface and uniform lapping liquid between the standard plate and the lapping plate that is adequate for flatness testing.

The correction of errors shown by the test is made by a suitable push and pull of the standard plate along the contact surface of the lapping plate to the work. Progress is made, too, by observing the manner in which the wiper lines affect the lapping liquid on the lapping plate. Several situations of the wiper lines are possible and in fact occur in actual practice.

CHANG and CHERN

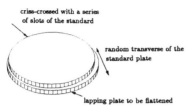

Fig. 6 Flattening a lapping plate with a standard plate.

When one starts making a surface of a plane, it does not turn out to be a plane on the first try; it probably becomes spherical with a long radius of curvature. It is necessary to test the surface from time to time with a standard plate to ascertain its deviation from flatness. Let us consider a spherical surface with a large radius of curvature r' in contact with the standard plate. Then the sag of the surface is given by $(x^2)/2*r'$, where x is the distance measured from the center of symmetry. Hence, the width of the wiper lines of the lapping liquid on the lapping plate obeys the proportionality $k'*(d^2/4-x^2)/(2*r')$ or $k'(x^2)/(2*r')$, where k' is constant to the proportionality that, in general, depends on pressure, relative sweep velocity, and the properties of the lapping liquid (for example, viscosity and particle size), and d is the diameter of the lapping plate. Thus, when we look at the flat lapping plate, the widths of the wiper lines all over the surface of the lapping plate are almost equal.

In the optical workshop it is also necessary to know whether the surface that is being tested is concave or convex with respect to the standard plate. This can be easily judged in this method: With a convex surface on a standard flat plate, the widths of the wiper lines from the center to the periphery on the lapping plate eventually become broadened [Fig. 7(a)]; a concave surface eventually becomes broadened from the periphery to the center [Fig. 7(b)] because of the errors of the sag's height that exist between the edge of the slot of the standard flat plate and the lapping plate. However, skilled effort rarely can be spared from hand preparation of a flat lapping plate, and the present practice is usually to prepare them by machining and surface grinding and then flattening them to within 10 μm in a 30-cm diameter.

Now, we construct a mathematical model to describe the form of the wiper lines of the lapping liquid in the process of hand flattening the lapping plate. We make three simplifying assumptions. First, the slots of the standard plate have rare air bubbles. Second, the lapping liquid has optimum parameters, for example, abrasive size, abrasive carrier-to-carrier additive ratio, and optimum viscosity. Third, the standard plate is pushed and pulled smoothly along the contact surface of the lapping plate. The form of the wiper lines of the lapping liquid is described by several factors. We can only quote from experience, and we define wiper-line shape factors as follows:

1. Factor y_1 concerns the constant of the proportionality of the slot's depth of the standard plate: $0 < y_1 < 1$.
2. Factor y_2 is the duty cycle used to determine if the wiper lines should be narrow or wide: $0 < y_2 < 100$.
3. Factor y_3 is used to determine if the wiper lines should be similar to a triangle or Gaussian function; thus, the

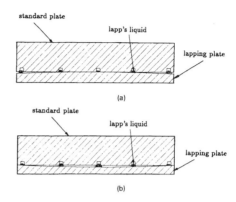

Fig. 7 Behavior of the wiper lines of the (a) convex lapping plate and the (b) concave lapping plate.

y_3 of a triangle of the wiper lines is 1 and the Gaussian function is 0.

4. Factor k' concerns the constant of the proportionality of the sagittal height of the radius of the lapping plate: $0 < k' < 1$.
5. Factor y_5 concerns the irregularity of the slot of the standard plate and lapping plate and the properties of the lapping liquid: $y_5 \ll 1$.

Then, the form of the wiper lines of the lapping liquid in a period x_0 and the width of the slots of the standard plate obey the proportionality

$$y = y_1(y_3/2 \, [\mathrm{tri}(x-nx_0)/y_2 b] + (1-y_3)$$
$$\times \exp\{-\pi[(x-nx_0)/y_2 b^2]\} + g(k') + g(y_5)) \ , \qquad (19)$$

where the first and second terms of this expression are a major profile of the wiper line established by the slot of the standard plate, suffering a uniform gravitation and viscosity; these forms were obtained by many experiments. The third term represents the sagittal height of the radius of the lapping plate; thus, a convex lapping plate is $k'*(x^2)/(2*r')$; and a concave plate is $k'(d^2/4-x^2)/(2*r')$. The fourth term represents the influence of the perturbation, which includes the irregularity of the slot of the standard and lapping plate and the properties of the lapping liquid. The width of the wiper lines is simulated by means of Eq. (19) and tested by the experiment as shown in Figs. 8(a) and 8(b).

4.3 Inspect the Lapping Plate Flatness with Moiré Method

The generation of moiré contours is implemented with the arrangement[8,9] shown in Fig. 9. A periodic grating is illuminated with a collimated beam of light, casting a shadow of the grating onto the object. The shadow is easily represented mathematically if the grating transmittance is sinusoidal and of the form

$$T(x,y) = 1/2 + (1/2) \sin[(2\pi/p)x] \ , \qquad (20)$$

MANUFACTURE OF THIN SAPPHIRE FLAT LENSES

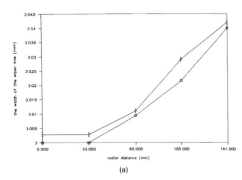

(a)

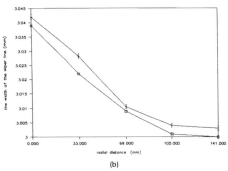

(b)

Fig. 8 Behavior of the wiper lines of the (a) convex lapping plate and (b) concave lapping plate: square is simulated in $R = 1,000,000$ mm, $k' = 1$, $g(y_5) = 0$, and experimental value.

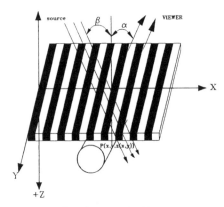

Fig. 9 Generation of moiré contours.

where p is the period of the grating. Behind the grating is a generalized surface, and the distance z from the grating to the object is a function of x and y. If the illuminating beam is incident on the grating at an angle α, the intensity at point P_1 with coordinates $x_1, y_1, z(x_1, y_1)$ can be expressed by

$$I_p(X_1, Y_1) = (I_0)/2(1 + \sin\{(2\pi/p)[x_1 - z(x_1,y_1)\tan\alpha]\}) \quad . \quad (21)$$

When the shadow pattern represented by Eq. (21) is viewed through the grating from a distance that is large compared with $z(x_1, y_1)$, the resultant intensity pattern is

$$I_0(x_1, y_1) = K(\Omega)(I_0/4)(1 + \sin\{(2\pi/p)[x_1 - z(x_1, y_1)$$
$$\times \tan\alpha]\})(1 + \sin\{(2\pi/p)[x_1 + z(x_1, y_1)\tan\beta]\}) \quad . \quad (22)$$

In Eq. (22) the angle β is the angle that the viewer takes relative to the grating normal. The function $K(\Omega)$ represents the dependence of the diffuse reflectance of the object on incident and viewing angles. This is a slowly varying function and is assumed to be constant across the object surface. If Eq. (22) is expanded, we find that there is one term that is only dependent on $z(x_1, y_1)$ and not on x_1 or y_1 directly—the moiré contouring term. By ignoring the remaining terms that

have much higher spatial frequencies than the moiré term, the equation for the moiré pattern is obtained:

$$I_m(x_1, y_1) = (KI_0/4)(1 + (1/2) \cos\{(2\pi)$$
$$\times [\tan(\alpha) + \tan(\beta)]z(x_1, y_1)\}/p) \quad . \quad (23)$$

Equation (23) represents a series of equally spaced contours that exist below the surface of the grating and have a separation given by

$$\delta z = p/(\tan\alpha + \tan\beta) \quad . \quad (24)$$

Equations (23) and (24) are the equations used to interpret the fringe patterns observed in most moiré contouring applications. The final limit on measuring a surface on the accuracy with which the phase

$$\{2(\pi)[\tan(\alpha) + \tan(\beta)]z(x_1, y_1)\}/p \quad (25)$$

can be determined. The results of the experiment are shown in Fig. 10. The comparison of the three methods of the flatness monitory are summarized in Table 3.

5 Conclusion

A sapphire plate with a diameter of 15 mm and thickness of 1.6 mm has been polished to obtain $\lambda/4$ ($\lambda = 632.8$ nm) flatness, 1 arc sec parallelism[10] (see Fig. 11), and rms 13-nm roughness. We can improve our method by using a pitch polishing plate instead of the cloth polishing plate. A roughness 1 to 3 nm from the high accuracy flat plate is expected.

References

1. R. E. Wagner and R. R. Shannon, "Fabrication of aspherics using a mathematical model for material removal," *Appl. Opt.* **13**, 1683–1689 (1974).
2. R. S. Chang, "Particle model for loose abrasive grinding," *Proc. SPIE* **892**, 207–215 (1988).
3. K. G. Kumanin, *Generation of Optical Surface*, The Focal Press, London (1962).
4. D. F. Horne, *Optical Production Technology*, Hilger and Watts, London (1972).

CHANG and CHERN

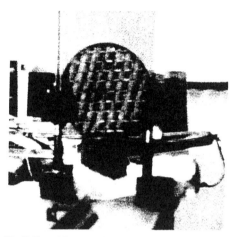

Fig. 10 The moiré contours of a lapping plate at near flatness.

Table 3 A comparison of the three methods of the flatness monitory.

type	straight edge	shadow moiré	form of the wiper line
Viewing type	local	globe	globe
data acquisition	real time	indirect	real time
precision *	10μm	10μm	20μm
operation	difficult	easy	easy
equipment cost	expensive	expensive	cheap
test method	contact	noncontact	noncontact

5. F. Twyman, *Prism and Lens Making*, Hilger and Watts, London (1948).
6. A. S. De Vany, *Master Optical Techniques*, John Wiley & Sons, New York (1981).
7. G. W. Fynn and W. J. A. Powell, *The Cutting and Polishing of Electro-Optic Material*, Hilger and Watts, London (1979).
8. D. M. Meadows, W. O. Johnson, and J. B. Allen, ''Generation of surface contours by moiré pattern,'' *Appl. Opt.* **9**, 942–950 (1970).
9. R. S. Chang, ''Low cost moiré pattern for the analysis of image stability,'' *Proc. SPIE* **462**, 82–86 (1984).
10. P. Gallagher and A. J. Ress, ''Accurate method for measurement of small wedge angles,'' *Appl. Opt.* **10**, 1967–1968 (1967).

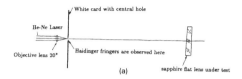

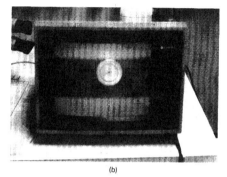

(b)

Fig. 11 (a) A schematic arrangement for observing the Haidinger fringes and measuring the displacement of the center. Here a laser beam is passed through a hole in cardboard and the Haidinger fringes are observed around the hole on the cardboard. (b) Haidinger fringes from a double-sided lapping of the sapphire flat lens.

Rong-Seng Chang received the MSc degree in laser and electro-optics from the Hebrew University of Jerusalem and the PhD degree from the Optical Sciences Center, University of Arizona, in 1972 and 1982, respectively. He is currently a professor at the Institute of Optical Sciences, National Central University, Taiwan. He is the author of more than 55 scientific papers in optics. His current research interests are in optical design and image processing.

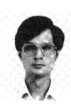

Der-Chin Chern received the BS degree in physics from Soochow University and the MS degree in physics from National Central University in 1980 and 1983, respectively. His current research interests are in optical metrology and optical fabrication.

★289

Applied Mechanics Reviews

AN ASSESSMENT
OF THE WORLD LITERATURE
IN ENGINEERING SCIENCES

Editor-in-Chief: Arthur W Leissa

Editorial Advisory Board: C S Martin *(Chair; Georgia Tech)*, C W Bert *(Univ of Okla)*, A E Bergles *(RPI)*, A F Emery *(Univ of Wash)*, Y C Fung *(Univ of Calif, San Diego)*, K Kazerounian *(Univ of Conn)*, C R Steele *(Stanford Univ)*.

Technical Editors: H Benaroya *(Rutgers)*, O H Burnside *(SWRI)*, H J S Fernando *(Arizona State)*, H A Hadim *(Stevens)*, R H Huston (Univ of Cincinnati), A Nachman *(AF Office Sci Res)*, M Nagurka *(Carnegie Mellon Res Inst)*, F V Pohle *(Adelphi)*, J J Telega *(IPPT PAN, Warsaw)*, CY Wang *(Michigan State)*.

Production Editor: Donna R Thompson
Production Assistant: Vicky Lipowski
Editorial Staff Assistant: Brenda Elvin
Managing Director, Publications: C W Beardsley

Past Editors: L H Donnell (1948-50), Martin Goland (1951-59), Stephen Juhasz (1960-84), A W Kenneth Metzner (1984-93)

THE AMERICAN SOCIETY OF MECHANICAL ENGINEERS

President: Paul J Torpey
Executive Director: D Belden

Board on Communications:
R D Rocke *(Vice President)*, T M Barlow, N H Chao, A Erdman, G Johnson, L Keer, W B Morgan, E M Patton, S A Patulski, R E Reder, S Rohde, R K Shah, F M White, J Whitehead.

Applied Mechanics Reviews (ISSN 0003-6900) is published monthly by the ASME, 345 E 47th St, New York NY 10017. 2nd class postage paid at New York NY and additional mailing offices. POSTMASTER: Send address changes to: ASME/AMR, 22 Law Drive, Box 2300, Fairfield NJ 07007-2300. CHANGES OF ADDRESS must be received at ASME seven weeks before they are to be effective. Send old label and new address. SUBSCRIPTION PRICES: $555 (incl Annual Index and Suppl) and suppl), single copies $75 (Suppl. or Index $96). MEMBER PRICES: $96 (incl Suppl); $66 (without Suppl) Countries outside USA and Canada add $117 for postage ($180 airmail). 2nd library subscription $99. DISCLAIMER: "The Society shall not be responsible for statements or opinions ...printed in its publications" (ASME Bylaws B7.1.3). COPYRIGHT © 1995 by ASME. Authorization to photocopy for internal or personal use is granted to libraries and other users registered with the Copyright Clearance Center (CCC) provided $3/article or $4/page is paid to CCC, 222 Rosewood Dr, Danvers MA 01923. Reprints singly or in bulk also are for sale by ASME. For other permissions apply to the Editor. Canadian goods and services tax registration #126 148 048.
Printed in the USA. (4/95)

The American Society of Mechanical Engineers

VOLUME 48, NUMBER 6, JUNE 1995

6T463. Multiaxis pilot ratings for damaged aircraft. (11 refs) - Yaug-Fea Jeng and RL Swaim *(Sch of Mech and Aerospace Eng, Oklahoma State Univ, Stillwater OK 74078-0545)*. J Guidance Control Dyn **17**(6) 1241-1244 (Dec 1994).

204T. Other applications

6T464. Road damage caused by heavy duty vehicles. (11 refs) - A Goktan *(Fac of Mech Eng, Istanbul Tech Univ, Turkey)* and M Mitschke *(Inst für Fahrzeugtechnik, Tech Univ, Braunschweig, Germany)*. Int J Vehicle Des **16**(1) 54-70 (1995).

See also the following:

6A433. Antenna servo design for tracking low-earth-orbiting satellites
6A871. Method for enhancing wear resistance of cam and follower system in engine valve train

206. Robotics

206D. Locomotion (mobility)

6T465. Piecewise straight-line correlation algorithm for navigation of autonomous systems with robotics applications. (12 refs) - A Berman and J Dayan *(Fac of Mech Eng, Technion, Haifa 32000, Israel)*. J Intelligent & Robotic Syst **10**(3) 301-321 (Jul 1994).

206E. Kinematics, dynamics

6A466. Stabilization of robot motion and contact force interaction for third-order motor dynamics. (10 refs) - Y Ekalo *(Inst of Fluid Mech and Optics, 19710 St Petersburg, Russia)* and M Vukobratovic *(Robotics Lab, Mihajlo Pupin Inst, 11000 Belgrade, Yugoslavia)*. J Intelligent & Robotic Syst **10**(3) 257-282 (Jul 1994).

An approach to the synthesis of control laws stabilizing motion and force in contact tasks, based on the exponential stability of the closed-loop control system, is described. When using the synthesized control laws, simultaneous stabilization of both motion and force is achieved with a preset quality of the transient responses. The task is solved in a most general form, taking into account the constraints on robot control, its position and force of interaction of the robot and the environment, and the external perturbations and inaccuracies of the measuring sensors, when the environment dynamics is being described by nonlinear second-order differential equation, and the robot dynamics includes the third-order equations of the robot actuators dynamics.

6A467. Study on the inverse kinematics problem of robot - 1st report: Classification and analysis of the number of inverse kinematics solutions. (Japanese). (8 refs) - Xiaohai Jin, N Furuya, S Toyama. J Japan Soc Precision Eng **60**(12) 1751-1755 (Dec 1994).

The inverse kinematics is a fundamental robotics. In order to control the position and orientation of the end-effector of a robot, the inverse kinematic solution is necessary. In this paper, workspace is used as the set of reachable positions and orientation of the robot's end-effector, and joint-space is used as the set of reachable configurations of the robot's joint limits. The position and the orientation of a robot's end-effector is defined by a set of the robot's joint angles, that is to say the position and orientation of a robot's end-effect is defined by the mapping from joint-space to work-space. A robot is assured to be non-redundant and the new method is proposed to classify the inverse kinematics solution, by resolving the Jacobian of robot. So the dimension of work-space is equal to the dimension of joint-space.

First the method of manifold is used to make the character of joint-space clear. And then, the method of mapping is used to define shape-space that is the base-space in joint-space. And then, the method of mapping is used to make clear the number of inverse kinematics solution. In the last the method above is used to analyze the 2-joint (RR) SCARA type robot and the 3-joint (RRR) PUMA type robot.

See also the following:

6A439. Hybrid frequency-time domain adaptive fuzzy control scheme for flexible link manipulators

206F. Sensors and controls

6A468. Analysis and design of a new piezoresistive tactile sensor system for robotic applications. (12 refs) - FV Hatzivasiliou and SG Tzafestas *(Intelligent Robotics and Control Unit, Comput Sci Div, Natl Tech Univ, Zografou 15773, Athens, Greece)*. J Intelligent & Robotic Syst **10**(3) 243-256 (Jul 1994).

The development of an experimental tactile sensor system fitted on a robot work-table is analyzed in this paper. In the first stage of this research a 16 × 16 piezoresistive sensor was used, attached to the work-table of an ASEA IRB-2000 robot. The keypoint of the above design is that the sensor is not used just to obtain texture information, as it is happens when it is fitted on the gripper, but also to obtain tactile data from the object nonvisible base-surface and finally the object weight. The experimental system is designed so as to allow variation in the design parameters to determine the best set of parameter values for optimal performance of the sensor. Experiments carried out show the operability of the above system and, furthermore, the advantages using this sensor topology.

6A469. Attitude control of space robot by arm motion. (13 refs) - K Yamada *(Dept of Adv Mech Syst, Central Res Lab, Mitsubishi Elec, Tsukaguchi-Honmachi, Amagasaki, Hyogo 661, Japan)*. J Guidance Control Dyn **17**(5) 1050-1054 (Oct 1994).

A path-planning method of a space robot manipulator arm is presented in this paper. The purpose of the path planning is to control the satellite's attitude by the arm's motion. The joint angles are expressed by two parameters and a relation between the attitude change and the motion of the parameters is derived. Based on this relation, an algorithm for the joint angle path to cause the desired attitude change is proposed. An attitude control measure is also introduced to show the difficulty of changing attitude by arm motion. Numerical studies are executed using a space robot model with a manipulator arm with six dof. The result shows that there are some directions where the attitude change is easily achieved by the arm motion. The validity of the proposed algorithm is confirmed by numerical simulations.

See also the following:

6A389. Hybrid model for intelligent control systems

206G. Position applications

See the following:

6A469. Attitude control of space robot by arm motion

206I. Miscellaneous applications

See the following:

6A469. Attitude control of space robot by arm motion

208. Manufacturing

208B. Product and process design

6A470. Analysis of stress due to fastener tolerance in assembled components. (4 refs) - JH Gordis *(Dept of Mech Eng, Naval Postgrad Sch, Monterey CA 93943)* and WG Flannelly *(Kaman Aerospace, Bloomfield CT 06002)*. AIAA J **32**(12) 2440-2446 (Dec 1994).

The location of fasteners in a manufactured component are commonly specified with an allowed deviation from nominal location, known as tolerance. The assembly of such components can generate stress due to the accumulation of these tolerances. A highly efficient and exact method for the linear static and complex dynamic analysis of assembly stress is presented. An exact reduced representation of the assembled components is generated using frequency domain structural synthesis. An alternative coordinate system is employed in the synthesis that allows the direct application of fastener tolerances to the component assembly model and the rapid calculation of the resulting displacements, strains, and stresses. The method provides an efficient means of rapidly assessing the effects of proposed (maximum allowable) tolerance limits for each component, thereby aiding in the design process and minimizing manufacturing costs.

6A471. Fabrication and testing of high quality small germanium plano-convex lens. (7 refs) - Rong-Seng Chang *(Inst of Optical Sci, Natl Central Univ, Chung-Li 32054, Taiwan)*, Ter-Chin Chern *(Chung Shan Inst of Sci and Tech, Long-Tun 32054, Taiwan)*, Chern Sheng Lin, Yun Long Lay *(Inst of Optical Sci, Natl Central Univ, Chung-Li 32054, Taiwan)*. Opt Lasers Eng **21**(5) 257-272 (1994).

In this paper, a new method is designed which is accurate ($\lambda/4, \lambda$ = 632.8 nm) for finishing the small (less than 2.6 mm diameter and a center thickness of 0.4 mm) and soft germanium plano-convex lens. Special features of this process are as follows (i) it produces a scratch-free and smooth surface; (ii) a precision blocking jig has been constructed which enables the operators to engage centering work of the plano-convex lenses (ie the lenses edge are co-axial with the optical axis); (iii) a modified moire technique rapidly performs the centering test; and (iv) the simulation model has been developed for evaluating the polishing parameters used in this process.

208H. Management and economics

6A472. Technical report: German company examples of excellent quality management. (9 refs) - SA Malonzo and BH Kleiner *(Dept of Man, Sch of Business Admin and Economics, California State Univ, Fullerton CA 92634-9480)*. Int J Vehicle Des **16**(1) 92-99 (1995).

The purpose of this research is to provide some examples of excellent quality management systems and techniques as they pertain to German companies. An introduction is given defining the quality of education and training which serves as an underlining basis to which German companies achieve quality. Overall, the paper covers five German companies and describes examples of quality management from each one. These five companies cover different industries; and their scope of operations can be specifically in Germany, or Europe and the rest of the world. The final portion of this paper gives overviews of why and how Germany and Japan have been successful, and also provides factors that contrast the management philosophies between German-Japanese firms to those of the US.

AVELON CORPORATION

20540 East Arrow Hwy, Suite L-2, Covina CA 91724, USA   Tel: 818-332-7822 / Fax: 818-915-0714

Apr 8, 1995

Ter-Chin Chern
Institute of Optical Sciences
National Central University
Chung-Li 32054
Taiwan

Concerning your work "Fabrication and testing of high quality small germanium plano-convex lens" we would like to include a brief update in **Optics Report**, which covers recent developments across six general industry segments. OR subscribers include product developers, applied researchers, marketers, and others interested in optical technology and new business opportunities.

We'd appreciate if you could provide some comments for our readers - Many organizations have also found this an economical way to obtain some positive exposure for their technical capabilities, plus licensing/collaborative leads where applicable.

1) Have there been any further developments since submittal of your paper, e.g. performance or fabrication improvements, additional test or clinical findings/conclusions, hardware upgrades, refined experimental methods, etc? Please describe:

2) Any patent activity or collaborative work to date? Any licensing or partnering opportunities available to other (especially corporate) organizations? Please describe:

Looking forward to your reply,

Randy Schroeter, Publisher

The Study on Optics Grinding Process Optimal Design using The Taguchi Parameter Design

Rong Seng Chang and Dong Ru Chiang

Institute of Optical Sciences, National Central University.   Chungli, Tao Yuan 320,Taiwan R.O.C
Tel:+886-3-4254253,Fax:+886-3-4252897,E-mail:drchiang@ios.ncu.edu.tw

Abstract — **This study using design of experiments, inside of Taguchi parameter design. Then beg to take grinding process of the best machinery running parameter. Text the inside is to aim at the swing type grinding machine. Try out Taguchi parameter experiment design orthogonal array of the method and linear graph implementation experiment program. Analysis grinding mechanical optimization to exercise the parameter and its interaction effect. Main purpose, consist in to created this method to applied in optics production realm it fundamental study the mode. Then convenience duct into the related production system in anaclastic realm of application continuously hereafter.**

Index Terms — **Taguchi method, parameter design, orthogonal array, Lens grinding, parameter optimization.**

I. INTRODUCTION

Taguchi experiment design method to include three steps, in order is system design, parameter design, tolerance design. Second the parameter design of the step, calls as well sometimes "Robustness Design", is Taguchi method inside it essence. The experiment step that parameter design, is will complicated statistics academic theories, simplification is several simple steps.

"Taguchi parameter design" it principle, is finding out that a set of can the managing assembly of the control factor. Make this a set of factor should it design. As to the outsider and environmental sensitive degree is minimum. Also is to say this process or the stability of the product tallest, variation minimum, loss minimum.

"Parameter" then is a factor to effect product quality characteristics, is divided into below four types:

1. Signal Factor
2. Noise Factor
3. Control Factor

4. Indicative Factor

Its inside, control factor and noise factor usually can use the mode of orthogonal array program, lay to put orthogonal array of the control factor to calls Inner Orthogonal array, and put orthogonal array of the noise factor to calls Outer Orthogonal array. At the inside and outside orthogonal array hand to gather to start experimenting up. The assembly of each and one type of noise factor, will can be inner orthogonal array decide a set of noise condition. If outer orthogonal array have the M combine, each M that the experiment of inner orthogonal array will have a measurement. Income measurement value substitute formula gets signal- to- noise Ratio, S/N. Using the quality elements S/N ratio as the standard for evaluate the quality feature. Its convert the formula as follows:

1. Nominal-The-Best,NTB

$$S/N_{NTB}=10 \log\left(\frac{\bar{y}}{s^2}\right)$$

2. Smaller-The-Best,STB

$$S/N_{STB}= -10 \log\left(\frac{1}{n}\Sigma y_i{}^2\right)$$

3. Larger-The-Best,LTB

$$S/N_{LTB}= -10 \log\left(\frac{1}{n}\Sigma \frac{1}{y_i{}^2}\right)$$

4. Omega Transformation

$$\Omega = S/N_{p\text{-}STB} =10 \log\left(\frac{1-p}{p}\right)$$

II. CONTROL FACTOR EXPERIMENT PROGRAMMING

A. EXPERIMENT SCOPE DEFINE

Have five parameters in machinery running parameter. Include pendulum amplitude, swing eccentricity, swing arm length, swing frequency and down pan of revolution revolving speed. Beg the object of clear and definite. Will its machinery construction and running the mode graph show, such as fig.1.

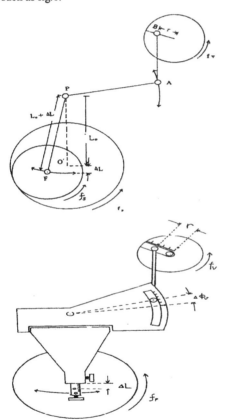

Fig.1 Machinery construction and running model

Analysis its running characteristics. Discover pendulum amplitude, swing eccentricity, and the swing arm length arc not independent. The judgment is to have the interaction. List the define detail of the experiment scope now as follows:

1) Equipment: The swing type that R. H. Strasbaugh company produce grinds the machine

2) Experiment work: Implementation the grind to process (Meniscus, Φ 65 mm, + 325°)

3) Study the variable: Machinery running parameter(include pendulum amplitude r , swing eccentricity △ ψ v, swing arm length △ L , swing frequency f v, down pan of revolution revolving speed f p)

In five machineries exercise, pendulum amplitude. swing eccentricity and swing arm length three running parameters. Its variation are not independent, take examinations its interaction consequence.

B. FACTORS AND LEVEL INSTALL

Control factor		Level	
Code number	Machinery exercises type	1	2
A	Pendulum amplitude r	2 (Graduates)	3 (Graduates)
B	Swing eccentricity △ ψ v	3 (Graduates)	4 (Graduates)
C	Swing arm length △ L	5 (Graduates)	6 (Graduates)
D	Swing frequency f v	15.rpm	20.rpm
E	Down pan of revolution revolving speed f p	90.rpm	120.rpm
Consider A to B and B to C interaction			

C. ORTHOGONAL ARRAY CHOOSE

Have already known this experiment include two level factors A, B, C, D, E and interaction AXB and BXC. Therefore calculate the degrees of freedom choose to use in keeping with of orthogonal array:

Total degree of freedom d.f. = (5 factors× 1 d.f.)+ (2 interactions × 1 d.f.)= 7 d.fs.

L8 orthogonal array is two levels have the experiment of 7 degree of freedoms to plan, therefore proceed this experiment with L8 orthogonal array.

D. MEASURE METHOD & QUALITY CHARACTERISTICS

On the actual situation, sphere lens after grind. Its lens apparent roughness if match polish to process the standard or generate bad it judge. To use the lens to the compress air to blow dry, then inspect use spotlight down, use the magnifying glass of 4x, and compare with standard. Come judge the quality of its quality, and will its classification is good, normal, or bad. We accept good and normal two types.

E. EXPERIMENT NUMBER OF TIMES

Because class scaling anti if connect variable come get intelligent. Also need the more data. Therefore L8 orthogonal array that this experiment use when planning will repeat 8 times, then obtain the analysis data of 64 datas.

III. EXPERIMENT RESULT AND OPTIMIZATION CONDITION

A. EXPERIMENT DATA ACCUMULATE

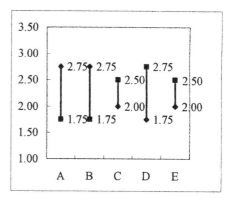

Treatments	A	B	AXB	C	D	BXC	E	ROUGHNESS LEVEL			
	1	2	3	4	5	6	7	OK	BAD	TOT-AL	S/N$_{P-STB}$
1	1	1	1	1	1	1	1	6	2	8	4.77
2	1	1	1	2	2	2	2	4	4	8	0
3	1	2	2	1	1	2	2	6	2	8	4.77
4	1	2	2	2	2	1	1	5	3	8	2.22
5	2	1	2	1	2	1	2	5	3	8	2.22
6	2	1	2	2	1	2	1	6	2	8	4.77
7	2	2	1	1	2	2	1	7	1	8	8.45
8	2	2	1	2	1	1	2	7	1	8	8.45
							TOTAL:	46	18	64	

B. BAD NUMBER MAKE RESPONSE TABLE AND RESPONSE GRAPH

	A	B	C	D	E
Level 1	2.75	2.75	2.00	1.75	2.00
Level 2	1.75	1.75	2.50	2.75	2.50

Inter-action	B1	B2	Inter-action	C1	C2
A1	3.00	2.50	B1	2.50	3.00
A2	2.50	1.00	B2	1.50	2.00

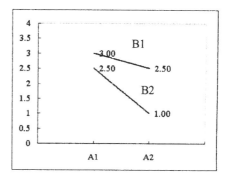

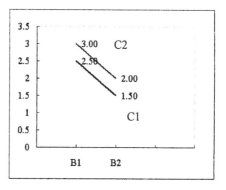

IV. CONCLUSION

From response table and response graph analysis result. Bad count low is good. Get the scope surface to grind the best machinery to exercise the parameter to combine for

A2B2C1D1E1. We again basis this the best process condition assembly, make to finally confirmation experiment. Grinding sphere lens ten pieces. Its apparent roughness level can accept at the normal all level including, and consequently the good number share 80%, the other 20% is normal. Without any detection is bad. Display the "Reproducibility" of this experiment is good.

REFERENCES

[1] Phadke, M. S. ,"Quality Engineering Using Robust Design", Prentice-Hall, 1989.
[2] Montgomery, D. C. , "Design and Analysis of Experiments", 4th, John Wiley & Sons, Inc. , 1997.
[3] Chang, R. S. and D. C. Chem, (1994), "Highly Accurate Flatness and Parallelism in the Manufacture of Thin Sapphire Flat Lenses", Opt. Eng. , 3, 2, pp. 620-626.
[4] Chang, R. S. , D. C. Chen, C. S. Lin and Y. L. Lay, (1994), "Fabrication and Testing of High Quality Small Germanium Plano-Convex Lens", *Optics and Lasers in Engineering*, 21, pp. 257-272.

田口參數實驗設計應用於光學研磨製程最佳化之研究

摘 要

　　光學鏡面製造的最主要過程為研磨製程，這也是影響鏡面品質極為重要的部分，因此本文將應用實驗計劃法中之田口參數實驗設計法，以求取研磨製程的最佳機械運動參數。文內係針對擺動式研磨機，嘗試運用田口參數實驗設計法之直交表與點線圖實施實驗計劃，除了分析研磨機械的最佳化運動參數及其交互作用影響外，主要目的，在於建立本方法應用於光學製造領域之基本探討模式，以方便往後陸續導入應用在光學領域的相關製造系統。

1. 緒論

　　田口實驗設計法包含三個階段，分別為系統設計(System Design)、參數設計(Parameter Design)、允差設計(Tolerance Design)，而第二個階段的「參數設計」，有時亦稱為穩健設計(Robustness Design)，為田口方法中之精華所在，參數設計的實驗步驟，係將繁複的統計學理，簡化為幾個簡易步驟。

　　「田口參數實驗設計」之原理，在找出一組可控因子的處理組合，使得這一組因子所對應之設計、製程或產品，對於外界的環境的敏感度為最低，也就是說此製程或產品的穩定性最高、變異最小、損失最小。

　　在本實驗設計法中，所謂「參數」即是影響產品品質特性的因子，分為以下四類：

1. 信號因子(Signal Factor)
2. 雜音(誤差)因子(Noise Factor)
3. 可控因子(Control Factor)
4. 標示因子(Indicative Factor)：

　　其中，控制因子和雜音因子都可以用直交表之方式來規劃，擺放控制因子之直交表稱為內側直交表(Inner Array)，而擺放雜音因子的直交表稱為外側直交表(Outer Array)。在內、外直交表之交點上進行實驗，每一種雜音因子之組合，將可為內側直交表中之實驗決定一組雜音條件，若外側直交表有M種組合，則每一內側直交表之實驗將具有M個量測值，所得量測值再由損失函數導引出訊號雜音比(Signal-to-Noise Ratio, 簡稱 S/N 比)，訊號是代表「需要」之元素。指品質特性之平均值愈近目標值愈好，雜音為「不需要」的部份，只是做為輸出品質特性之變異的量測。

　　接著對實驗品質特性值轉換成的 S/N 比，進行分析，藉由統計推定，可估計出在不同的參數水準組合下的 S/N 比值；其中所得 S/N 比值最大者，即為最佳的參數水準組合（在此參數水準下產製之產品，其變異應最小）。最後，再用最佳參數水準組合進行確認實驗(Confirmation Experiment)，經由確認實驗所得之 S/N 比，再與原估計之最大 S/N 比相互比較，以判斷此次實驗是否有達到「再現性」的目標。

2. 可控因子的參數實驗規劃

2.1 實驗範圍界定

機械運動參數中有五項參數,包含擺幅、擺動偏心度、擺臂長、擺動頻率及下盤旋轉軸轉速,為求目標的明確,將其機械結構及運動方式圖示,如圖 1,分析其運動特性,發現擺幅、擺動偏心度、擺臂長的變動並非獨立,判斷是有交互作用的,現列出實驗範圍的界定明細如下:

1. 使用設備:R. H. Strasbaugh 公司所生產的擺動式研磨機
2. 實驗工件:對新月形球面透鏡(Meniscus ,徑65mm,+325度)實施細磨加工
3. 探討變數:機械運動參數(包含擺幅 r、擺動偏心度 $\triangle \phi_v$、擺臂長 $\triangle L$、擺動頻率 f v、下盤旋轉軸轉速 f p 等五項參數)
4. 五項機械運動參數中之擺幅、擺動偏心度及擺臂長等三項運動參數,其變動並非獨立,故應考慮其交互作用之影響

2.2 因素及水準配置

控制因素		水準值	
代號	機械運動型態	刻度位置1	刻度位置2
A	擺　幅　　　r	2 格	3 格
B	擺動偏心度　$\triangle \phi_v$	3 格	4 格
C	擺　臂　長　$\triangle L$	5 格	6 格
D	擺　動　頻　率　f v	15. rpm	20. rpm
E	下盤旋轉軸轉速　f p	90. rpm	120. rpm
考慮A與B及B與C的交互作用影響			

2.3 直交表的配置

已知本實驗包含二水準因素 A、B、C、D、E 和交互作用 AXB 及 BXC,因此計算自由度選用適合的直交表:

總自由度 d. f. =(5個因素× 1 d. f.)+(2 交互作用× 1 d. f.)= 7 d. f.

L_8 直交表為二水準具 7 個自由度的實驗計劃,因此以 L_8 直交表進行本實驗。

2.4 測量方法與品質特性

在實務上,當球面透鏡經細磨後,其透鏡之表面粗度(roughness)是否符合後續拋光加工標準或產生不良之判定,係將透鏡用壓縮空氣吹乾後,再置於檢驗用聚光燈下,再用四倍之放大鏡目測檢查,並與標準品比對,來判定其品質之好壞,並將其分類為良好、正常、及不良三類,而可接受良好、正常這二類。

2.5實驗次數

因為分類計數值不若連續變數來得靈敏，故也需要較多的數據資料，所以本實驗計劃所使用的L_8直交表將重複8次，以取得64個數據的分析資料。

3. 實驗結果與最佳化條件

3.1實驗數據收集

因子 處理	A 1	B 2	AXB 3	C 4	D 5	BXC 6	E 7	ROUGHNESS LEVEL			
								良 好	正 常	不 良	TOTAL
1	1	1	1	1	1	1	1	1	5	2	8
2	1	1	1	2	2	2	2	2	2	4	8
3	1	2	2	1	1	2	2	4	2	2	8
4	1	2	2	2	2	1	1	1	4	3	8
5	2	1	2	1	2	1	2	2	3	3	8
6	2	1	2	2	1	2	1	3	3	2	8
7	2	2	1	1	2	2	1	3	4	1	8
8	2	2	1	2	1	1	2	4	3	1	8
						TOTAL:		20	26	18	64

3.2 以不良數做回應表及回應圖

	A	B	C	D	E
水準1	2.75	2.75	2.00	1.75	2.00
水準2	1.75	1.75	2.50	2.75	2.50

交互 作用	B1	B2
A1	3.00	2.50
A2	2.50	1.00

交互 作用	C1	C2
B1	2.50	3.00
B2	1.50	2.00

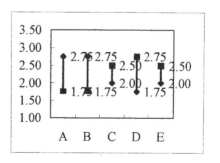

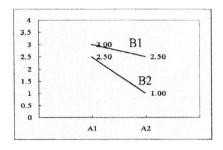 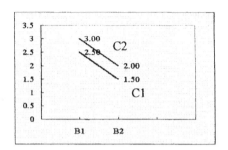

4. 結論

　　由回應表及回應圖分析結果，以不良數低者為佳，得到鏡面研磨最佳的機械運動參數組合為A2B2C1D1E1，我們再依據此最佳製程條件組合，做最後的確認實驗，再研磨球面透鏡十個，其表面粗度水準（Roughness Level）皆在正常可接受水準以內，並且結果良好的數目佔80%，其餘20% 皆為正常，沒有一個發現不良，顯示本實驗之「再現性」良好。

參考文獻

(1) Phadke, M. S. , Quality Engineering Using Robust Design, Prentice-Hall, 1989.

(2) Montgomery, D. C. , Design and Analysis of Experiments, 4th, John Wiley & Sons, Inc. , 1997.

(3) 陳偉喜編評，光學工藝（續），徐氏基金會，台北，1992。

(4) 張榮森，鏡片製作學課程教材，中央大學光電科學研究所，桃園，1999。

(5) Chang, R. S. and D. C. Chem , (1994), "Highly Accurate Flatness and Parallelism in the Manufacture of Thin Sapphire Flat Lenses", Opt. Eng. , 3, 2, pp. 620-626.

(6) Chang, R. S. , D. C. Chen, C. S. Lin and Y. L. Lay, (1994), "Farbrication and Testing of High Quality Small Germanium Plano-Convex Lens", Optics and Lasers in Engineering, 21, pp. 257-272.

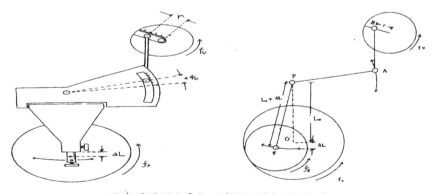

圖 1 機械運動參數的機械結構與運動方式

光學研磨機械運動參數之最佳化－田口方法

張榮森、蔣東儒、江行全、林漢傑

[本中心外聘教授、教師]

摘　要

　　由於光學鏡面製造的最主要過程為研磨製程，這也是影響品質因素極為重要的部分，因此本文將應用田口式品質工程方法，以求取研磨製程的最佳機械運動參數。本文係針對擺動式研磨機，嘗試運用田口方法之直交表與點線圖實施實驗計劃，除了分析研磨機械的優化運動參數及其交互作用影響外，主要目的，在於建立田口方法應用於光學製造領域之基本探討模式，以方便往後陸續導入應用在光學領域的相關製造系統。

關鍵詞：光學研磨、光學鏡面、光學製造、運動參數、田口方法、直交表、交互作用、最佳化、擺動式研磨拋光機

一、 前言

　　光學製造在傳統上被視為是高度依靠經驗、技巧的專門技術，但是近年來，在這方面的發展已有逐漸系統化的傾向，例如：運用電腦與微處理機來幫助解決高精密度鏡面研磨和研磨中修正研磨方式的困難…等。光學製造正以先進的科技在科學層面上研究發展，而不再是以往直覺層面上經驗性的光學製造。

　　這種製造技術的改變，其主要原因在於產品的需要量與產品種類多樣化的需求皆大為增加。在過去，靠技術熟練的技師來設計並監督光學製造過程的每一步驟是很合乎實際的，此方法雖然成本高，但可以生產極好且高品質的光學鏡面。如今，為減少對人工的依賴，並減少使品質受損的變異因素，除了走向自動化之路外，應用田口方法此種以減少品質變異、降低成本的技術工具，也是另一種極佳的選擇。

　　此法的特點，在於以最小的實驗成本，獲得最大的實驗情報或最小的實驗誤差，其應用直交表與點線圖的方式，可大幅簡化實驗步驟[6-8]，並取得有效且可信度高的改善或設計資料，尤其此方法亦可處理各操作因素的相互影響問題（交互作用），更加符合一般產業界實務上的需求，也是作者樂於推介此法的原因。

二、 光學鏡面研磨之簡介

　　在一個光學面的製造過程中包括了許多步驟[18-20]。材料的準備包括：選材、切割、滾圓、成形、搗邊、貼附。材料先以機器磨成接近最後光學鏡面要求的形狀，其後再拋光成平

滑且合乎要求的鏡面。最後，將完成的鏡面卸下，進行鍍膜，即完成一光學鏡面製造的過程。

（一）光學鏡面製造過程的精度控制

由於光學鏡面製造方法繁多，因此製造過程對鏡面的精度控制，亦各不相同，現專就傳統機械對平面鏡研磨、拋光的光學鏡面製造過程的精度控制，作一簡述，而球面鏡的精度控制亦略同。

1.切削與成形的精度控制

由於現在切削與成形所用的機械均足夠精密，且切削與成形時所要求的精度不高，所以只要機械操作得法，一般均無太大問題。

2.貼附平整的控制

對平面鏡的貼附平整，通常要求較高，而此種平整精度的控制，牽涉到貼附瀝青與模具標準面。

貼附瀝青本身有相當程度的流體性質，當溫度有高低變化時，瀝青亦隨之有軟硬的變化。若貼附瀝青太軟，研磨及拋光時貼附的鏡片可能會發生歪斜或偏移的現象，而影響鏡片表面的精度，若瀝青太硬，則研磨與拋光時鏡片表面容易產生較深的切削痕跡。且若瀝青品質不均勻時，甚至會產生無法拋光的現象，此種瀝青軟硬程度的測定，通常以針入度為指標。

模具標準面通常以刀口尺來測定其平整度，若不平整時，可將模具置於修模機上高速旋轉，再以磨石加以修平。

3.機械運動方式之控制

研磨與拋光時機械運動的適當控制，可將鏡面誤差減至十分之一波長以下，所以此種控制非常重要。傳統研磨與拋光所用的機器形式很多，現專就擺動式研磨機的運動來討論研磨精度的控制。

圖 1 為 R.H. Strasbaugh 公司所生產的擺動式研磨拋光機的機械結構圖，其運動方式如圖 2 所示：B 點繞 O 點作等速圓周運動，而 B 點與 A 點是以固定長度的連桿相連，但 A 點與 P 的距離固定，所以 B 點的運動帶動 A 點以 P 點為圓心，作圓弧來回擺動。由於∠ＡＰＦ為一固定角度，故 F 點亦作圓弧擺動，此時因以 O'點為圓心的磨具旋轉，由磨擦力帶動以 F 點為圓心的磨具旋轉，而達成研磨的效果。

一般研磨精度的機械運動控制，主要是調整 F 之擺幅（ r ），擺動中心線的偏心角度（即圖 2 中，F 點擺動中心線與 PO'所成之角度）與拉桿長度（ $L_0 + \triangle L$ ）。此外，尚可調整擺動頻率 f v 和磨具轉速 f p 來達成研磨與拋光所要求的效果。

當磨具在上方而工作物置於下方時，若擺動幅度過大時，通常鏡面將形成凸面。主要是因為磨具擺偏時，兩界面的接觸面積減少，而相對的使鏡面外緣接觸部分的壓力增加所致。若擺動幅度過小時，鏡面則將形成凹面，這是因為大部分時間，兩接觸面的面積較大，而磨具的來回擺動，使得鏡面中心部分獲得較大的研磨機會。同樣的道理，當擺動中心點拉出時，會形成凸的鏡面，而擺動中心點偏離鏡面中心時，亦會形成凸的鏡面。

4.磨具大小對研磨的影響

當磨具在上方而工作物置於下方時，若磨具太大，則較易形成凸面，這是因為即使磨具擺離鏡面中心時，鏡面外緣仍能獲得相當的研磨機會。若磨具太小，則形成凹面，此種原因與前面所述擺幅過小的理由類似。同樣的道理，當磨具在下方而工作物也置於下方時，磨具

大小對研磨效果的影響亦略同。

　　5.力矩效應

　　這是因為研磨或拋光時，置於上方的鏡片或磨具擺動時所受力的點，並不在該物體的質量中心，使得研磨或拋光時，兩接觸面的各點壓力不相同，通常工作物在上方時，常導致鏡面外緣所受壓力較大，而形成凸面。

　　6.工具表面形狀的影響

　　通常磨具微凸時，研磨後的鏡面，易形成凹面，反之，則易形成凸面，此理極易明白，但磨具所需凹凸的程度則視工作物與研磨情況而定。

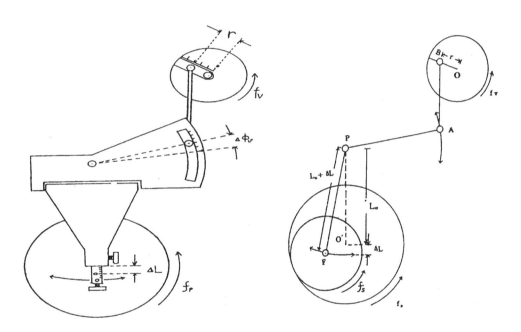

圖1　擺動式研磨機的機械結構　　　　圖2　擺動式研磨機的運動方式

（二）光學鏡面的測試

　　通常在工廠中作大量生產時，鏡面通常在完成拋光過程後才作測試，但在生產少量而高精密度的鏡面時，為避免因研磨不當，所造成鏡面無法彌補的缺陷，在研磨進行中亦須加以測試[17,18]。

　　1.研磨效果的測試

　　由於研磨後的表面有相當的粗糙程度(roughness)，反射率極差，故無法直接以干涉儀來測試。另一種方法是用探針在鏡面上慢慢滑過，而以電子或光學的方法來偵測探針上下的移動，如此便可記錄探針所走過路徑上的高低變化。此法之優點是可得到鏡面的粗糙度與鏡面

輪廓(profile)的資料。缺點是一次只能得到一維的空間變化資料。

另一種方法是在鏡面上塗上一層臘來增加鏡面的反射率,如此便可用干涉儀來得到鏡面的資料。其優點是一次能得到整個鏡面的輪廓變化資料,缺點是塗臘的手續極為耗時,且塗臘的技術也是一門學問。

最後,也是最快的方法就是用球徑儀,但球徑儀的測度,只能算出一大概的平均曲率,對於鏡面上小區域的變化無法測出。

2.拋光效果的測試

拋光後的鏡面反射率通常很高,故一般均可直接以干涉儀來測試。但由於使用干涉儀時定心(alignment)略為費時,一般工廠中只要是不太大的鏡面,均用原器(標準片)來測試,其原理即是所熟知的牛頓環(圈)。此外,拋光後通常尚需以人工肉眼來檢查鏡面上的瑕疵,如刮痕之類,以及鏡面材料本身的缺陷。

三、研磨的物理機制

要進行光學研磨機械的之田口式實驗規劃,以得到最佳的機械運動參數前,首先必須要知道鏡面研磨的模式,而此模式的建立基礎,乃在於對研磨物理機制之了解[18-20],故以下先針對研磨物理機制,做一簡要說明,然後再進行實驗規劃的步驟。

傳統的研磨過程影響研磨的因素有工作物的表面形狀、磨具的表面形狀、機器製作的精密度、各種機械運動參數、貼附瀝青的受熱效應、鏡面材料的物理性質、鏡面壓力分佈、磨具的硬度、磨具表面形狀的精確程度、磨砂的性質、磨砂的濃度等等,為簡明起見,這些因數相互影響的關係以圖 3 來表示,現就各因數的對研磨影響略述如下:

1.工作物表面形狀與磨具表面形狀

工作物與磨具的表面只隔著一層磨砂與水的混合物,由於此混合物的厚度相當薄,所以工作物表面與磨具表面形狀的變化,影響壓力分佈的變化是相當直接的,有經驗的磨鏡工作者都知道如何整修磨具的表面形狀,來達到較好的研磨效果。

2.機器製作的精密度

運轉穩定且運動姿態正確的研磨機,將會減少研磨時意外造成鏡面缺陷的機會。但通常運轉時多少會受到不同磨具、配重、工作物質量和兩研磨界面間黏滯力的影響。

3.各種機械運動參數

不同型式的研磨機有不同的研磨參數,以圖 1 的擺動式研磨機來說,可分別調整擺臂長($\triangle$L)、擺幅(r)、擺動偏心度($\triangle\phi$v)、擺動頻率(fv)與下盤旋轉軸之轉速(fp)。

4.貼附瀝青的受熱效應

由於瀝青具有相當的流體性質,研磨時難免有磨擦熱產生,會使瀝青的性質起相當的變化,若此種變化太大,就會造成鏡面壓力分佈不均,而影響鏡面研磨後的形狀,再者,鏡面壓力分佈不均,亦會造成瀝青的變形。

5.鏡面材料的物理性質

鏡面材料的硬度與其組織結構,都會影響研磨的速率與磨除的材料顆粒大小。通常磨除的鏡面材料顆粒均遠小於磨砂的顆粒,因此磨除的材料對研磨效應的影響不太大,主要還是鏡面材料的硬度影響較大。

6.鏡面壓力分佈

鏡面壓力的分佈主要是受到貼附瀝青、機械運動的影響，瀝青的品質是否均勻，研磨時是否變形，都會影響到工作物表面壓力的分佈，而機械運動一方面隨時在改變磨具與工作物的接觸面積，一方面隨時因擺動所產生的加速度，而使兩接觸面上各點所受壓力不同。

7.磨具的硬度

磨具材料愈硬，則經較多次(或較長時間)研磨後表面可仍不變形，所以，工件表面形狀較不會因磨具表面形狀變化而受到影響，但也因硬度高，磨具表面形狀的修整也較為不易。

8.表面形狀的精確度

前面提過，將磨具修成適當的形狀，可以更快且更精確的使工作物表面達到所期望的形狀，例如，把磨具修的較凸會使鏡面更快的磨凹。但此種磨具的整修若是不當，則會使得工作物表面出現一些缺陷。

9.磨砂的性質

磨砂的硬度對切削工作物表面速率的影響極大，同時此種切削速率亦受到磨砂顆粒大小與形狀的影響。通常磨砂硬度愈大、顆粒愈大或顆粒形狀愈不規則，切削鏡面的能力愈大，反之則愈小。

10. 磨砂的濃度

磨砂的濃度對研磨速率的影響經長期實務證實，只要磨砂濃度高於 1%時，對研磨的速率幾乎沒有影響。

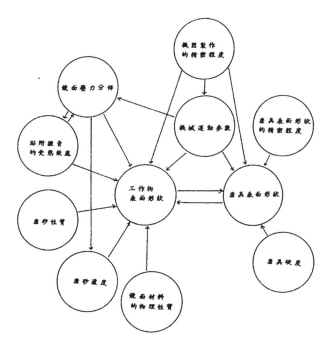

圖3　各種研磨變數相互影響的關係

四、田口方法的功能

田口方法全名為「田口式品質工程方法」，是日人田口玄一博士(Dr. Genichi Taguchi)所提出[9]，此方法包括生產線外品管(Off-Line Quality control)及生產線上品管(On-Line Quality control)，在實務使用上，則特別強調直交表、點線圖及 S/N 比之應用[10-14]，其主要功能在於簡化實驗步驟並得到最佳實驗組合，至於其簡化實驗並得到可靠資料之特點，可在以下與一般傳統實驗設計方法的比較上得到證實[1-3]。

（一）單因素實驗

單因素實驗為實驗過程中，一次只允許單一因素的變動，其餘因素必需保持固定的實驗方法，綜合其缺點如下：

1. 因一次只允許單一因素的變動，將會漏失複合因素的訊息。

2. 當考慮的因素數目很多時，結果將較不真實。

3. 因測試條件不完整，故無法保證在實際的製造條件中，可獲得實驗結果的再現性。

（二）全因素實驗

全因素實驗計畫已包含所有可能的測試條件，但是當因素數及水準數變得相當大時，會使得實驗次數呈幾何級數增加，以致實驗變得不太可能執行[1,2]。

例如，本文將述及的實驗為使用七個因素各為二水準的 L_8 直交表，若使用全因素實驗，則需 $2^7 = 128$ 次實驗，如表 1 之全因素實驗配置表，但若使用直交表方式，則只要做 8 次實驗，即可得同樣有效的資料。

表1　七因素二水準的全因素實驗配置表

	A	B	C	D	E	F	G
1	1	1	1	1	1	1	1
2	1	1	1	1	1	1	2
3	1	1	1	1	1	2	1
4	1	1	1	1	1	2	2
5	1	1	1	1	2	1	1
6	1	1	1	1	2	1	2
7	1	1	1	1	2	2	1
8	1	1	1	1	2	2	2
9	1	1	1	2	1	1	1
10	1	1	1	2	1	1	2
11	1	1	1	2	1	2	1
12	1	1	1	2	1	2	2
13	1	1	1	2	2	1	1
14	1	1	1	2	2	1	2
15	1	1	1	2	2	2	1
16	1	1	1	2	2	2	2
17	1	1	2	1	1	1	1
18	1	1	2	1	1	1	2
19	1	1	2	1	1	2	1
20	1	1	2	1	1	2	2
21	1	1	2	1	2	1	1
22	1	1	2	1	2	1	2
23	1	1	2	1	2	2	1
24	1	1	2	1	2	2	2
25	1	1	2	2	1	1	1
26	1	1	2	2	1	1	2
27	1	1	2	2	1	2	1
28	1	1	2	2	1	2	2
29	1	1	2	2	2	1	1
30	1	1	2	2	2	1	2
31	1	1	2	2	2	2	1
32	1	1	2	2	2	2	2
33	1	2	1	1	1	1	1
34	1	2	1	1	1	1	2
35	1	2	1	1	1	2	1
36	1	2	1	1	1	2	2
⋮	⋮	⋮	⋮	⋮	⋮	⋮	⋮
126	1	2	2	2	2	1	2
127	1	2	2	2	2	1	2
128	1	2	2	2	2	1	2

（三）直交表

　　直交排列表是實驗計畫法中的一種實施法，而田口方法則為直交排列表應用的加強版，其最主要的一個特性，便是實驗結果的高可靠度及高再現性，利用直交表進行實驗有高效益，不管製造條件如何變化，在不同條件下，獲得好的再現性之效果是相同的，如表 2 所示，為一般常用的 L_8 直交表。

表 2　L_8 直交表

| 實驗次數 | 因　素　與　條　件 | | | | | | | 實驗結果 |
NUMBER	A	B	C	D	E	F	G	RESULTS
1	1	1	1	1	1	1	1	Y_1
2	1	1	1	2	2	2	2	Y_2
3	1	2	2	1	1	2	2	Y_3
4	1	2	2	2	2	1	1	Y_4
5	2	1	2	1	2	1	2	Y_5
6	2	1	2	2	1	2	1	Y_6
7	2	2	1	1	2	2	1	Y_7
8	2	2	1	2	1	1	2	Y_8

五、實驗規劃

（一）範圍界定

　　光學鏡面研磨加工，其研磨結果受許多因素影響且關係複雜，如圖 3 所示，依據實務經驗，在各種研磨變數相互影響關係圖中，機械運動參數中之五項參數，包含擺幅、擺動偏心度、擺臂長、擺動頻率、下盤旋轉軸轉速等運動參數的設定，對製程的穩定影響極大，故本文將針對此五項參數的調整，實施實驗規劃，其中擺幅、擺動偏心度、擺臂長的變動並非獨立，而是有交互作用的，也將加以考量，現列出實驗範圍的界定如下：

1. 使用設備：R. H. Strasbaugh 公司所生產的擺動式研磨拋光機
2. 實驗工件：對凸新月形球面透鏡（Meniscus CX）實施細磨加工
3. 探討變數：機械運動參數（包含擺幅 r、擺動偏心度 $\triangle \phi_v$、擺臂長 $\triangle L$、擺動頻率 f v、下盤旋轉軸轉速 f p 等五項參數）
4. 五項機械運動參數中之擺幅、擺動偏心度及擺臂長等三項運動參數，其變動並非獨立，故應考慮其交互作用之影響

　　上述有交互作用的三項機械運動參數，在機械上雖可參考標示的刻度做無段式調整，但受限於實驗所使用球面透鏡的外徑大小，並無太大意義，故可先由實驗操作人員，依經驗先調整至可工作的刻度範圍附近，再各標以刻度 1 及刻度 2 兩變化水準，除藉以大幅縮減實驗變化水準的規模，節省時間外，仍可達成求取最佳機械操作參數之目的。

本文規劃之實驗配置要項如下表：

代號	機械運動型態		機械運動參數	
A	擺　幅	r	刻度位置 A1	刻度位置 A2
B	擺動偏心度	$\triangle\phi_v$	刻度位置 B1	刻度位置 B2
C	擺臂長	$\triangle L$	刻度位置 C1	刻度位置 C2
D	擺動頻率	f_v	15.rpm	20.rpm
E	下盤旋轉軸轉速	f_p	90.rpm	120.rpm
並考慮 A 與 B 及 B 與 C 的交互作用影響				

（二）直交表的選擇

在直交表的應用上[4-6]，利用自由度我們可選用最小且最合適的直交表，其是依據因素數量及每個因素的水準數、以及所知交互作用的數量，三者累加後的自由度來決定的。

根據分析，已知本實驗包含二水準因素 A、B、C、D、E 和交互作用 AXB 及 BXC，因此，必須先求出自由度，才知選用何種適合的直交表：

每個二水準因素具有 $2-1=1$ 的自由度

每個交互作用具有 $1\times1=1$ 的自由度

總自由度 d.f. ＝（5 個因素× 1 d.f.）+（2 交互作用× 1 d.f.）＝ 7 d.f.

因此，7 個自由度是獲得期望資料數量所必需的自由度，而 L_8 直交表為二水準具 7 個自由度的實驗計劃，因此 L_8 直交表（如表 2）可以滿足本文實驗條件。

（三）以不良數分析結果

當凸新月形球面透鏡經細磨後，其透鏡之表面糙度（roughness）是否符合後續拋光加工標準或產生不良之判定，除使用探針移動（手續繁雜、不符合量產）及干涉儀（塗臘耗時、重技術）外，僅能將透鏡用壓縮空氣吹乾後，將透鏡置於檢驗用聚光燈下，再用四倍之放大鏡目測檢查，再與標準品比對，來判定其品質之好壞[17,18]。

但是也因為品質的好壞由人來評價，並無計量值，故作者將針對上述的五項重要控制參數，並考量其間交互作用，採用田口方法實施 On-Line Quality Control，應用直交表之的「分類計數值」之分析[15,16]，進行研磨最佳機械運動參數的探討。

（四）實驗次數

因為分類計數值不若連續變數來得靈敏，故也需要較多的數據資料，所以本實驗計劃所使用的 L_8 直交表將重複 8 次，以取得 64 個數據的分析資料。

六、實驗結果分析

（一）L 8直交表實驗結果

本實驗一共做了八種並重複八次的因素水準組合。

	A	B	AXB	C	D	BXC	E	ROUGHNESS LEVEL			
	1	2	3	4	5	6	7	良 好	正 常	不 良	TOTAL
1	1	1	1	1	1	1	1	1	5	2	8
2	1	1	1	2	2	2	2	2	2	4	8
3	1	2	2	1	1	2	2	4	2	2	8
4	1	2	2	2	2	1	1	1	4	3	8
5	2	1	2	1	2	1	2	2	3	3	8
6	2	1	2	2	1	2	1	3	3	2	8
7	2	2	1	1	2	2	1	3	4	1	8
8	2	2	1	2	1	1	2	4	3	1	8
							TOTAL:	20	26	18	64

表面糙度之分類係使用檢驗用聚光燈檢驗後，將球面透鏡區分為良好 、正常 及 不良 等三類別。而可接受良好及正常這兩類。

回應表:

	ROUGHNESS LEVEL			
	良 好	正 常	不 良	TOTAL
A1	8	13	11	32
A2	12	13	7	32
B1	8	13	11	32
B2	12	13	7	32
C1	10	14	8	32
C2	10	12	10	32
D1	12	13	7	32
D2	8	13	11	32
E1	8	16	8	32
E2	12	10	10	32
(AXB)1	10	14	8	32
(AXB)2	10	12	10	32
(BXC)1	8	15	9	32
(BXC)2	12	11	9	32

（二）以不良數作成回應表與回應圖：

不良數回應表：

	A	B	C	D	E
水準1	2.75	2.75	2.00	1.75	2.00
水準2	1.75	1.75	2.50	2.75	2.50

交互作用回應表：

	B1	B2
A1	3.00	2.50
A2	2.50	1.00

	C1	C2
B1	2.50	3.00
B2	1.50	2.00

不良數回應圖：

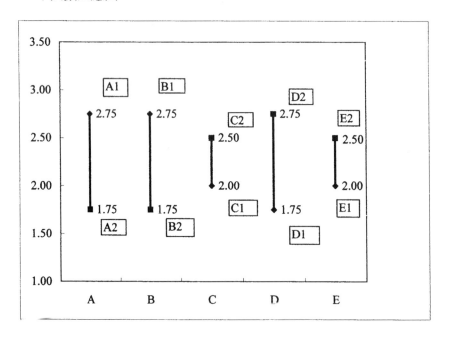

不良數交互作用回應圖:

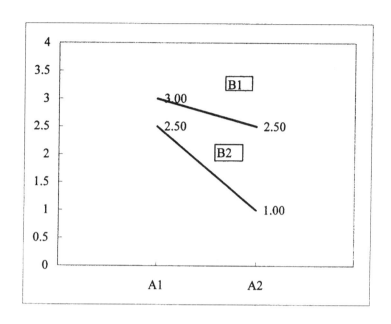

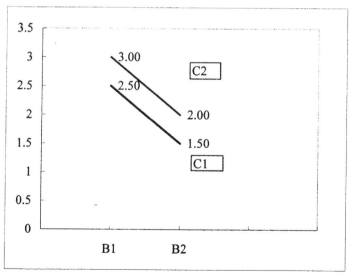

分析結果：最佳水準組合爲 **A2B2C1D1E1**

七、確認實驗

由實驗結果的分析，得到鏡面研磨最佳的機械運動參數組合為A2B2C1D1E1，我們依據此最佳製程條件組合，做最後的確認實驗[1,15]，再研磨球面透鏡十個，事後統計其結果表面糙度水準（Roughness Level）皆在正常可接受水準以內，並且分類在結果良好的數目佔個，其餘二個也分類在正常的範圍，沒有一個發現不良，顯示本實驗之「再現性」良好。

八、結論

為求製程標準化並降低不良率，建議此種研磨機往後之操作，皆依據此最佳機械參數合條件加工，以提昇光學鏡面研磨之品質。

再者，由於研磨為鏡面製造的主要過程之一，也是影響品質的極重要部分，而本文試田口式品質工程方法之直交表與點線圖，針對擺動式研磨機實施之參數優化實驗，結果用少的實驗次數，就取得研磨製程的最佳機械運動參數，這對於建立田口方法適用在光學鏡製造之優化分析模式，在此得到良好驗證，本文除可提供業界參考外，往後也可運用此模式陸續導入應用於其他各種光學製造系統。

參考文獻

[1]　白賜清，工業實驗計劃法，中華民國品質管制學會，台北，1990。

[2]　鐘清章，田口式品質工程導論，中華民國品質管制學會，台北，1996。

[3]　鄭春生，品質管理，育友圖書，台北，1998。

[4]　呂金河，變異數分析，三民書局，台北，1993。

[5]　白賜清，品質管制之統計方法，中華民國品質管制學會，台北，1996。

[6]　吳玉印，實驗計劃法，中興管理顧問公司，台北，1988。

[7]　姚景星，實驗設計，華泰書局，台北，1989。

[8]　劉克琪，實驗設計與田口式品質工程，華泰書局，台北，1994。

[9]　田口玄一，品質工程，蘇學恭（譯），中國生產力中心，台北，1991。

[10] 吉澤正孝，開發・設計階段的品質工程，中國生產力中心，台北，1997。

[11] 山本昌吾，製造階段的品質工程，中國生產力中心，台北，1991。

[12] 小西省三，品質評價的S／N比，中國生產力中心，台北，1991。

[13] 橫山巽子，品質設計的實驗計畫法，中國生產力中心，台北，1991。

[14] 田口玄一，品質工程案例集日本篇，中國生產力中心，台北，1993。

[15] Ross,P.J.,Taguchi Techniques for Quality Engineering,McGraw-Hill,NY(1988).

[16] Phadke,M.S.,Quality Engineering Using Robust Design,Prentice-Hall,NJ(1989).

[17] 陳偉喜編譯，光學工藝（續），徐氏基金會，台北，1992。

[18] 張榮森，鏡片製作學，國立中央大學光電科學研究所，桃園，1999。

[19] Chang,R.S. and D.C.Chem"Highly Accurate Flatness and Parallelism in theManufacture of Thin Sapphire Flat Lenses"Opt. Eng. 33(2)(1994)620-626.

[20] Chang,R.S.,D.C.Chen,C.S.Lin and Y.L.Lay"Farbrication and Testing of HighQuality Small Germanium Plano-Convex Lens"Optics and Lasers in Engineering 21 (1994) 257-272.

國家圖書館出版品預行編目資料

光學鏡片的製作／張榮森編著. 一初版.一臺北
　市：五南圖書出版股份有限公司，　2008.01
　面；　公分.
參考書目：面
I S B N: 978-957-11-4909-7（平裝）

1.眼鏡　2.光學

416.786　　　　　　　　　　　　　96016312

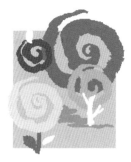

5D98

光學鏡片的製作

編　　　著 － 張榮森(225.5)

企劃主編 － 王正華

責任編輯 － 許子萱

文字編輯 － 施榮華

封面設計 － 簡愷立

出 版 者 － 五南圖書出版股份有限公司

發 行 人 － 楊榮川

總 經 理 － 楊士清

總 編 輯 － 楊秀麗

地　　　址：106 臺北市大安區和平東路二段 339 號 4 樓

電　　　話：(02)2705-5066　傳　　　真：(02)2706-6100

網　　　址：https://www.wunan.com.tw

電子郵件：wunan@wunan.com.tw

劃撥帳號：01068953

戶　　　名：五南圖書出版股份有限公司

法律顧問　林勝安律師

出版日期　2008 年 1 月初版一刷
　　　　　 2024 年 9 月初版四刷

定　　　價　新臺幣 460 元

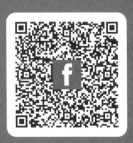
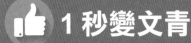

經典永恆・名著常在

五十週年的獻禮 —— 經典名著文庫

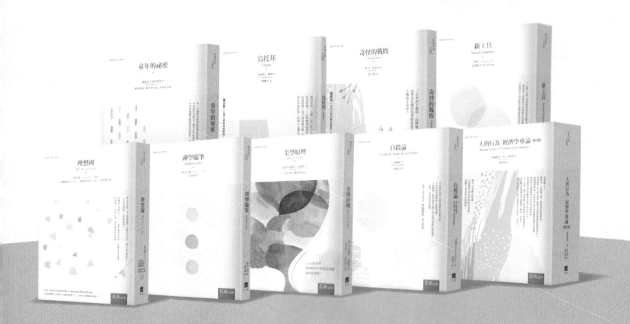

五南，五十年了，半個世紀，人生旅程的一大半，走過來了。

思索著，邁向百年的未來歷程，能為知識界、文化學術界作些什麼？

在速食文化的生態下，有什麼值得讓人雋永品味的？

歷代經典・當今名著，經過時間的洗禮，千錘百鍊，流傳至今，光芒耀人；

不僅使我們能領悟前人的智慧，同時也增深加廣我們思考的深度與視野。

我們決心投入巨資，有計畫的系統梳選，成立「經典名著文庫」，

希望收入古今中外思想性的、充滿睿智與獨見的經典、名著。

這是一項理想性的、永續性的巨大出版工程。

不在意讀者的眾寡，只考慮它的學術價值，力求完整展現先哲思想的軌跡；

為知識界開啟一片智慧之窗，營造一座百花綻放的世界文明公園，

任君遨遊、取菁吸蜜、嘉惠學子！